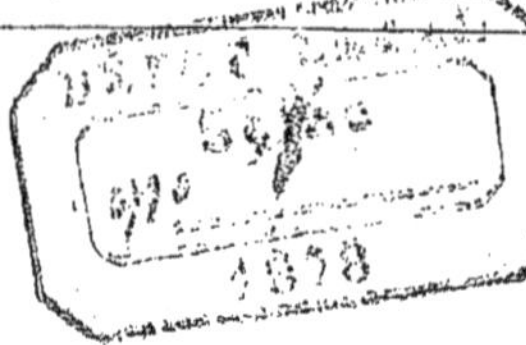

LEÇONS

SUR LES

MALADIES DES VOIES URINAIRES

FAITES

A L'ÉCOLE PRATIQUE DE LA FACULTÉ DE MÉDECINE DE PARIS

PAR

LE Dr RELIQUET

Ancien interne des hôpitaux de Paris, Lauréat de l'Académie de médecine.
Membre de la Société de médecine de Paris, de la Société médico-pratique, etc.
Chevalier de la Légion d'Honneur.

PREMIER FASCICULE

MICTION — SPASMES DE LA VESSIE
ET DE L'URÈTHRE,
ACTION DU CHLOROFORME SUR L'URÈTHRE ET LA VESSIE

2.50

PARIS
V. ADRIEN DELAHAYE ET Cie, LIBRAIRES-ÉDITEURS
PLACE DE L'ÉCOLE-DE-MÉDECINE

1878

[illegible]

[illegible]

LEÇONS

SUR LES

MALADIES DES VOIES URINAIRES

OUVRAGES DU MÊME AUTEUR

De l'uréthrotomie interne. — 1865.

Irrigation de l'urèthre et de la vessie. Broch. — 1866.

Traité des opérations des voies urinaires. 1 vol. in-8° de 820 pages. — 191 figures dans le texte. — 1871.

Sur la lithotritie à propos du brise-pierre et de l'appareil pour la lithotritie de l'auteur. Broch. — 1872.

Calcul vésical; contraction de la vessie sur la pierre; action comparée des courants électriques continus et de l'anesthésie chloroformique sur cette contraction de la vessie; taille médiane. Broch. — 1872.

Uréthrotomie externe, sans conducteur. Broch. — 1873.

Moyens propres à détacher les concrétions calcaires adhérentes aux parois de la vessie. Broch. — 1873.

Oblitération du canal éjaculateur par des sympexions de la vésicule séminale. Colique spermatique. Broch. — 1875.

Dilatation brusque de l'urèthre d'une femme âgée avec chloroforme, pour extraire une pierre volumineuse. Broch. — 1876.

Leçons sur les maladies des voies urinaires, 1er fascicule (*Miction. — Spasmes de la vessie et de l'urèthre. — Action du chloroforme sur l'urèthre et la vessie*). Travail couronné par l'Académie des sciences. — *Prix Godard,* 1878.

Faits de phlegmons périvésicaux. Broch. — 1878.

Hémorrhagies chirurgicales des voies urinaires. Broch. — 1878.

Lithotritie et taille: trois pierres volumineuses. Corps fibreux de la prostate. Broch. — 1879.

Coliques spermatiques. Broch. — 1879.

De la lithotritie rapide. Broch. de 79 pages, 28 figures dans le texte. — 1882.

La lithotritie doit être faite sans traumatisme. Broch. — 1882.

Hématurie et colique spermatique dues au méat étroit placé haut sur le gland. Broch. — 1885.

Anurie calculeuse, traitée par l'augmentation de la tension du sang dans les artères du tronc. Broch. — 1882.

Fistule uréthro-prostatique périnéale et rectale. Guérison. Broch. — 1884.

Fistules uréthrales non-urinaires. Broch. — 1885.

BOURLOTON. — Imprimeries réunies, B.

LEÇONS

SUR LES

MALADIES DES VOIES URINAIRES

FAITES

A L'ÉCOLE PRATIQUE DE LA FACULTÉ DE MÉDECINE DE PARIS

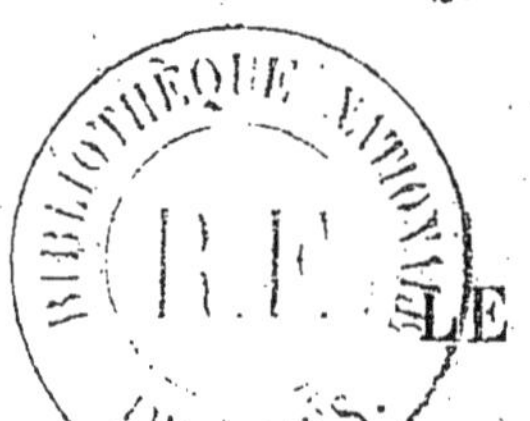

PAR

LE DR RELIQUET

Lauréat de l'Institut,
Ancien président de la Société de médecine de Paris,
et de la Société médico-pratique, etc.
Officier de la Légion d'honneur.

MICTION.
SPASMES DE LA VESSIE ET DE L'URÈTHRE.
ACTION DU CHLOROFORME SUR L'URÈTHRE ET LA VESSIE.
STAGNATIONS D'URINE.

PARIS

ADRIEN DELAHAYE ET ÉMILE LECROSNIER, ÉDITEURS

PLACE DE L'ÉCOLE-DE-MÉDECINE

1885

LEÇONS

SUR LES

MALADIES DES VOIES URINAIRES

OUVRAGES DU MÊME AUTEUR

De l'uréthrotomie interne. — 1865.

Irrigation de l'urèthre et de la vessie. Broch. — 1866.

Traité des opérations des voies urinaires. 1 vol. in-8° de 820 pag. — 191 figures dans le texte. — 1871.

Sur la lithotritie à propos du brise-pierre et de l'appareil pour la lithotritie de l'auteur. — 1872 (broch.).

Uréthrotomie externe, sans conducteur. Broch. — 1873.

Moyens propres à détacher les concrétions calcaires adhérentes aux parois de la vessie. Broch. — 1873.

Oblitération du canal éjaculateur par des sympexions de la vésicule séminale. Colique spermatique. Broch. — 1875.

Dilatation brusque de l'urèthre d'une femme âgée avec chloroforme, pour extraire une pierre volumineuse. Broch. — 1876.

PARIS. — IMPRIMERIE DE E. MARTINET, RUE MIGNON, 2

LEÇONS

SUR LES

MALADIES DES VOIES URINAIRES

FAITES

A L'ÉCOLE PRATIQUE DE LA FACULTÉ DE MÉDECINE DE PARIS

PAR

LE Dr RELIQUET

Ancien interne des hôpitaux de Paris, Lauréat de l'Académie de médecine.
Membre de la Société de médecine de Paris, de la Société médico-pratique, etc.
Chevalier de la Légion d'Honneur.

PREMIER FASCICULE

MICTION — SPASMES DE LA VESSIE
ET DE L'URÈTHRE.
ACTION DU CHLOROFORME SUR L'URÈTHRE ET LA VESSIE

V. ADRIEN DELAHAYE ET Cie, LIBRAIRES-ÉDITEURS

PLACE DE L'ÉCOLE-DE-MÉDECINE

1878

LEÇONS

SUR LES

MALADIES DES VOIES URINAIRES

PREMIÈRE LEÇON

DE LA MICTION

SOMMAIRE. — Rétention normale d'urine. — Besoin d'uriner. — Effort initial. — Jet. — Coup de piston. — Miction chez les enfants. — Miction chez la femme. — Influence de la volonté sur la miction. — État d'opposition de la vessie et de l'urèthre. — Innervation de l'appareil de la miction.

MESSIEURS,

Chaque année je consacre la première leçon de mon cours à l'étude de la miction urinaire. Presque tous les malades qui viennent demander des conseils au chirurgien spécialiste des maladies des voies urinaires, se plaignent, avant tout, de troubles fonctionnels de la miction. Vous voyez de suite combien il est important de connaître dans tous ses détails cet acte physiologique. — Bientôt vous comprendrez comment sans la connaissance des faits physiologiques il n'y a pas de diagnostic possible. — Je devrais commencer par vous décrire d'une façon complète, l'anatomie des organes dont la fonction physiologique va être le sujet de cette leçon. — Mais,

Messieurs, je recule devant le temps nécessaire à cette description. Je dois vous supposer au courant de cette anatomie, car vous êtes tous, à la fin de vos études médicales, beaucoup d'entre vous sont docteurs et ont déjà exercé la médecine; cela ne m'empêchera pas d'étudier avec vous l'anatomie normale, lorsque j'aurai à vous parler des lésions pathologiques et des opérations.

Pour beaucoup, le mot *miction* signifie seulement l'acte de chasser l'urine au dehors; pour eux la miction commence seulement par la sensation du besoin d'uriner. Ils parlent peu ou pas de la période pendant laquelle la vessie se remplit. C'est là un fait passif en apparence, dont l'existence frappe moins, et qui cependant a une importance considérable pour le praticien; car c'est la longueur du temps pendant lequel la vessie se dilate et se remplit, qui limite la fréquence des envies d'uriner. C'est l'amplitude plus ou moins grande de la vessie, toutes choses égales d'ailleurs, qui règle la fréquence des envies d'uriner. En étudiant dans tous ses détails cette période appelée fort justement *rétention normale d'urine* par M. Horion, nous déterminerons par cela même les conditions les plus favorables à la dilatation vésicale. Dilatation que vous chercherez bien souvent à obtenir par les moyens les plus variés, chez vos malades. Ainsi, pour nous, la rétention normale de l'urine dans la vessie est la *première période* de la miction urinaire.

La *deuxième période* comprend les temps actifs par excellence, le fait de vider la vessie, laquelle recommence à recevoir de l'urine dès qu'elle est vide. Comme trait d'union entre la rétention normale d'urine et l'acte de l'émission, se trouve la sensation du *besoin d'uriner*. Ce fait appartient aussi bien à l'une qu'à l'autre période de l'acte physiologique complet, c'est la limite, la fin de la rétention normale, et en même temps le début de l'acte d'uriner. On serait tenté d'en faire un temps intermédiaire en raison de son importance physiologique, car savoir les conditions de production de cette sensation, c'est savoir pourquoi la vessie ne peut plus se dilater, pourquoi dans les cas pathologiques, le malade urine souvent ou rarement.

Rétention normale d'urine.

L'urine arrive dans la vessie par les uretères, non-seulement en suintant d'une façon continue, comme cela est admis depuis longtemps, mais encore par petites quantités à la fois, ainsi que le démontrent les faits observés par Blandin sur un malade atteint d'exstrophie de la vessie, et ainsi qu'il résulte des expériences de M. Vulpian, qui a bien observé les contractions péristaltiques des uretères, chassant en une fois dans la vessie toute l'urine qu'ils contiennent. Cette activité physiologique des uretères, si petite qu'elle soit, nous expliquera plus facilement certains points pathologiques.

Comment l'urine s'accumule-t-elle dans la vessie? Le mécanisme qui empêche l'urine de remonter de la vessie dans les uretères est des plus simples. Les uretères traversent très-obliquement la paroi vésicale, aux extrémités du bord postérieur du trigone. Ces orifices ont la forme d'une petite fente transversale, dont la commissure interne est constamment tirée par les faisceaux musculaires qui constituent le bord postérieur du trigone. Cette disposition entraîne forcément l'application de la lèvre antérieure de l'orifice contre la lèvre postérieure et par conséquent la fermeture de cet orifice. Plus la vessie est distendue et plus la tension du bord postérieur du trigone ferme l'orifice des uretères. Contre cette résistance, due à l'application de l'une contre l'autre des lèvres des orifices des uretères, lutte la contraction propre des uretères, contraction péristaltique qui chasse dans la vessie l'urine qu'ils contiennent.

Ainsi l'urine ne peut pas, normalement, refluer de la vessie dans les uretères.

Nous savons bien aussi que, normalement, l'urine ne pénètre pas dans l'urèthre en dehors de l'acte d'uriner. Mais ici le mécanisme par lequel l'urèthre est fermé a provoqué des explications très-diverses, je dois vous les rappeler. Pour M. Mercier, l'orifice vésical de l'urèthre est toujours triangulaire, et la lèvre inférieure et horizontale de ce triangle fermerait comme une soupape l'urèthre, en même temps que les deux lèvres latérales se rapprocheraient. De là les fibres musculaires longitudinales et convergentes du trigone vésical, qui, se continuant dans l'urèthre en passant sur la lèvre inférieure du col vésical pour se réunir en pointe au niveau du vérumontanum, agiraient par leur contraction en abaissant la lèvre inférieure du col vésical.

Ainsi, d'une part, valvule inférieure fermant l'orifice vésical; de l'autre, fibres musculaires chargées d'abaisser la valvule et de permettre l'entrée de l'urine dans l'urèthre. Le système mécanique est complet.

M. Caudmont, d'après M. Horion, fait jouer un rôle

prédominant à la lèvre supérieure semi-lunaire du col vésical qui fermerait pour les 4/5 l'orifice vésical. Mais M. Caudmont admet la contraction synergique du muscle orbiculaire de l'urèthre, si bien décrit par M. Jarjavay.

Küss prétendait que l'urèthre était maintenu fermé grâce à la prostate, les deux lobes latéraux étant appliqués l'un contre l'autre en raison de leur élasticité, et de plus étant comprimés extérieurement par le muscle de Santorini et les bords internes du releveur de l'anus.

Messieurs, ces moyens mécaniques, sur lesquels on a beaucoup discuté, ont un inconvénient grave, c'est que ce ne sont là que des cas particuliers qu'on a trop généralisés; je dirai plus, ce sont pour moi des dispositions presque pathologiques, car la disposition valvulaire, que M. Mercier a décrite d'une façon très-complète et très-exacte, ne peut être considérée que comme un état pathologique. En effet, elle n'existe pas chez l'enfant dont la prostate n'est pas développée; chez lui, l'orifice de l'urèthre dans la vessie a parfaitement l'aspect d'un point froncé et n'est point triangulaire. Chez la femme, qui n'a point subi de contractures uréthrales, l'urèthre offre la même disposition que chez l'enfant. Il n'est donc pas possible d'admettre que la valvule de Mercier soit le moyen physiologique habituel, qui ferme l'urèthre et permet à la vessie de se dilater.

Pour moi, l'urèthre est fermé par l'état de tonicité musculaire de l'orbiculaire de l'urèthre. Chez la femme, il n'y a pas de doute possible, c'est la contraction de l'urèthre qui le ferme. Chez l'enfant mâle qui n'a pas encore de prostate, ou du moins, dont la prostate est encore à l'état de deux petits lobes latéraux éloignés l'un de l'autre, n'établissant en réalité aucune interruption dans la continuité des fibres circulaires de l'orbiculaire de l'urèthre, depuis l'orifice du collet du bulbe jusqu'au col vésical, l'urèthre n'est fermé que par la contraction tonique de cet orbiculaire de l'urèthre qui, pour moi, comprend le col vésical.

Chez l'homme, il y a la prostate qui, plus ou moins développée dans ses différentes parties, imprime à la cavité de l'urèthre à son niveau une disposition spéciale, et impose également au col vésical une disposition particulière. Dans la plupart des cas, le col vésical devient ainsi triangulaire, présente un développement plus ou moins considérable de la lèvre inférieure de ce triangle. Tantôt la saillie de cette lèvre est due au volume du lobe moyen de la prostate, on a alors la barrière prostatique, ainsi nommée par M. Mercier. C'est là un simple degré de développement plus ou moins grand qui devient un état pathologique, non pas par lui-même, mais parce qu'il trouble et gêne plus ou moins la sortie de l'urine de la vessie.

Ou bien le lobe moyen ne se développe pas. Alors les deux lobes latéraux de la prostate restent écartés l'un de l'autre en arrière. Là, du côté du rectum, on constate un vide entre les deux lobes; du côté de l'urèthre il y a saillie de la lèvre inférieure de l'orifice de l'urèthre; mais ici la saillie transversale est formée d'éléments musculaires, c'est la valvule musculaire, si bien décrite par M. Mercier; elle est plus ou moins développée, arrive à gêner la miction, et constitue une disposition anormale pathologique.

Chez les sujets qui ont subi des excitations prolongées

de l'urèthre sous l'influence des causes les plus diverses, on trouve, à la suite de ces états de contracture plus ou moins grande et plus ou moins prolongée de l'urèthre, la lèvre musculaire inférieure du col vésical saillante au-dessus du plancher prostatique de l'urèthre, même lorsque le lobe moyen est suffisamment développé. Mais ici encore c'est une disposition pathologique acquise, existant à un degré plus ou moins grand, qu'en aucun cas il ne faut confondre avec l'état physiologique.

La disposition de la valvule supérieure décrite par M. Caudmont, je ne l'ai jamais rencontrée; je n'y vois, en réalité, que les deux bords latéraux du triangle, dont nous venons de discuter l'importance physiologique.

L'opinion de Küss, attribuant la fermeture de l'urèthre à la prostate, est bien difficilement soutenable, car l'enfant et la femme n'ont pas de prostate.

Pour nous, l'urèthre est fermé par l'état de tonicité musculaire dans lequel se trouve constamment l'orbiculaire de l'urèthre. Cette tonicité suffit dans l'état de repos du sujet, en dehors de toute station active comme la station debout, en dehors de tout effort quel qu'il soit. Dès qu'il y a contraction des parois abdominales, l'urèthre se contracte plus activement, nous n'en avons conscience que si nous nous observons; mais comme je le dis, dans mon *Traité des opérations des voies urinaires*, à propos des conditions dans lesquelles il faut mettre le sujet à cathétériser : l'urèthre se contracte activement dans toute sa région profonde dès que la paroi abdominale se contracte. Toutes ces contractions sont synergiques, elles font partie des contractions propres à l'effort.

Si le mécanisme valvulaire du col vésical oblitérait

l'urèthre, comme certains le croient, la contraction de toute la région profonde de l'urèthre serait inutile, et cependant, même chez les malades qui ont une disposition valvulaire bien diagnostiquée, dès qu'ils quittent la position propre au cathétérisme, de suite la sonde est arrêtée en avant de la portion membraneuse de l'urèthre, au collet du bulbe, par la contraction de l'orbiculaire de l'urèthre.

L'orbiculaire de l'urèthre a des muscles extrinsèques dont les actions viennent le renforcer et assurer la fermeture énergique de l'urèthre, dans les cas d'efforts violents, ou dans les cas d'oblitérations énergiques volontaires du canal. Ce sont : les muscles bulbo-caverneux, les muscles releveurs de l'anus, les faisceaux de Santorini et le sphincter anal.

Quand tous ces muscles agissent, la contraction de tous les muscles du périnée se produit ; nous la connaissons bien. Elle est complète toutes les fois que nous luttons contre une violente envie d'uriner.

Les bulbo-caverneux compriment le bulbe contre la paroi supérieure de l'urèthre et tiennent fermée cette portion du canal. Les releveurs de l'anus et les faisceaux de Santorini, compriment latéralement la portion prostatique de l'urèthre et cela d'autant plus facilement que la prostate est plus développée. Il est vrai que, dans les cas d'induration de la prostate, leur action sur l'urèthre est plus ou moins annulée. En même temps et synergiquement l'anus est énergiquement contracté. Toutes ces contractions renforcent la contraction de l'orbiculaire de l'urèthre, l'appuient, et le tout constitue la force occlusive de l'urèthre. Ici, la volonté peut intervenir pour contracter tous ces muscles et oblitérer l'urèthre. J'ai étudié ces contractions volontaires dans mon *Traité des opérations des voies urinaires* à propos du cathétérisme, elles peuvent se produire de deux façons :

1° Nous contractons l'urèthre seul, alors la contraction est peu longue, nous sommes obligés de la cesser rapidement en raison de la fatigue produite ; nous pouvons la répéter plusieurs fois de suite avec des temps de repos très-courts. Mais chaque nouvelle contraction devient de plus en plus pénible, jusqu'à ce que la fatigue ne permette plus de la renouveler.

2° Nous pouvons contracter l'urèthre volontairement avec l'effort. Ici, la contraction accompagnée ou plutôt rentrant dans l'acte physiologique de l'effort, peut durer un temps long. L'effort, en se renouvelant, peut la maintenir presque indéfiniment, c'est-à-dire tant que la fatigue générale n'empêche pas l'effort général d'être renouvelé. Or cette fatigue générale produite par l'effort incessant arrive vite, quand il n'y a pas de point d'appui servant de soutien à l'organisme et permettant la dépense à l'extérieur de la force produite. Ce sont ces considérations purement physiologiques qui m'ont fait déterminer d'une façon exacte les positions propres aux cathétérismes. Ces mêmes raisons font que le sujet tourmenté par une violente envie d'uriner ne peut pas rester immobile. Il marche, il s'appuie pour donner une dépense à l'effort général qu'il fait, qu'il renouvelle incessamment et dont l'unique but est la contraction de l'orbiculaire de l'urèthre et de tous les muscles extrinsèques de ce canal. Quand il reste au repos, de suite l'urine s'écoule.

Pour que la vessie puisse se dilater, il faut que les

liquides qui s'y accumulent ne puissent pas rentrer dans l'économie par voie endosmotique à travers ses parois. Le fait est maintenant acquis, le liquide contenu dans la vessie est isolé de l'économie par l'épithélium de la paroi vésicale. Voici ce que Ch. Robin (1) dit :

« Le rôle physiologique des épithéliums se borne à un simple fait de protection physique sans sécrétions spéciales ni absorption, dès qu'ils sont placés dans de telles conditions, qu'ils forment des couches stratifiées comme dans la vessie, le vagin, la bouche et l'œsophage. Ce fait est particulièrement tranché quand ils se dessèchent et ne peuvent plus recevoir en assez grande abondance les principes qui fournissent le plasma sanguin, ou comme on le voit aussi pour les épithéliums pavimenteux stratifiés en couches épidermiques cutanées, avec soudure en couche cornée à leur surperficie.

» A la surface de ces divers organes, leurs usages consistent, en effet, seulement à préserver le chorion sous-jacent de tout contact direct, tout en facilitant le glissement des parties, et à s'opposer à des phénomènes d'absorption, comme dans la vessie. »

Des expériences physiologiques directes sont venues démontrer l'action isolante de l'épithélium vésical. Nous les devons à Küss et à son élève Susini. Elles sont de deux ordres :

Küss injecte dans la vessie d'un lapin récemment tué ou simplement chloroformisé, une solution très-étendue de cyanure jaune ferroso-potassique, et applique sur la face externe du viscère une solution très-étendue de

(1) Ch. Robin, *Des épithéliums; Bibliothèque des sciences naturelles*. Germer-Baillière.

perchlorure de fer. Tant que l'épithélium reste sain, il n'y a pas formation de bleu de Prusse; dès que l'épithélium de la vessie est enlevé mécaniquement, il y a immédiatement formation de bleu de Prusse juste au point où l'épithélium a été enlevé.

La seconde série d'expériences est due à Susini. Il avait étudié sa susceptibilité à la belladone : 1 centigramme d'extrait pris par la bouche, lui donnait une demi-heure après une dilatation des pupilles. Il s'injecta dans la vessie une infusion de 4 grammes de feuilles de belladone dans 120 grammes d'eau, sans éprouver la moindre dilatation pupillaire. Il avait remarqué aussi qu'il était très-susceptible à l'iodure de potassium : 0,25 centigrammes suffisaient pour lui donner de la céphalalgie et de l'amertume dans la bouche. Il injecta dans sa vessie des solutions de 4, 6 et 10 grammes d'iodure de potassium pour 120 grammes d'eau, et n'éprouva aucune gêne malgré le temps considérable pendant lequel il conserva ces solutions dans la vessie.

D'après les faits pathologiques que nous avons observés nous-même, surtout chez les individus atteints de rétrécissement de l'urèthre, nous disions en 1865, dans notre travail sur l'*Uréthrotomie interne* : « La sonde en dénudant les papilles du derme, permet l'absorption de l'urine. »

C'est en étudiant les différents états de l'épithélium vésical dans les affections des voies urinaires ou après les opérations, que nous avons précisé dans notre *Traité des opérations des voies urinaires*, les conditions de l'intoxication urineuse, soit provoquée par une opération, soit spontanée : ainsi l'urine ne peut être absorbée par les parois saines de la vessie.

Comment cette cavité peut-elle mécaniquement se dilater à mesure que l'urine y pénètre?

A ce point de vue, les parois vésicales peuvent être divisées en deux parties, l'une inextensible et à peu près fixe dans sa position : c'est le trigone vésical; l'autre extensible, constituée par les parois latérales et antéro-postérieures de la vessie; en un mot c'est le corps de la vessie dont la base fixe est le trigone.

Les parois extensibles de la vessie sont constituées de dedans en dehors par une muqueuse, la couche celluleuse et la tunique musculaire. Au point de vue physiologique le faible espace du sommet de la paroi postérieure où le péritoine est adhérent à la tunique musculaire, ne suffit pas pour admettre une tunique séreuse ou péritonéale.

La tunique musculaire se dilate en raison même de sa constitution par le glissement de ses fibres musculaires propres les unes sur les autres. Il en résulte que, dilatée ou revenue sur elle-même, sa surface interne est lisse sans saillie, si ce n'est dans les cas pathologiques. La surface interne de cette paroi musculaire si active est recouverte dans toute son étendue, par un tissu cellulaire lâche qui constitue la tunique celluleuse qu'on peut dénommer au point de vue physiologique : tunique intermédiaire entre la musculaire et la muqueuse. En effet, son seul rôle est d'être l'intermédiaire entre ces deux tuniques. Elle permet à la muqueuse de glisser sur la musculeuse et elle contient les vaisseaux qui vont à la muqueuse et ceux qui en reviennent.

La muqueuse est la tunique passive de la vessie. Sa constitution anatomique ne lui permet pas de se distendre, elle se développe, mais son étendue est fixe; ainsi elle glisse sur la musculaire à mesure que celle-ci se distend ou revient sur elle-même. De là plusieurs faits :

1° Lorsque la vessie est revenue sur elle-même, la muqueuse offre des saillies, des replis, dans la cavité vésicale.

2° Quand la vessie est distendue, la muqueuse s'applique sur toute la surface de la musculaire sans présenter de replis.

3° Le rapport entre un point de la muqueuse et un point de la musculaire varie avec le degré de dilatation de la vessie.

Le trigone vésical, en raison même de sa constitution anatomique présente une surface qui est toujours la même, que la vessie soit vide ou distendue. A peine s'il se déplace pour s'élever un peu quand la vessie est très-distendue, et s'abaisser quand la vessie revient sur elle-même. En tout cas, le rapport du trigone vésical avec le col de la vessie est toujours le même chez le même sujet, quel que soit le degré de dilatation de la cavité de la vessie. J'ai insisté sur ce fait dans mon *Traité des opérations des voies urinaires*, page 416 et suivantes, à propos de l'examen des parois vésicales avec les instruments métalliques.

La vessie, en se dilatant, occupe un espace de plus en plus grand dans la cavité abdominale ; de là, les rapports successifs de ses parois externes avec les différentes parties qu'elles rencontrent.

Le péritoine adhère au sommet de la paroi postérieure de la vessie ; de ce point, il descend en bas pour constituer le cul-de-sac recto-vésical. En haut, lorsque la vessie est vide, il passe directement du sommet de la vessie à la face postérieure du pubis et à celle des parois abdominales. A mesure que la vessie se dilate, le péritoine, en raison même de son adhérence avec le sommet de la paroi postérieure, est refoulé en haut, il en résulte un cul-de-sac péritonéal entre la vessie et la paroi antérieure de l'abdomen. Le fond de ce cul-de-sac vésico-pariétal finit par s'éloigner du bord supérieur du pubis, entraîné en haut par la dilatation vésicale; de là, un rapport immédiat entre la paroi vésicale et la paroi abdominale dans une certaine étendue qui varie avec l'amplitude de la vessie (1).

En augmentant ainsi de volume, la vessie refoule les organes abdominaux en haut et en arrière, à moins que des causes pathologiques ne s'opposent au déplacement de ces organes, comme les hernies non réduites, l'adhérence péritonéale, les tumeurs comprimant la vessie, etc., etc. Chez les sujets atteints de stagnation d'urine ancienne et considérable, la vessie, constamment dilatée par une quantité notable d'urine (j'ai vu des sujets qui gardaient constamment dans la vessie plus de 1200 grammes d'urine), reste toujours très-élevée au-dessus du pubis. Chez eux, le cul-de-sac péritonéo-pariétal, la vessie n'étant pas à l'état de tension malgré sa dilatation, contient toujours des anses de l'intestin. Il en résulte que la matité vésicale est masquée par une sonorité due aux intestins. Le plus souvent, dans une étendue variable immédiatement au-dessus du pubis on retrouve la matité indicatrice de la dilatation vésicale. Mais j'ai vu des sujets, entre autres un atteint de rétention d'urine complète depuis trois jours, rétention survenue dans les conditions

(1) Pouliot, *De la ponction hypogastrique de la vessie.* Thèse, Paris, 1868.

de stagnation d'urine habituelle, chez qui la sonorité intestinale descendait jusqu'au pubis. Le manque de matité au-dessus du pubis avait fait croire au médecin que la vessie ne contenait pas de liquide. Je sondai ce malade et je retirai plus de deux litres d'urine. Dans ces conditions de stagnation d'urine, la facilité avec laquelle les anses intestinales sont poussées entre la paroi abdominale et la vessie dilatée, dans les efforts habituels de la vie, explique très-bien comment le cul-de-sac péritonéal contenant les anses d'intestins peut arriver à descendre jusqu'au niveau du pubis. Ainsi, Messieurs, rappelez-vous bien, quand vous serez près d'un malade qui n'urine pas depuis un temps plus ou moins long, que le manque de matité au-dessus du pubis ne doit pas vous empêcher de pratiquer le cathétérisme.

Du besoin d'uriner.

La vessie étant plus ou moins remplie, suivant la capacité dont elle est susceptible, survient cette sensation spéciale que tout le monde connaît et qui est le besoin d'uriner. D'où vient cette sensation? Quel est le point des voies urinaires qui lui donne naissance? Est-il possible de la localiser en un point unique, soit à la muqueuse prostatique, soit au col de la vessie, soit aux parois vésicales, comme on l'a voulu faire?

Küss prétend que sous l'influence de la distension de la vessie par l'urine, l'orifice uréthral s'entr'ouvre, que l'urine baigne alors la muqueuse prostatique. Pour lui, c'est là ce qui provoque la sensation dont nous parlons.

Chez les sujets jeunes et dont le col est sain, il y a bien

la sensation de picotement et même d'une vraie douleur à la région profonde de l'urèthre quand l'envie d'uriner est très-violente ; mais l'idée de Küss de localiser cela à la muqueuse prostatique ne peut pas être admise. La femme n'a pas de prostate, chez l'enfant elle est à peine développée, et cependant chez eux l'envie d'uriner est perçue. Chez les sujets atteints de cette barrière prostatique qui ne permet pas à une goutte d'urine de pénétrer dans l'urèthre il se produit aussi des envies d'uriner violentes.

Lorsqu'on introduit pour la première fois une sonde dans le canal de l'urèthre, le besoin d'uriner se manifeste nettement : « au moment où l'extrémité de la sonde vient toucher la muqueuse prostatique, » dit Küss. Pour nous, ce besoin d'uriner apparaît au moment où le bec de la sonde franchit le col vésical. Du reste, cette sensation spéciale provoquée par la sonde est bien fugace puisque après quelques cathétérismes, les sujets ne l'éprouvent plus.

Duchenne de Boulogne et M. Baillarger ayant observé des sujets dont la vessie était absolument insensible, et qui ne ressentaient pas le besoin d'uriner, ont cru pouvoir en conclure que la paroi vésicale seule était le siége de cette sensation. Nous-même nous avons observé un homme âgé de 70 ans, dont la vessie se distendait sans jamais provoquer la sensation que nous étudions. A peine après des heures, quand la vessie contenait une grande quantité de liquide, éprouvait-il une sensation de poids, de tension. Comme son intelligence était absolument nette, il disait : « Je n'ai pas l'impression du *besoin* ». Il se sondait régulièrement matin et soir, exécutant exactement les mouvements de va-et-vient de la sonde, nécessaires pour vider une vessie dont les parois ne se contractent pas, sont flasques (1). Ainsi le fait avancé par Duchenne de Boulogne et M. Baillarger, que les malades atteints d'insensibilité de la vessie n'éprouvent pas la véritable sensation du besoin d'uriner est vrai. Mais il n'en résulte pas pour nous, ainsi que nous le verrons, que l'on puisse localiser cette sensation à la paroi vésicale seule.

Étudions donc directement ce besoin d'uriner. Nous pouvons, dans une certaine mesure, provoquer cette sensation du besoin d'uriner, ou tout au moins chercher si elle est possible chez nous dans le moment donné. C'est du reste ce que nous demandons fréquemment aux sujets dont nous voulons avoir de l'urine sans les sonder.

Pour déterminer si nous avons envie d'uriner, nous nous mettons debout, les jambes écartées, le corps légèrement penché en avant, nous contractons l'abdomen en relâchant tous les muscles du périnée, et après un moment d'attention, comme de réflexion, nous disons : « Oui, je peux uriner », ou, « non ». Dans le premier cas, la contraction de l'abdomen en donnant un appui à la vessie, en la soutenant par une compression uniforme de son globe, a provoqué l'état de tension par contraction des parois vésicales sur la masse du liquide contenu, et immédiatement nous percevons la sensation du besoin d'uriner aux lieux d'élection, en arrière du pubis, dans l'urèthre et au méat.

Dans le second cas, après un temps de réflexion, souvent il y a quelques hésitations; on croit que l'envie

(1) Cette manœuvre est décrite dans mon *Traité des opérations des voies urinaires*, page 386.

d'uriner va se produire, et bref on finit par dire : « Non, la sensation du besoin d'uriner ne s'est pas produite et et ne se produit pas. » C'est que la vessie n'est pas suffisamment distendue.

Ici, les conditions du besoin d'uriner sont : *la tension par contraction des parois vésicales sur une masse liquide et l'action de ces parois ainsi contractées sur le col vésical.* C'est évidemment ce qui se produit dans les conditions ordinaires de la vie, l'envie d'uriner se manifestant au moment où nous nous y attendons le moins. La vessie tendue par le liquide qui la remplit, ses parois réagissent par la contraction de la musculeuse qui agit en ouvrant le col vésical. La contraction de la paroi vésicale existe bien, à ce moment, il est possible de la reconnaître par la palpation, lorsque la vessie est un peu distendue. Si l'urèthre est fermé par l'action énergique de tous ses muscles constricteurs, cette première sensation du besoin d'uriner cesse et la vessie continue à être distendue par le liquide qui vient des reins. Quand l'envie d'uriner réapparaît, l'action oblitérante des muscles de l'urèthre devient plus énergique ; c'est alors que se produit la lutte entre l'urèthre et la vessie, pendant laquelle la sensation de l'envie d'uriner devient une véritable douleur se propageant du col vésical à l'extrémité de l'urèthre. C'est là ce que ressent l'enfant, qui se retient d'uriner, lorsqu'il porte la main involontairement à la verge pour la comprimer, sentant bien que l'urine va sortir malgré lui s'il ne porte secours à la contraction de l'urèthre en se tenant debout et en marchant. Ainsi, les conditions de production de cette sensation dite besoin d'uriner, sont :

1° *L'état de tension par contraction des parois vésicales;*

2° *La sensibilité spéciale du col de la vessie.*

Dans ce fait physiologique, c'est la tension vésicale qui provoque la sensation au col; mais toute autre cause agissant sur le col vésical provoque le besoin d'uriner. Les faits sont extrêmement nombreux, à chaque instant dans la pratique nous sommes appelé à débarrasser le col de ce qui l'irrite, sachant très-bien que c'est là le seul moyen de rendre les envies d'uriner moins fréquentes. Ainsi, toutes les fois qu'un corps étranger, une pierre, irrite le col de la vessie, il provoque immédiatement la contraction énergique de la paroi vésicale, ce qui complète les conditions du besoin d'uriner.

Exemple. — « J'ai soigné, avec le M. le professeur Peter, un homme âgé de soixante-quinze ans. Il avait des envies d'uriner fréquentes très-douloureuses, les urines étaient purulentes, la sonde, en entrant dans la vessie, heurtait contre une pierre, et la vessie ne pouvait recevoir que 50 grammes d'eau tiède. Je mis ce malade dans la position horizontale absolue, lui prescrivant d'uriner dans cette position, mais d'uriner sans faire d'effort, en laissant couler. Je continuai à faire des injections dans la vessie, j'arrivai à faire supporter 75 grammes de liquide. Je fis une première séance de lithotritie, et après je pus rapidement injecter 150 grammes d'eau. Ce qui me permit de terminer l'opération en trois séances, la vessie se dilatant de plus en plus, par conséquent, les envies d'uriner étant de plus en plus éloignées. Quand la vessie fut vide de pierres, le malade urina très-librement debout, mais même dans cette position il ne vidait plus sa vessie. »

Dans ce fait, en éloignant la cause d'irritation du col vésical, les envies d'uriner devinrent moins fréquentes. Dès que la pierre cassée ne roula plus facilement contre le col, les envies d'uriner devinrent encore plus rares. Enfin la vessie débarrassée reprit les conditions de contraction propres à l'âge du sujet, elle ne se vida pas. Ce fait typique prouve surabondamment que l'irritation du col vésical est la cause de la contraction de la vessie, condition du besoin d'uriner.

« Dans un cas de pierre que je lus à la Société de médecine de Paris le 11 novembre 1876, il s'agit d'une pierre plate, qui se développa, fixée en un point de la vessie éloignée du col. Sous l'influence d'un effort, le sujet étant penché en avant, la pierre se déplaça et tomba contre le col où elle resta. Au moment même de son déplacement, le sujet commença à éprouver des envies fréquentes d'uriner qui ne cessèrent qu'après l'extraction de la pierre. »

Je pourrais multiplier beaucoup les faits pathologiques qui viennent démontrer, que toutes les irritations du col ou de son pourtour vésical, provoquent la condition primitive du besoin d'uriner, c'est-à-dire la contraction de la vessie, en parlant des affections de voisinage du col vésical comme les prostatites aiguës, les affections des vésicules séminales, etc.

Ces faits de pierre irritant le col de la vessie prouvent bien que lorsque la pierre est éloignée du col ou de son pourtour, son action irritante est moindre, et que la muqueuse du corps vésical n'est pas douée d'une sensibilité spéciale capable de provoquer le besoin d'uriner (à moins qu'elle ne soit elle-même altérée).

Cette sensibilité spéciale du col de la vessie peut, sous l'influence de causes pathologiques, disparaître; alors la vessie ne se dilate pas, l'urine s'écoule constamment, il y a incontinence d'urine, et la sensation du besoin d'uriner fait absolument défaut, les conditions de cette sensation, savoir : la tension de la vessie par contraction sur une masse liquide, et la sensibilité du col, n'existant pas.

Enfin, chez les sujets dont la vessie n'a aucune action sur le col vésical en raison des dispositions anormales de ce col, dues le plus souvent à l'âge, le besoin d'uriner est une sensation qui n'est pas exactement celle dont nous venons de parler. La vessie tendue se contracte, le sujet éprouve une sensation de tension sus-pubienne qui n'est point accompagnée de l'introduction de liquide dans l'urèthre, mais il y a cependant une irritation du col qui se traduit par des douleurs à l'extrémité de la verge. Le plus souvent, la condition initiale du besoin d'uriner, c'est-à-dire la contraction de la vessie, existe encore dans ces cas-là et c'est pour cela qu'ils perçoivent l'envie d'uriner.

Dans les cas de rétention d'urine, cette sensation du besoin d'uriner arrive à être un état douloureux excessif dont cependant l'acuïté n'est pas continue; ce sont des accès d'envie d'uriner plus ou moins rapprochés et provoquant des efforts violents accompagnés de douleurs excessives. Chaque accès est dû à la contraction énergique de la paroi vésicale qui, luttant contre un obstacle insurmontable, cède. et la vessie continue à se dilater comme chez l'individu qui se retient volontairement d'uriner. C'est encore ici la condition initiale du besoin d'uriner, c'est-à-dire la contraction de la vessie, qui provoque la sensation.

Dans les faits de rétention d'urine que j'ai observés, j'ai été frappé de la différence notable qui existe dans la fréquence et l'acuïté des accès douloureux d'envie d'uriner, selon que la rétention est due à l'hypertrophie du col vésical, à une affection prostatique qui empêche une goutte d'urine d'entrer dans l'urèthre, ou selon que la rétention est due à un rétrécissement de l'urèthre.

Dans le premier cas, les accès douloureux sont moins violents, le sujet peut souvent rester couché, se retournant sur le côté et se pliant le corps en avant pour que la paroi abdominale comprime le moins possible le globe vésical.

Dans le second cas, les accès douloureux sont plus violents, le malade ne peut pas rester couché, il est debout, s'appuyant sur les meubles, le corps fortement penché en avant, piétinant, marchant, éprouvant d'excessives douleurs dans l'urèthre.

Il semble que l'action de la paroi vésicale sur le col, qui ici est complète, comme dans le besoin d'uriner normal, soit la cause de cet état douloureux plus violent.

Le besoin d'uriner est donc un phénomène complexe dû :

1° *A l'action de la contraction de la paroi vésicale sur le col de la vessie ;*

2° *A une irritation du col vésical qui provoque la contraction réflexe de la paroi vésicale ;*

3° *A la tension par contraction des parois de la vessie, même sans action complète sur le col, comme dans les rétentions d'urine par barrière prostatique.*

Enfin, ce besoin est presque toujours rapporté à une sensation qui se produit au col de la vessie, et d'une façon réflexe, jusqu'à l'extrémité de la verge.

Les applications pathologiques de cette étude physiologique découlent d'elles-mêmes. Le praticien doit bien chercher, si la cause qui provoque les envies d'uriner, agit primitivement sur la paroi vésicale ou primitivement sur le col de la vessie.

Quelques exemples vous montreront la nécessité de cette distinction. J'ai vu bien souvent des vieillards soignés depuis plus ou moins longtemps pour des mictions fréquentes et douloureuses, chez qui l'examen de la paroi et de la cavité abdominale me faisait découvrir des hernies mal réduites, seules causes de la non-dilatation de la vessie. Il en est de même : des tumeurs abdominales, comme les tumeurs utérines de la femme qui compriment la vessie; des phlegmons au voisinage du globe vésical, comme le phlegmon péri-vésical, ou de la paroi abdominale; de tous les phénomènes de spasme de la paroi de l'abdomen ou du diaphragme; des blessures de la vessie; des excitations réflexes de la vessie, dues à des affections des reins ou des uretères, comme dans la colique néphrétique; des contractions de la vessie provoquées par les affections des centres nerveux, comme les crampes vésicales des ataxiques, etc. Toutes les causes d'irritation du col, les corps étrangers, les inflammations, les affections de voisinage : de la prostate, des vésicules séminales, du rectum; les contractions réflexes dues aux affections de la moelle, des reins et des uretères, etc.

Enfin, une des applications journalières de ces faits se présente dans la pratique des opérations des voies urinaires, quand il s'agit d'injecter du liquide dans la cavité de la vessie. Je me suis étendu beaucoup sur le modus faciendi de ces injections dans mon *Traité des opérations des voies urinaires*. J'ai dit que : « dans les cas où on voulait obtenir la plus grande dilatation possible de la vessie, il fallait injecter de l'eau tiède très-doucement, et que la main qui conduisait le piston de la seringue devait reconnaître l'état de tension de la cavité vésicale qui précède la contraction avant que le malade ait perçu le besoin d'uriner, lequel ne se produit réellement qu'au moment de la contraction de la vessie. »

Messieurs, j'ai soigné, plusieurs malades chez lesquels, tout en faisant l'injection très-doucement dans la vessie, tout en observant très-exactement la résistance opposée par la vessie à l'entrée du liquide, chez lesquels la sensation du besoin d'uriner se produisait avant que l'impression de tension de la vessie arrivât à la main. Chez ces malades, la vessie se dilatait encore d'une certaine quantité, entre le moment où le malade manifestait le besoin d'uriner et l'instant où je percevais la résistance vésicale. « Une dame de vingt-quatre à vingt-cinq ans, nature lymphatique, très-grasse, jeune mariée, ayant vécu assise très-longtemps avant son mariage, me fait appeler pour faire cesser des envies fréquentes d'uriner : la miction avait lieu toutes les demi-heures. Je fis des injections dans la vessie, d'abord tous les jours pendant dix jours, puis tous les quatre ou cinq jours. Voici ce qui se passa à chaque injection. Par une sonde en gomme dans la vessie j'injectai de l'eau tiède ; bien avant que je perçoive la résistance vésicale, la malade disait avoir besoin d'uriner, et je continuais à injecter très-doucement une certaine quantité d'eau tiède avant de percevoir la résistance due à la contraction de la vessie. Invariablement cette dilatation de la vessie provoquait l'émission d'un peu de sang. Mais toutes les fois j'augmentais d'autant la capacité vésicale, et j'arrivais à ce que la malade supportât plus de 200 grammes d'eau, quand primitivement elle n'en supportait pas 50. Ses envies d'uriner se trouvèrent ainsi éloignées, en raison de la dilatabilité plus grande de la vessie. Ici, nous avions affaire à une irritation du col vésical. En effet, lorsqu'au début du traitement, j'introduisais la sonde en gomme, au moment où elle franchissait le col, elle érodait certainement des surfaces saignantes, puisque l'urine était presque toujours précédée d'un peu de sang. Dans ce traitement, je profitais de l'instant compris entre l'irritation produite au col par la dilatation vésicale, et l'état de contraction de la vessie, pour obtenir la dilatation de cette cavité. »

Le besoin d'uriner est provoqué en réalité par le liquide contenu dans la vessie; il est intéressant de savoir si la nature de ce liquide peut avoir une influence sur la fréquence du besoin. Cette influence est réelle, et nous savons tous que quand l'urine est chargée à l'excès de ses matériaux solides normaux, l'envie d'uriner se produit, la vessie étant relativement peu dilatée. Ainsi l'été, par les grandes chaleurs, les urines étant beaucoup plus concentrées, la quantité de liquide rendue à chaque miction est moins considérable que lorsque les urines sont aqueuses.

Il est tout clair que les altérations de l'urine qui lui donnent un caractère irritant comme l'état catarrhal, etc., agissent de la même façon, en diminuant en réalité le degré de dilatabilité de la vessie, ce que l'on peut facilement faire cesser en ramenant les urines à l'état normal.

Dans ce dernier cas, la quantité d'urine n'est pas diminuée, comme dans le premier que nous venons de citer; il en résulte pour le sujet des envies d'uriner plus fréquentes.

PÉRIODE ACTIVE DE LA MICTION

Cette sensation du besoin d'uriner, dont nous venons d'étudier les conditions de production, est le fait initial d'un acte réflexe complexe qui constitue la miction proprement dite : l'évacuation à l'extérieur du liquide contenu dans la vessie. Ici, il y a trois temps se succédant bien sans pose intermédiaire :

1° L'effort initial pendant lequel s'établit le jet;

2° Le jet;

3° Le coup de piston.

Pendant ces trois temps, le sujet reste absolument dans la position primitive qu'il a prise; c'est celle qui convient le mieux à l'homme pour l'acte de la miction; c'est son habitus; de même que chaque espèce animale prend pour uriner un habitus qui lui est propre. Ajoutons que l'homme peut uriner volontairement dans des habitus autres. Nous en parlerons à propos de l'action de la volonté sur la miction.

1er temps. — Effort initial.

L'homme se met debout, les jambes écartées, pour que le périnée soit en toute liberté, le torse légèrement penché en avant. Dans cette position il fait l'effort initial. Il semble alors que le sujet réfléchit, il attend la sensation due à l'entrée de l'urine dans l'urèthre ; instinctivement il fait un effort spécial dont le but est l'établissement du jet. En effet, cet effort primordial de la miction est différent de l'effort ordinaire. Pendant ce dernier, tous les muscles de l'abdomen sont contractés, aussi bien les parois latérales que la paroi supérieure, le diaphragme, et la paroi inférieure, le périnée. Là, les sphincters du rectum et de l'urèthre se contractent synergiquement avec toutes les autres parois de l'abdomen ; plus l'effort est grand, plus les sphincters du rectum et les muscles de l'urèthre sont contractés avec énergie ; il s'agit d'empêcher la sortie des matières fécales et de l'urine.

Dans l'effort pour uriner, les parois latérales de l'abdomen et le diaphragme se contractent; mais le périnée reste relâché : ici le but est le passage de l'urine par l'urèthre. Or tous les muscles du périnée sont synergiques. Le sphincter du rectum étant forcément relâché quand les muscles de l'urèthre sont relâchés, il en résulte qu'un effort violent, non calculé, dont le seul but est de vaincre la résistance qu'oppose l'urèthre à l'établissement du jet, agissant en même temps sur le rectum non fermé, produit la sortie involontaire des gaz ou des matières fécales. C'est, du reste, ce qui arrive très-fréquemment dans les mictions pathologiques. De là la réserve instinctive qu'apporte le sujet dans cet effort.

La distinction expérimentale de ces deux efforts peut être facilement faite lorsqu'on applique mon irrigateur de l'urèthre et de la vessie. Quand la vessie est remplie du liquide qu'y apporte la petite sonde, si on dit au malade : *Poussez*, il fait l'effort ordinaire et il ne sort rien ; si on lui dit : *Poussez comme pour uriner*, le liquide sort par-dessus la sonde, le malade urine (1).

Pendant cette contraction des parois supérieures et latérales de l'abdomen, la masse des organes y contenus est poussée vers la vessie qu'elle soutient et qu'elle comprime. Alors celle-ci se contracte et ses parois agissant sur le col vésical l'ouvrent. L'envie d'uriner est à son comble, la sensation d'entrée de l'urine dans l'urèthre est très-nette, et volontiers si on y porte attention comme certains malades qui ont peur de ne pas uriner, on dit : « Ça vient. » En effet, le jet s'établit. Dans les conditions normales, lorsque le sujet n'a aucune espèce d'altération de la miction, l'effort primordial diminue peu à peu, plus ou moins rapidement, selon la facilité de la miction, pour cesser quand le jet est établi. Alors la contraction de la vessie seule ou légèrement appuyée par la masse intestinale suffit pour expulser l'urine. Mais dès qu'il y a faiblesse de contraction de la vessie, ou un obstacle au cours de l'urine dans l'urèthre, l'effort persiste pendant toute la durée du jet.

2° Temps. — Jet.

Sous l'influence de cet effort primordial, l'urine passe par l'urèthre et sort à l'extérieur sous la forme d'un jet, dont les qualités varient avec l'âge et d'un sujet à l'autre. Chez l'adulte, dont nous nous occupons actuellement, grâce à l'effort initial le jet en s'établissant arrive plus ou moins vite à son maximum de projection ; puis, lorsqu'il cesse, il le fait graduellement, en diminuant peu à peu,

(1) *Irrigation de l'urèthre et de la vessie*, 1866. (Reliquet.)

pour s'arrêter complétement. Cette graduation dans l'établissement du jet et dans sa cessation a une durée d'autant plus grande que le sujet est plus âgé.

Les premières gouttes du jet et ses dernières sont projetées sur le sol à une distance plus ou moins grande des pieds, très-éloignée chez les sujets jeunes, très-rapprochée chez les sujets âgés. Entre ces deux points extrêmes il y a tous les degrés.

L'effort primordial qui constitue le premier temps de la miction se continue quelquefois pendant toute la durée du jet : c'est qu'il est indispensable à la sortie de l'urine en jet. S'il cesse, l'urine s'arrête ou tout au moins ne sort plus qu'en bavant. Certains sujets arrivent à tenir les parois supérieures (diaphragme) et les parois latérales de l'abdomen contractées pour comprimer la vessie pendant tout le temps du jet, sans paraître faire l'effort complet. Ils parlent et le jet d'urine se continue. Chez eux la contraction des parois abdominales est nécessaire au jet d'urine. Chez d'autres, l'effort est plus complet, l'attention instinctive de l'effort primordial se continue ; si le sujet parle, les contractions abdominales cessent et le jet s'arrête. Quel que soit le procédé de cette contraction de l'abdomen et de sa continuité pendant le jet d'urine, le fait même de son existence a une importance pratique. Il dénote toujours une affection plus ou moins développée des voies urinaires : la vessie a perdu de son pouvoir contractile, ou il y a un obstacle au cours de l'urine dans l'urèthre.

Dans le premier temps, nous avons dit que le sujet se penchait en avant ; cette attitude est d'autant plus accentuée qu'il y a difficulté pour uriner. Presque toujours, quand l'effort ou la contraction abdominale est nécessaire à la continuité du jet, en même temps le sujet se tient plus penché en avant. Dans cette position, le diaphragme et les parois latérales de l'abdomen étant contractés, la cavité abdominale est considérablement diminuée; de là une compression plus énergique et plus complète de la vessie nécessaire à la sortie de l'urine dans le cas donné.

Le volume du jet, sa force, les formes variées qu'il prend pendant toute sa durée, ou à son début, comme à sa fin : en vrille, en arrosoir, etc., considérés seuls, n'ont qu'une importance secondaire ; tout cela se rencontre dans les conditions les plus variées du canal de l'urèthre et de la vessie. Mais le fait, que le jet d'urine ne peut pas exister sans la contraction des parois abdominales, coïncidant avec une projection faible, indique nettement des troubles fonctionnels dont la cause première est à déterminer : faiblesse ou insuffisance de contraction de la vessie; rapport anormal entre les parois vésicales contractées et le col de la vessie; obstacle au cours de l'urine soit au col vésical, soit dans l'urèthre.

Il y a des sujets chez qui l'urine ne sort jamais qu'en bavant : il n'y a pas de force de propulsion de jet. Du méat le liquide tombe directement sur le sol. Presque toujours cette émission si difficile est accompagnée d'un effort constant. Cependant j'ai observé certains hommes, chez qui cet écoulement d'urine établi par l'effort se continuait sans que le malade se contractât. Dans ces cas souvent, si, pour activer la sortie du liquide, l'effort comme pour uriner se produit, l'émission s'arrête ; les malades eux-mêmes disent ce mot : « Je suis obligé de laisser aller. » La contraction plus énergique de la vessie agit là en fermant le col vésical. J'ai observé ce fait chez deux malades hypospades atteints de saillie musculaire de la lèvre inférieure du col (valvule de Mercier), et chez d'autres offrant des hypertrophies prostatiques.

Voyons maintenant par quel mécanisme la vessie se vide. Au début de la miction, les parois supérieures et latérales de la vessie en se contractant agissent sur le col, l'ouvrent et y poussent l'urine. Pendant tout le temps de l'évacuation, quel que soit le degré de la capacité de la vessie, cette action des parois de la vessie sur le col maintient celui-ci ouvert et maintient la continuité du cours de l'urine. Dans un schéma indiquant les différentes positions des parois vésicales par rapport au col, la flèche de ces divers degrés de contraction de la vessie se trouve naturellement et exactement représentée tombant directement dans le col vésical (fig. 1). La direction de cette flèche représente très-bien la direction moyenne de la force propulsive due à la contraction des parois de la vessie.

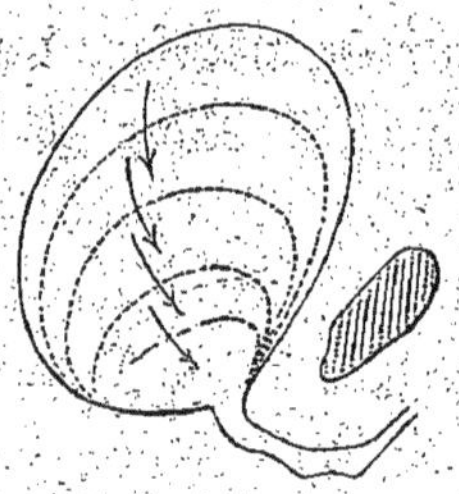
Fig. 1.

Mais le rapport entre les parois vésicales supérieures et latérales, et le col, varie d'un sujet à l'autre, surtout avec l'âge, c'est-à-dire avec le développement de la prostate. Chez le sujet jeune, le trigone vésical est sur le même plan que le col et cet orifice en est le point le plus déclive, le sujet étant debout. Le centre de contraction de la vessie est bien le col ; là, la flèche tombe bien dans l'orifice à tous les degrés de contraction des parois (fig. 1).

Avec l'âge la prostate se développe, le col vésical s'élève par rapport au bord postérieur du trigone. Dans les cas d'hypertrophie considérable de la prostate, ce trigone devient presque vertical, et le col en est de beaucoup le point le plus élevé, le sujet étant debout. Dans ces conditions, la sonde coudée introduite dans la vessie, son bec peut être retourné verticalement en bas, ce qui indique bien l'élévation considérable du col au-dessus du bord postérieur du trigone, au-dessus du fond de la vessie. Ce fond, cette excavation de la vessie en arrière du col est due à l'hypertrophie de la prostate.

Les parois contractiles de la vessie (latérales et supérieures) n'ont pas eu leur position modifiée par le travail lent qui a élevé le col vésical au-dessus du bord postérieur du trigone. Le col vésical s'est donc déplacé par rapport à elles; et la flèche de leur contraction, qui n'a pas changé de direction, tombe forcément au-dessous et en arrière du col (fig. 2). Celui-ci n'étant plus maintenu ouvert, l'urine n'y entre plus. C'est certainement pour obvier à ce fait que nous voyons des sujets se pencher fortement en avant tout en contractant les parois abdominales pendant la miction. Instinctivement ils agissent sur la vessie, en la comprimant vers le plancher du petit bassin, pour modifier la direction de sa contraction. Lorqu'ils sont dans la position propre à la défécation, le tronc penché en avant, la compression de la vessie est encore plus complète : aussi tous ces sujets urinent-ils plus facilement en allant à la garde-robe.

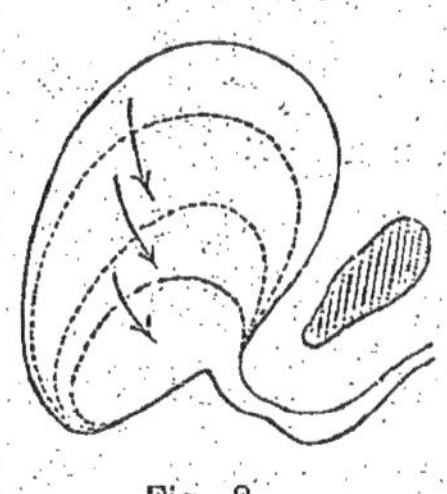
Fig. 2.

C'est ainsi que nous rencontrons bien des sujets qui ne vident pas leur vessie et n'ont pas conscience du liquide qui y reste après chaque miction; chez eux, tant que la flèche de contraction de la vessie tombe dans le col, l'urine s'écoule et la sensation du besoin d'uriner, la sensation de n'avoir pas fini d'uriner, persiste. Mais, dès que la contraction de la vessie n'agit plus sur le col, la sensation d'avoir encore besoin d'uriner cesse ou se modifie; en tout cas, le sujet n'a pas conscience que du liquide reste dans sa vessie.

Souvent il éprouve, au moment où l'émission cesse, une douleur au col, allant de celui-ci à l'extrémité de la verge, mais il ne sait pas pourquoi. J'ai dû opérer avec l'emporte-pièce de M. Mercier un malade atteint de rétention d'urine qui ne pouvait plus se sonder. Je lui enlevai un morceau de la lèvre inférieure du col vésical; après cette opération, les sondes pénétraient facilement, mais le malade n'a jamais pu uriner seul. Voici ce qu'il me disait : « Il me semble qu'il pénètre du liquide dans l'urèthre, au moment où je commence à essayer d'uriner, mais tout de suite l'effort que je fais porte sur l'anus et il ne sort rien par l'urèthre (1). »

Il est évident qu'ici, la flèche de contraction de la vessie tombait en arrière du col vésical. Du reste tous les moyens d'excitation que j'ai employés sur les parois de la vessie n'ont point amené de modification dans la rétention.

Cette étude du rapport des parois vésicales à leurs différents degrés de contraction avec le col, a une impor-

(1) Observation : *Traité des op. des voies urinaires*, docteur Reliquet, p. 459.

tance pratique considérable, car le but si souvent cherché de rétablir la miction dans les affections prostatiques, n'est autre que de rétablir ce rapport normal des parois vésicales à leurs différents degrés de contraction avec le col; avant de chercher à exciter les parois de la vessie, il faut chercher à diminuer l'élévation du col.

D'après mon expérience personnelle, tout ce qui agit dans ce cas en diminuant l'élévation du col tend à rétablir la miction. Évidemment ici la vessie a perdu de son pouvoir contractile; elle se contracte tant que ses parois agissent sur le col et que l'urine sort; puis le besoin d'uriner n'existant pas, elle reste indolente. A mesure que le col est abaissé par la diminution du volume de la prostate, la contraction vésicale continuant à agir sur le col est plus complète, les conditions de sensation du besoin d'uriner étant complètes elles-mêmes.

Par les moyens thérapeutiques, il est possible de surexciter les parois vésicales, de provoquer leur contraction; mais si ces contractions plus énergiques se continuent après que les parois n'agissent plus sur le col, on provoque une douleur que le malade rapporte au col vésical ou à l'anus, qui va de l'anus ou du col vésical à l'extrémité de la verge, douleur dont nous avons parlé plus haut, qui se produit à la fin de la miction chez certains sujets qui ne vident pas leur vessie, et qui rappelle tout à fait celle produite par les pierres à la fin de la miction. De là un principe : *Ne jamais surexciter les parois vésicales dans les cas de rétention d'urine causée par une hypertrophie prostatique, avant d'avoir diminué le volume de la prostate pour abaisser le col de la vessie.*

L'ignorance du rapport entre les parois vésicales se contractant et le col de la vessie expose, chez les sujets qui ne peuvent uriner qu'avec la sonde, à diminuer la dilatation de la cavité vésicale, et par conséquent à rendre plus fréquents les cathétérismes, quand on irrite les parois vésicales pour en provoquer la contraction plus énergique.

Il n'est pas rare de rencontrer des sujets, chez qui la stagnation d'urine ou la rétention complète est due à une congestion prostatique considérable; dans ces cas la prostate volumineuse, n'offrant aucune forme au toucher, sauf celle d'une tuméfaction régulière et demi molle, en agissant directement par tous les moyens propres à diminuer cet état de congestion, on voit la miction devenir de plus en plus complète à mesure que la tuméfaction prostatique diminue.

Voici un fait typique. « Un homme de cinquante-cinq ans, avait depuis longtemps des envies fréquentes d'uriner le matin, aussitôt son lever, pendant qu'il faisait sa toilette (vous verrez, Messieurs, quand j'étudierai devant vous l'atonie vésicale, que ce fait d'avoir envie d'uriner coup sur coup dans les premiers instants qui suivent le lever, en est un des signes), lorsqu'à la suite d'un voyage, il est pris brusquement de rétention d'urine. Le médecin appelé, quoique très-versé dans la pratique du cathétérisme, ne put pas arriver dans la vessie, et ramena immédiatement le malade à Paris. L'ayant mis dans la position horizontale propre au cathétérisme, je ne pus entrer dans la vessie qu'avec une sonde en gomme fortement bicoudée. La vessie distendue était ramenée en avant et se dessinait en saillie sur la paroi abdominale. Au toucher rectal je constatais une tuméfaction énorme de la prostate, allant d'un ischion à l'autre, très-saillante dans le rectum, bombée d'une façon uniforme, et offrant à la pression une consistance demi molle dans tous ses points, consistance propre aux tissus gorgés de sang. Je mis la sonde à demeure, je fis donner matin et soir un lavement avec une longue canule en gomme pour conduire le liquide au-delà de la saillie prostatique, et pour vider le rectum sans que le malade fasse le moindre effort. La vacuité du rectum ainsi maintenue rendit plus facile la circulation de retour; puis à trois reprises, dans l'espace de huit jours, je fis appliquer six sangsues au périnée, l'une après l'autre; dès qu'une tombait, on mettait la suivante, de façon à produire à chaque fois un écoulement de sang continu pendant six à sept heures. A mesure que le gonflement prostatique diminua sous l'influence de ce traitement, je pus introduire dans la vessie une sonde en gomme de moins en moins courbée ce qui dénotait bien un abaissement du col vésical; et par le rectum, à mesure que le gonflement de la prostate diminuait, je percevais la sensation de dureté si nette, propre au tissu prostatique.

» Quand je retirai la sonde à demeure au bout de huit jours (sonde que je changeais tous les jours), j'injectai dans la vessie de l'eau tiède jusqu'à sensation du besoin d'uriner. Je retirai la sonde et le malade urina spontanément la presque totalité du liquide injecté dans la vessie. Vous voyez, Messieurs, combien l'abaissement du col de la vessie est indispensable au rétablissement de la miction normale. »

3e Temps. — Coup de piston.

Le jet une fois terminé, quel que soit son état, il se produit d'une façon inconsciente pour le sujet une série de contractions, dont le but est l'évacuation des dernières gouttes d'urine, et que l'on appelle coup de piston.

Chez l'individu jeune, il y a d'abord une légère contraction de l'abdomen, qui appuie la contraction plus énergique de la vessie, et cela fait, l'urèthre se contracte du col vésical à l'extérieur, en même temps que tous les muscles du périnée se contractent d'arrière en avant, appuyant ainsi la contraction uréthrale. L'orbiculaire de l'urèthre, du col vésical au collet du bulbe, se contracte d'arrière en avant ; en même temps les muscles releveurs de l'anus, les faisceaux de Santorini, le sphincter de l'anus, en un mot, tous les muscles constricteurs du périnée se contractent pour chasser dans l'urèthre au-delà de sa portion membraneuse, les dernières quantités d'urine contenues dans la vessie, et celles contenues dans cette région de l'urèthre. Faisant suite immédiatement à cette contraction si énergique, le sphincter anal par son faisceau antérieur, et les muscles bulbo-caverneux, sur lesquels ce faisceau antérieur vient s'attacher, se contractant énergiquement appliquent d'arrière en avant la masse du bulbe contre la paroi supérieure de l'urèthre, et poussent ainsi le liquide vers le méat, où l'urine parvient grâce aux fibres élastiques de la paroi uréthrale, comme l'admettent Ch. Robin et Cadiat (1). Au moment de cette évacuation, il arrive fréquemment qu'une petite sensation de frissonnement traverse le corps de l'individu.

(1) *Journal d'anatomie et de physiologie de Ch. Robin*, 1874.

Cette contraction, dite coup de piston, se répète plusieurs fois; il est excessivement rare de rencontrer des sujets qui ne se contractent qu'une fois, si ce n'est les enfants. Ces contractions successives sont d'autant plus nombreuses qu'une affection de l'urèthre ou une disposition anormale de ce canal y retient de l'urine en un point quelconque. Ainsi chez les sujets dont la prostate développée est dure, forme dans la continuité de l'urèthre une véritable dilatation à parois fixes; chez eux, les coups de piston se répètent, il semble que le sujet n'a jamais cette impression si nette d'avoir bien fini d'uriner. De même chez les sujets atteints de rétrécissement de l'urèthre, la dilatation de ce canal en arrière du point rétréci retient de l'urine, qui provoque de nombreuses contractions de coups de piston, en un mot chez tous les malades qui disent être longs à finir d'uriner.

Ces faits pathologiques semblent démontrer que la sensation initiale du réflexe coup de piston est dans l'urèthre.

A mesure que l'individu avance en âge, cette contraction du coup de piston semble se limiter de plus en plus à l'urèthre. Chez le jeune homme, chaque coup de piston pousse à l'extérieur une assez grande quantité d'urine sous forme de jet; il est impossible d'admettre que toute cette quantité d'urine ait été retenue dans l'urèthre, surtout dans un urèthre jeune. La vessie en se contractant pour se vider, et en agissant toujours sur le col vésical, même à cette limite ultime de sa cavité, fait pénétrer les dernières quantités d'urine qu'elle contient dans l'urèthre, et celui-ci les chasse à l'extérieur par le coup de piston.

Chez l'homme plus âgé, lorsque la prostate est développée, ces jets saccadés d'urine par coup de piston n'existent plus; il tombe seulement quelques gouttes d'urine chassées par la contraction.

En effet, chez eux, le col vésical étant plus élevé, le corps de la vessie, en se contractant après le jet, n'agit plus sur le col, et ne peut plus y faire pénétrer de l'urine : l'urèthre seul se vide.

Il arrive bien quelquefois que les sujets dans ces conditions semblent avoir des jets répétés : ce sont alors de véritables mictions successives. Le sujet se penche en avant, se contractant avec énergie pour uriner (c'est-à-dire en maintenant relâché le plancher du périnée), et il produit ainsi un, deux, et quelquefois plusieurs petits jets d'urine successifs; mais ils n'ont jamais ce caractère brusque, saccadé, du véritable coup de piston. Souvent même, au lieu de sortir en jet, l'urine s'écoule goutte à goutte, interrompue de temps en temps par un véritable coup de piston qui vide complétement l'urèthre.

C'est par des efforts de miction successifs, étant penché plus ou moins fortement en avant, que le sujet comprime la vessie, ramenant le centre de contraction de celle-ci dans le col vésical, et fait pénétrer une certaine quantité d'urine dans l'urèthre, laquelle s'écoule à l'extérieur.

Il y a des cas pathologiques où le coup de piston est insuffisant à vider l'urèthre et, lorsque tout est en repos la verge pendante, l'urine s'écoule d'une façon inconsciente pour le sujet : c'est lorsqu'il y a une dilatation uréthrale en un point quelconque du canal. Ainsi, dans les cas de dilatation de l'urèthre en arrière d'un rétrécissement. J'ai vu ce fait se produire dans les cas de contracture de la portion membraneuse de l'urèthre : l'urine contenue dans la région prostatique filtrait après la miction.

Cette contraction de l'urèthre, du col de la vessie à son extrémité externe, se produit à chaque instant chez l'homme toutes les fois qu'il y a effort, si léger qu'il soit, en marchant, dans la station debout. C'est ainsi que toutes les sécrétions uréthrales sont chassées entre chaque miction vers la fosse naviculaire. Toutes les fois que les sécrétions sont abondantes, par exemple quand elles proviennent des glandes, dans les hypersécrétions uréthrales, elles sont chassées à l'extérieur; soit par un véritable coup de piston, avec sensation primitive dans l'urèthre; soit sous l'influence d'un effort qui vide la glande dans l'urèthre, et du même coup chasse la sécrétion dans la fosse naviculaire et même au delà.

Miction chez l'enfant.

Chez l'enfant nouveau-né, la miction urinaire a un caractère de facilité tout à fait caractéristique. Il urine spontanément dans toutes les positions possibles. Son jet commence d'une façon brusque et arrive de suite à sa projection la plus grande; de même il cesse, les dernières gouttes étant projetées loin. Tout se passe sans effort initial apparent; son jet d'urine surprend les personnes qui le soignent au moment où il paraît le plus calme.

Chez lui, la vessie à tous ses degrés de contraction agit complétement sur le col; et son urèthre presque homogène dans sa continuité, quant à son calibre, ne nécessite aucun des moyens adjuvants que nous venons de décrire.

Miction chez la femme.

Chez elle l'urèthre est absolument homogène, du col vésical au méat; le seul point qui ne soit point entouré de fibres musculaires, c'est le méat. Tout son canal contribue, en raison même de la disposition de ses fibres musculaires, à fermer l'urèthre pendant la rétention normale d'urine; mais chez elle il n'y a point de contraction musculaire adjuvante pouvant fermer énergiquement l'urèthre et appuyant la contraction uréthrale. C'est là la différence si notable entre l'urèthre de l'homme et l'urèthre de la femme au point de vue physiologique. C'est certainement grâce à l'habitude prise très-jeune de se retenir d'uriner qu'elle arrive à pouvoir rester longtemps sans uriner, sa vessie étant très-dilatable par l'usage. Mais dès qu'une cause pathologique vient troubler ou arrêter la possibilité de dilatation de la vessie, les envies d'uriner deviennent bien plus impérieuses que chez l'homme. Du reste, chez elle tous les efforts provoquent bien plus facilement l'envie d'uriner, la vessie étant dilatée. Sous l'influence du rire un peu prolongé, la femme urine souvent involontairement, fait qui ne se rencontre pas chez l'homme. Chez elle, qu'elle soit debout ou accroupie, le jet d'urine commence brusquement, se continue, et finit brusquement. Toute la masse liquide tombe sur le même point du sol.

Influence de la volonté sur la miction.

Au début de cette leçon, je vous décrivais l'attitude que prend le sujet auquel on demande d'uriner. Il se met dans la position propre à uriner, contracte son abdomen en faisant l'effort spécial pour uriner, et après un instant de réflexion, il vous dit : « Oui, je peux uriner » ou « non, je ne le peux pas ».

Ainsi, volontairement, il est possible de provoquer la miction; à une condition cependant, c'est que la vessie soit suffisamment dilatée par l'urine.

Dans le courant de la miction la volonté peut intervenir pour activer la force du jet au moyen d'un effort continu et volontaire; en un mot, en continuant ou en répétant pendant le jet d'urine l'effort pour uriner, avec plus ou moins de force selon la volonté. Mais il y a une autre action de la volonté qui est l'opposée de celle-là, qui consiste à se retenir d'uriner. Ici l'impression primitive, besoin d'uriner, est perçue; le sujet contracte volontairement l'urèthre et les muscles du périnée; il lutte contre la tension par contraction de la paroi vésicale qui agit sur le col, et la fait cesser. Ce moment de lutte, entre l'urèthre et la paroi vésicale, est presque toujours accompagné d'une douleur plus ou moins grande en arrière et au-dessous du pubis, qui cesse sitôt que la vessie reprend son rôle passif (de se dilater). La vessie continue à se dilater jusqu'à ce qu'un nouveau besoin d'uriner se produise; c'est-à-dire jusqu'à ce que les parois de la vessie tendues par contraction, agissent à nouveau sur le col vésical.

Il n'est pas rare de voir des rétentions d'urine complètes, dont l'unique cause est la volonté du sujet (fait d'Ambroise Paré, jeune homme voyageant à cheval avec une demoiselle en croupe). Comment se produit cette rétention d'urine? Nous en avons une idée nette sur nous-mêmes, lorsque, après nous être retenus d'uriner, nous allons satisfaire ce besoin. Si nous observons exactement ce que nous sommes obligés de faire, nous remarquons qu'un premier jet d'urine s'écoule facilement, et immédiatement l'envie violente d'uriner se calme. Nous avons bien l'impression de n'avoir pas fini d'uriner après ce premier jet, mais si nous restons sans agir presque volontairement sur la vessie par un effort continu, l'urine ne s'écoule plus; il faut pousser, il faut faire un effort soutenu pour chasser l'urine; dès que cet effort cesse, soit que le sujet parle ou respire, immédiatement il voit le jet d'urine s'arrêter pour recommencer quand il se contracte à nouveau.

Les contractions énergiques et volontaires de l'urèthre pour se retenir d'uriner ont suffi pour surdistendre la vessie, puisque déjà les propriétés contractiles de sa paroi musculaire sont amoindries. Les contractions de cette paroi ne se rétablissent que lentement étant appuyées par la contraction énergique et continue des parois de l'abdomen. Vous voyez de suite, Messieurs, combien se retenir d'uriner est nuisible. Maintenant que vous connaissez le mécanisme de la miction, supposez qu'un vieillard, dont le rapport de la paroi vésicale avec le col se trouve déjà modifié, grâce à l'élévation du col vésical, se retienne volontairement d'uriner, ce fait seul chez lui, comme vous le comprenez bien, peut être la cause d'une rétention complète d'urine.

« J'ai observé une stagnation considérable d'urine chez un enfant de six mois, stagnation d'urine due à ce que le petit malade se retenait volontairement d'uriner. Voici ce qui se passait. Toutes les fois que l'enfant avait besoin d'uriner, il pleurait; dès que, vaincu par le besoin, il urinait, il poussait des cris en se débattant; puis le jet s'arrêtait, on voyait la contraction périnéale se produire, les cris cessaient peu à peu et le repos existait.

» Consulté par la famille, j'observai ces faits, et je reconnus que le petit malade avait un prépuce long, pas très-étroit, dont la muqueuse était enflammée d'une façon chronique, assez pour que, prenant le prépuce en masse entre le pouce et l'index, je reconnusse l'épaississement considérable de la muqueuse préputiale, et pour qu'une légère pression suffît pour produire une douleur chez le petit malade. Je fis la circoncision, et à partir de ce jour le petit malade ne souffrit plus en urinant; la vessie très-dilatée, ainsi que le démontrait la percussion, revint peu à peu sur elle-même à chaque miction et rentra dans l'ordre physiologique. »

Ce fait prouve bien que volontairement nous pouvons interrompre la miction, fait que nous connaissons tous par expérience; mais il est rare de l'observer d'une façon aussi nette chez l'enfant.

Chez l'adulte, la contraction volontaire et énergique de l'urèthre pendant le jet d'urine pour l'arrêter, est presque toujours accompagnée d'une douleur assez vive en arrière et au-dessous du pubis. La vessie, sur laquelle la volonté n'a pas d'action, au moment de la fermeture de l'urèthre, continue à se contracter sur la masse d'urine qu'elle contient; il en résulte une tension énergique de ses parois, qui est douloureuse. Cette tension de la paroi vésicale cesse bientôt et la douleur disparaît. Mais cet arrêt brusque de la contraction de la vessie, celle-ci n'étant pas encore vide, répété souvent, finit par faire perdre à la paroi musculeuse de cette poche la propriété de revenir complétement sur elle-même, exactement comme chez les sujets qui se retiennent d'uriner. C'est ainsi que la stagnation d'urine s'est produite chez l'enfant dont nous racontons l'histoire plus haut.

Cette action de la volonté qui nous permet de provoquer la miction quand la vessie est suffisamment dilatée, peut être annihilée par toutes les causes qui s'opposent au passage de l'urine dans l'urèthre, mais surtout par un état particulier propre à certains individus et qu'on est convenu d'appeler *pudeur de l'urèthre.* Le sujet qui en est atteint, quelle que soit l'envie violente d'uriner qu'il éprouve, dès qu'il a quelqu'un à côté de lui, ou qu'il sent quelqu'un à sa portée, ne peut plus uriner. L'urèthre se ferme. Quels que soient les efforts pour uriner du sujet, il ne parvient pas à faire passer de l'urine dans l'urèthre, tant que la cause bizarre de ce réflexe, c'est-à-dire le voisinage d'un témoin, n'a pas disparu. Il est évident que, chez ces sujets, leur pouvoir volontaire sur la miction est considérablement diminué. Chez eux, les accidents causés par ce fait sont d'une étude importante que nous ferons dans une de nos prochaines leçons.

Nous venons de voir, Messieurs, une impression extérieure devenir la cause, par voie réflexe, de la contraction énergique de l'urèthre; il en est d'autres qui agissent en sens contraire. Vous savez tous que bon nombre de sujets, soumis à une émotion violente, urinent involontairement, ou tout au moins sont pris de fréquentes envies d'uriner. Ainsi avant l'épreuve d'un concours, sous l'influence de la peur, etc. Ici l'action de la volonté sur la contraction de l'urèthre est annihilée.

Cette incontinence momentanée par action réflexe due à une impression extérieure, n'est la cause d'aucun trouble de miction consécutif. En effet, ici rien ne vient gêner la contraction vésicale, et dès que l'impression extérieure cesse, l'action de la volonté sur l'urèthre reparaît tout entière et l'équilibre entre la vessie et l'urèthre se rétablit complétement.

De cette étude il résulte que l'action de la volonté sur l'urèthre, dans les conditions normales, est complète : nous le contractons, nous le relâchons à volonté, et cela sans intermédiaire entre la volonté et l'effet produit. Mais la volonté n'a aucun pouvoir direct sur la vessie, qui est complétement sous la dépendance du grand sympathique : c'est un organe de la vie organique. Nous pouvons en contractant volontairement l'abdomen, la comprimer, exciter ainsi chez elle la contraction de sa tunique musculaire, lorsque cette contraction est rendue possible par la présence d'une suffisante quantité d'urine dans la vessie. Mais rien de plus.

Nous avons décrit l'habitus debout propre à l'homme quand il urine. Mais volontairement l'homme peut uriner dans une autre position. Ainsi il m'arrivera souvent de vous dire, pour satisfaire à des indications pratiques, que le sujet doit rester couché sur le dos et uriner dans cette position.

Comment l'acte de la miction se produit-il dans cet habitus ? Presque toujours il y a une éducation à faire ; le sujet étant couché contracte son abdomen en relâchant les muscles du périnée, en un mot il fait l'effort pour uriner. L'urine pénètre dans l'urèthre, s'échappe par le méat comme dans la miction ordinaire, mais le jet est beaucoup plus faible, et le coup de piston se produit comme dans la position normale. Le fait capital de la miction dans cet habitus couché c'est que la vessie se vide moins bien que lorsque le sujet se tient debout. Le globe vésical n'est plus comprimé aussi énergiquement par la paroi abdominale ; la contraction vésicale elle-même n'étant plus dirigée vers le point le plus déclive de la vessie, mais vers un point élevé au-dessus du point le plus déclive dans la position donnée, est obligée d'agir avec plus d'énergie pour chasser le liquide dans l'urèthre. Pour peu qu'il y ait obstacle au cours de l'urine, ou que le rapport entre les parois vésicales à l'état de contraction et le col de la vessie ne soit pas bien complet, la difficulté de la sortie de l'urine par l'urèthre dans cette position suffit pour reculer encore la limite de contraction de la vessie, et maintenir celle-ci plus dilatée après chaque miction. C'est ce que nous observons fréquemment chez les sujets qui, la nuit, urinent étant couchés. Dès qu'ils sont levés le matin, ils éprouvent des envies d'uriner successives et très-rapprochées jusqu'à ce que la vessie soit revenue à sa limite de contraction habituelle. En réalité, en urinant couchés ils ont agi en diminuant la contractilité de la paroi vésicale d'une façon tout à fait analogue à ce qui se produit lorsqu'on se retient d'uriner. De là ces principes :

1° *Quand on veut que la vessie se vide aussi complétement que possible, ordonner au malade d'uriner toujours debout.*

2° *Quand on veut que la vessie ne se vide pas complétement, ordonner au malade de n'uriner qu'étant couché horizontalement sur le dos.*

Vous verrez, Messieurs, à propos de la lithotritie, combien cette application de l'étude de la miction est utile. Disons de suite qu'uriner étant couché est un des moyens les plus favorables à la dilatation vésicale dans les cas de calculs mobiles dans la vessie.

État d'opposition de la vessie et de l'urèthre.

Messieurs, dans l'étude que nous venons de faire de la miction, un fait capital a dû vous frapper : ce sont les conditions d'activité si différentes de la vessie et de l'urèthre. Quand la vessie est passive, se dilate dans la rétention normale d'urine, l'urèthre au contraire est fermé ; et rappelez-vous-le bien, toute cause qui vient comprimer la vessie provoque immédiatement une contraction synergique de l'urèthre et de ses muscles adjuvants. Pendant tout ce temps de la rétention normale d'urine, l'urèthre est donc actif, même dans son état de repos apparent, où la tonicité de son orbiculaire seule suffit pour fermer ce canal.

Dès que les temps actifs de la miction commencent, dès que l'urine pénètre dans l'urèthre, c'est la vessie qui est active, qui se contracte, qui chasse l'urine dans l'urèthre. Celui-ci, au contraire, ayant ses fibres musculaires propres relâchées ainsi que tous ses muscles adjuvants du périnée, est passif ; il laisse passer l'urine, et cela pendant tout le temps du jet.

Le dernier temps actif de la miction, le coup de piston, est le seul moment physiologique où la contraction de la vessie et de l'urèthre, où l'activité de ces deux parties constituantes de l'appareil de la miction coïncident ou plutôt se suivent immédiatement. Nous avons vu que la vessie se contractait et qu'immédiatement, faisant suite à cette contraction, l'urèthre se contractait du col vésical à son extrémité antérieure pour chasser les dernières gouttes d'urine, dans cet acte d'expulsion terminale de la miction.

L'équilibre entre ces deux activités constamment opposées est à chaque instant rompu, toutes les fois qu'une cause quelconque vient donner une force relative plus grande à l'une qu'à l'autre.

Nous venons de voir que l'action de la volonté était complète sur l'urèthre : que nous pouvions le contracter, le fermer énergiquement soit pour nous retenir d'uriner, soit pour arrêter brusquement le jet d'urine au milieu de la miction. Mais vous avez remarqué, Messieurs, qu'en vous parlant de cette action de la volonté sur la miction, ou plutôt sur la contractilité de l'urèthre, j'ai dû vous dire ce qui en résultait pour la vessie. De suite, celle-ci cesse de se contracter complétement ; de suite, ses fibres musculaires perdent momentanément la faculté de revenir complétement sur elles-mêmes. Si la cause volontaire n'a été qu'accidentelle, les propriétés contractiles de la paroi musculaire de la vessie reparaissent vite. Mais, comme vous l'avez vu à propos du fait de cet enfant, qui arrêtait volontairement la miction, si la contraction de l'urèthre se reproduit à chaque miction, soit pour se retenir d'uriner, soit pour arrêter le jet d'urine, la stagnation d'urine devient constante, les fibres musculaires de la vessie ne pouvant plus se contracter complétement.

Cet obstacle volontaire au cours de l'urine, et son action si nette sur la contraction de la paroi vésicale n'est en somme que la reproduction expérimentale de l'état de la vessie, dans tous les cas pathologiques d'obstacle au cours de l'urine dans l'urèthre.

Que l'obstacle au cours de l'urine soit une altération dans le rapport entre le col de la vessie et sa cavité, comme dans les élévations du col dues aux hypertrophies prostatiques, ou un rétrécissement de l'urèthre, nous voyons la vessie perdre la propriété de revenir complétement sur elle-même ; sa limite de contraction de plus en plus reculée maintient dans la cavité vésicale une quantité de plus en plus grande d'urine à l'état de stagnation.

Voyons les cas où l'activité de la vessie domine celle de l'urèthre. Rappelez-vous, Messieurs, ce que je vous ai dit à propos du besoin d'uriner : tout ce qui irrite le col ou son pourtour, provoque immédiatement la contraction de la paroi vésicale, et complète les conditions physiologiques du besoin d'uriner. Eh bien ! toutes les causes pathologiques qui agissent en irritant le col vésical provoquent une suractivité de la vessie sur l'urèthre. Ainsi les envies impérieuses d'uriner provoquées par la présence d'une pierre sur le col de la vessie, par une inflammation ou une lésion au voisinage du col : comme les affections prostatiques aiguës, les irritations des canaux éjaculateurs et des vésicules séminales, etc. Il arrive même, lorsque la cause irritante du col de la vessie est continue, qu'elle provoque des efforts violents d'expulsion, extrêmement douloureux, comparables en tout point aux efforts de l'accouchement : comme dans les cas de pierres qui irritent constamment le col. Ces efforts si violents vont jusqu'à produire des chutes du rectum. Ces états aigus finissent par donner la prédominance complète à l'activité vésicale, et on voit des malades, chez qui la vessie à l'état de contraction permanente, chasse d'une façon continue l'urine par l'urèthre, celui-ci étant devenu absolument passif (1). C'est là une incontinence active d'urine.

Ces irritations prolongées du col vésical finissent par mettre la vessie, ou plutôt ses parois, dans un état tel, qu'elles ne peuvent plus se dilater sous l'influence de tous les moyens capables de diminuer sa sensibilité. Il semble que les fibres musculaires vésicales ne puissent plus glisser les unes sur les autres.

Dans une leçon prochaine j'étudierai avec vous ces phénomènes de contracture de la vessie, dont les différents degrés sont si utiles à déterminer pour le diagnostic complet de l'affection et surtout pour son pronostic. Il est important de savoir si, après avoir fait disparaître la cause de la contraction de la vessie, on pourra dilater la cavité vésicale.

Chez les individus atteints de stagnation d'urine, l'état d'activité prédominante de la paroi vésicale peut encore se produire. Chez ces sujets chaque miction évacue la quantité d'urine qui est en plus de celle que leur vessie contient constamment; de là, les envies d'uriner fréquentes, quelquefois même des douleurs à la fin de la miction, analogues à celles observées chez les malades atteints de pierres. Cette suractivité de la paroi vésicale sur le col de la vessie finit par produire des incontinences nocturnes : la vessie se dilatant agit sur le col en l'entr'ouvrant, et l'urine s'écoule d'une façon inconsciente.

(1) Voir observation, *Traité des op. des voies urinaires*, Reliquet, p. 758 et suivantes.

Ces faits fréquents, s'accompagnent quelquefois de l'expulsion involontaire d'urine pendant l'état de veille, quand le sujet marche ou fait un effort. Là encore, la tension de la vessie agissant d'une façon inconsciente sur le col, l'entr'ouvre, et l'urine s'écoule. C'est là l'incontinence passive d'urine due à l'état de distension de la cavité vésicale ; laquelle distension, quoique passive, agit sur le col pour l'entr'ouvrir.

Ces quelques considérations sur des états pathologiques vous montrent, Messieurs, combien il faut avoir présent à l'esprit, dans la pratique, l'état d'opposition constant entre les contractions de la vessie et celles de l'urèthre.

Innervation de l'appareil de la miction.

Les uretères qui amènent par leurs contractions péristaltiques l'urine dans la vessie, sont absolument sous la dépendance du grand sympathique.

Nous avons vu que l'action de la volonté était complète sur l'urèthre, que, directement la volonté seule agissant, nous pouvons contracter ce canal. Son innervation vient donc directement de la moelle. De nombreux faits pratiques le démontrent.

Toutes les fois qu'on donne du chloroforme et que l'individu est dans l'état d'anesthésie complète, les parois de l'urèthre sont absolument relâchées, et si on sonde le malade dans ces conditions, on voit la vessie chasser par la sonde avec force le liquide qu'elle contient, exactement comme si le sujet n'était pas soumis au chloroforme.

C'est surtout dans les cas de rétrécissements de l'urèthre, ainsi que le démontrent les faits publiés par M. Sédillot et ceux que tous les chirurgiens ont pu observer depuis (j'en ai des observations dans mon *Traité des opérations des voies urinaires*) que l'action du chloroforme sur l'urèthre est bien démontrée. Constamment dans les cas de rétrécissement étroit (siége d'un spasme plus ou moins marqué, où provoquant un spasme de tout l'urèthre), quand le malade est chloroformisé, on peut passer une sonde plus grosse que celle qui dans l'état de veille du sujet passait étant serrée.

La vessie est sous la dépendance absolue du grand sympathique; elle reçoit ses nerfs du plexus hypogastrique et nous ne devons pas oublier que ces nerfs, en se terminant dans ses parois, présentent de véritables petits ganglions nerveux. Aussi l'action du chloroforme sur la vessie est-elle nulle. Une observation que je publiai dans la *Revue photographique* de Bourneville en 1872 le démontre bien. Il s'agissait d'une contracture de la vessie sur une pierre. Je donnai plusieurs fois du chloroforme jusqu'à résolution, et, même dans cet état, je ne pus dilater la vessie; laquelle se dilata à plusieurs reprises lorsque je faisais passer un courant électrique continu à travers ses parois, en mettant le pôle positif dans la vessie et le négatif sur l'hypogastre.

Le col proprement dit de la vessie est lui aussi sous la dépendance du grand sympathique. Que de fois, quand on donne du chloroforme à un sujet pour pratiquer une opération sur la vessie, est-on étonné de trouver de la difficulté à introduire l'instrument à travers le col, lorsque les jours précédents, le sujet étant à l'état de veille, le même instrument entrait sans difficulté. Il semble que chez les sujets atteints d'irritation violente de la vessie due à une cause quelconque, ainsi que j'en parlerai à propos des phénomènes spasmodiques de l'urèthre et de la vessie, l'anesthésie complète laisse à la contraction de la vessie et de son col toute sa puissance; ce qui ferait croire à un état de contracture plus violent que celui qui existe en état de veille. Du reste, n'avons-nous pas vu que la volonté est sans action directe sur la vessie? Tous ces faits démontrent bien que l'innervation de la vessie et de son col proprement dit est sous la dépendance du grand sympathique.

Budge, qui a étudié l'innervation de la vessie dit :

« Les nerfs qui en se rendant à la vessie forment un plexus vésical ont deux origines : le plexus hypogastrique et les troisième et quatrième paires sacrées.

» Les mêmes nerfs sont en partie sensitifs, en partie moteurs.

» La région du col vésical est la plus sensible, car, dans le cathétérisme, c'est là que la sensibilité est maximum. J'ai découvert que l'excitation du plexus hypogastrique détermine chez les animaux des manifestations douloureuses très-caractérisées; qu'au contraire, on peut exciter le bas-fond de la vessie, sans production de mouvement, après avoir sectionné ce plexus. Il est donc vraisemblable que celui-ci contient des nerfs vésicaux sensitifs en grand nombre.

» Les nerfs moteurs pour la vessie sont susceptibles d'excitation dans toute la région de la moelle, depuis la moelle allongée jusqu'aux pédoncules cérébraux. Ce n'est qu'exceptionnellement que la vessie est le siége de mouvement sous l'influence d'une excitation portée directement sur toutes ces parties; mais si l'excitation est spécialement limitée à la région lombaire, elle reste beaucoup plus longtemps active. Aussi ai-je désigné cette région comme le centre vésico-spinal inférieur, considérant le pédoncule cérébral comme un centre vésico-spinal supérieur.

» Si l'on vient à sectionner les racines postérieures des troisième et quatrième paires sacrées, sans porter atteinte aux racines antérieures, il se produit de l'incontinence d'urine.

» Spontanément la vessie peut être mise en mouvement; l'influence de certaines idées peut aussi en devenir cause, l'anxiété, par exemple; ce qui s'explique physiologiquement en pensant que l'excitation des pédoncules provient des hémisphères cérébraux.

» Il peut se produire en outre un réflexe qui a été expérimentalement démontré chez les animaux et constaté chez l'homme dans les accès douloureux.

» Enfin, si on sectionne tous les nerfs qui vont à la vessie, celle-ci reste contractile au moment de la mort. Ce phénomène est peut-être dû à la présence des ganglions microscopiques se rencontrant dans la vessie.

» En résumé, on manque encore d'observations suffisantes en ce qui concerne l'innervation de la vessie (1). »

(1) *In* Budge, *Compendium de physiologie*, 3e édition, 1875, page 322. (Traduit par A.-J. Martin.)

DEUXIÈME LEÇON

SPASMES DE LA VESSIE ET DE L'URÈTHRE

SOMMAIRE. — *Spasmes de la vessie et de l'urèthre.* Causes. — Affections des reins. — Excitations directes de son col ou de ses parois par des corps étrangers. — Altérations organiques au pourtour du col. — Affections voisines du corps de la vessie. — Affections de la région profonde de l'urèthre et des organes annexes : Affections des canaux éjaculateurs, Tubercules de la prostate et des vésicules séminales, Affections des vésicules séminales. — Affections du système nerveux.

Des spasmes de l'urèthre. Causes : — Atrésie du méat. — Rétrécissements péniens. — Prépuce. — Corps étrangers dans la région antérieure de l'urèthre. — Chaudepisse aiguë. — Cooperite. — Érections prolongées. — Coïts incomplets. — Masturbation. — Pertes séminales. — Nature des urines. — Constipation. — Hémorrhoïdes. — Fissure à l'anus. — Station debout. — Urèthre pudique. — Affections de la moelle. — Froid. — *Conclusions.*

Action du chloroforme sur l'urèthre et la vessie.

MESSIEURS,

Dans cette leçon, nous allons étudier les spasmes de la vessie, les phénomènes spasmodiques généraux simultanés de la vessie et de l'urèthre et les spasmes de l'urèthre. Vous vous rappelez combien dans ma leçon sur la miction, j'ai insisté sur l'état d'opposition entre la contraction vésicale et la contraction uréthrale. Comme je vous le disais, sauf pendant le dernier temps de la miction, c'est-à-dire le coup de piston, la vessie et l'urèthre sont toujours en antagonisme : quand l'une, la vessie, est active, l'autre, l'urèthre, est passif, *et vice versâ*. Dans le coup de piston, la vessie et l'urèthre simultanément se contractent d'arrière en avant pour chasser le liquide au dehors. En raison de ces faits physiologiques, il vous sera facile de comprendre comment certaines causes pathologiques agissent plus spécialement sur l'urèthre ou sur la vessie, ou sur l'urèthre et la vessie en même temps.

Pour bien saisir cependant l'action de chacune de ces causes, je dois vous rappeler les conditions du besoin d'uriner qui sont, comme vous le savez :

1° Tension de la vessie par contraction ;

2° Sensibilité du col de la vessie.

Enfin, Messieurs, rappelez-vous ceci : pendant la rétention normale d'urine, c'est-à-dire pendant le temps où l'urine s'accumule dans la vessie, les organes des voies urinaires ne sont pas absolument au repos. Le rein et l'uretère sont constamment en état d'activité, le premier en éliminant du sang les matériaux de l'urine ; le second, l'uretère, en se contractant d'une façon péristaltique de haut en bas pour chasser dans la vessie le liquide qu'il contient.

Étudions donc maintenant les différentes causes des spasmes de l'urèthre et de la vessie.

Spasmes de la vessie et de l'urèthre dus aux affections des reins.

La colique néphrétique, quelle qu'en soit la cause : des graviers excitant le conduit excréteur du rein dans sa continuité, des caillots qui franchissent l'uretère dans les cas de blessures rénales, provoque toujours une excitation violente de la vessie qui se traduit par des envies impérieuses d'uriner, accompagnées d'efforts violents d'expulsion, de douleurs concomitantes allant presque toujours de l'anus ou de derrière le pubis à l'extrémité de la verge. Pour peu que vous ayez vu des malades atteints de colique néphrétique aiguë, vous comprendrez de suite l'importance du fait pratique sur lequel je tiens à insister. En effet, le malade est tourmenté par l'envie d'uriner; à chaque instant il se lève et fait des efforts pour rendre une très-petite quantité de liquide; un exemple bien net vous fixera mieux ce fait dans l'esprit.

« Je suis appelé près d'un monsieur que je connaissais beaucoup, et avec qui j'étais en relations constantes. Il rendait de temps en temps de petites agglomérations de cristaux d'acide urique. Tout se passait presque sans douleur; un peu de chatouillement dans le canal de l'urèthre lorsque ces agglomérations de cristaux y passaient ou lorsqu'elles y restaient entre deux mictions : rien de plus. Ce malade avait en même temps une hydrocèle du côté gauche, et il me demandait constamment d'en être opéré. Avant d'accéder à son désir, je lui fis prendre de l'eau de Contrexeville et du lait, cherchant à provoquer l'évacuation de toutes les agglomérations de cristaux existants; en même temps je lui conseillai le régime classique contre la gravelle urique. Il ne rendait plus de graviers depuis un certain temps. Lorsque je me décidai à opérer l'hydrocèle, il urinait abondamment à la fois et à des intervalles éloignés. Je fis la ponction de l'hydrocèle et, le liquide évacué, j'injectai dans la tunique vaginale de la teinture d'iode (1 de teinture d'iode pour 2 d'eau). Au moment où la vaginale était distendue par le liquide injecté, le malade fut pris brusquement d'une douleur excessive, qu'il rapportait d'une façon vague à tout l'abdomen, et d'un besoin d'uriner impérieux. Je m'assure de suite que la tunique vaginale ne communiquait pas avec le péritoine, et après quelques instants, la douleur se localise dans le rein gauche, allant du rein à la vessie. Puis le ténesme vésical incessant provoque l'évacuation d'une petite quantité de liquide avec douleur violente dans la verge. La cuisse gauche était légèrement fléchie et toute sa face antérieure et supérieure, y compris le pli de l'aine, était douloureuse. L'anxiété était énorme. J'appliquai de larges cataplasmes en ceinture, je donnai des lavements laudanisés, je prescrivis de grands bains prolongés. Rien ne calmait. Les grands bains n'étaient pas supportés, le malade ne pouvant pas rester immobile dans le bain. Je fis alors des injections de chlorhydrate de morphine et je commençai par 2 centigrammes sans rien obtenir; j'appliquai les courants électriques descendants du rein au périnée sans résultat. Je donnai le purgatif salin, si utile dans les coliques néphrétiques, comme je vous le dirai plus tard; les évacuations abondantes ne furent suivies d'aucune cessation dans les phénomènes douloureux et dans les spasmes vésicaux. Pendant tout ce temps nous faisions boire au malade du lait, nous espérions voir descendre le gravier sous l'influence habituellement si heureuse de cette boisson : rien ne cessait. Je me décidai à mettre le malade dans le bain, pour lui faire une injection de chlorhydrate de morphine; je commençai par trois centigrammes; un quart d'heure après j'injectai deux centigrammes et je fus assez heureux pour provoquer le sommeil. Il y avait plus de 36 heures que les accidents aigüs duraient. On surveilla le malade dans le bain, il y resta une heure et demie sans uriner. La première miction fut sans douleur. Nous insistâmes sur le lait, que nous fîmes boire en quantité. Et soixante douze heures après le début de cette colique néphrétique, le malade rendit une agglomération de cristaux d'acide urique, grosse comme la tête d'une forte épingle, présentant des aspérités aigües comme toutes les agglomérations de cristaux. »

J'ai tenu, Messieurs, à vous citer ce fait; il est une véritable expérience, car j'ai provoqué la colique néphrétique en opérant l'hydrocèle, et j'ai pu suivre cet état de spasme réitéré de la vessie, qui a duré tant que la cause irritante, l'agglomération de cristaux, était dans l'uretère.

Je pourrais multiplier les faits, en vous racontant l'histoire des coliques néphrétiques aigües que j'ai observées. Dans tous les cas la vessie est surexcitée, les envies d'uriner sont toujours plus fréquentes qu'à l'état normal, et l'action réflexe de l'irritation de l'uretère sur la vessie est constante.

L'irritation prolongée et continue des uretères ou de la surface des reins par des graviers, provoque également un état de spasme de la vessie, qui prend la forme chronique, avec exacerbations plus ou moins rapprochées, selon le degré de l'irritation produite par les graviers dans les voies urinaires supérieures. Ainsi, Messieurs, toutes les fois que vous serez devant un état de spasme de la vessie caractérisé par les envies d'uriner fréquentes et la miction plus ou moins douloureuse, vous devrez chercher si la cause n'est pas due à l'existence de graviers dans les reins ou les uretères.

« En 1870, je fus consulté par un jeune homme de 21 ans (1) qui se plaignait d'envies fréquentes d'uriner, de douleurs en urinant, surtout à la fin de la miction. Les urines étaient catarrhales ; la vessie ne pouvait recevoir que 100 grammes d'eau, et cependant elle ne se vidait pas. Le passage des instruments dans l'urèthre provoquait une douleur vive dans la région profonde. Je parvenais à faire cesser dans une certaine mesure les phénomènes spasmodiques de la vessie, avec les courants électriques continus. Mais sous l'influence de la moindre cause, tout le cortége symptomatique reparaissait. Ces alternatives durèrent jusqu'à ce qu'une colique néphrétique franche, terminée par l'évacuation de graviers parfaitement organisés, vint nous indiquer la véritable cause des spasmes douloureux de la vessie que nous avions observés. A partir de l'évacuation de ces graviers, l'état douloureux diminua progressivement à mesure que les irritations dues à l'inflammation produite disparurent. »

Voilà un fait où l'excitation de la vessie due à des graviers retenus dans les reins et les uretères dura du mois de septembre d'une année au mois de mars de l'année suivante. Pendant tout ce temps le malade était soigné pour un catarrhe vésical, sans que personne ait cru devoir attribuer les symptômes observés à des graviers rénaux, c'est-à-dire à une colique néphrétique chronique.

Pour le point qui nous occupe il est bien évident que,

(1) L'observation est publiée dans l'*Union médicale*, 1870.

ici, c'est l'irritation de la surface du rein et de l'uretère, qui était le point de départ primitif des phénomènes spasmodiques réflexes de la vessie et de l'urèthre.

Dans ce fait, il est un détail sur lequel je dois insister, c'est que la vessie ne se vidait pas. Il y avait contracture de l'urèthre et élévation de la lèvre inférieure du col vésical. Peut-être cette contracture était-elle due à l'excitation rénale, ou encore à l'irritation locale de l'urèthre provoquée par le passage fréquent d'urines purulentes. En tout cas, quoique la vessie ne se vidât pas, elle était le siége de spasmes douloureux.

Ces spasmes douloureux de la vessie et de l'urèthre, dûs à l'existence de graviers ou de calculs dans les reins et les uretères, s'observent fréquemment dans les cas de pyélonéphrite calculeuse. Plusieurs fois il m'a été donné de trouver chez la femme la véritable cause de ces spasmes douloureux et violents de la vessie et de l'urèthre, contre lesquels tous les moyens thérapeutiques locaux sont sans action, en découvrant l'existence de calculs dans les reins. Au point de vue pratique je ne saurais trop vous conseiller, Messieurs, de rechercher avec soin si les reins ne contiennent pas de calculs ou de graviers, toutes les fois que vous serez consultés par une femme qui se dit atteinte de catarrhe de la vessie.

Bientôt j'aurai à vous parler des spasmes de l'urèthre, qui s'accompagnent de stagnation d'urine. Je vous citerai des faits où la cessation de l'état spasmodique de l'urèthre et le rétablissement de la miction normale, a été suivie immédiatement de coliques néphrétiques avec excitation de la vessie et évacuation de graviers. Il semble, comme je vous le dirai, que le spasme de l'urèthre, provoquant la stagnation d'urine dans la vessie, agisse sur l'uretère, les calices et les bassinets, y provoque un état tel que les graviers ne se déplacent pas, puisque sitôt que la miction normale est rétablie, les graviers dévoilent leur présence en provoquant une colique néphrétique.

Ces faits que vous connaîtrez en détail démontrent très-bien l'action de l'irritation de l'uretère sur l'état de spasme de la vessie.

Il y a certaines formes de néphrite qui provoquent l'excitation spasmodique de la vessie et de l'urèthre. Je ne vous parlerai que des faits que j'ai observés.

« J'ai eu à soigner un confrère habitant un pays chaud où les accidents paludéens sont endémiques. La première fois qu'il demanda mes conseils, il avait une excitation de la vessie et de l'urèthre, urinant à chaque instant et avec douleur, et il était dans un état tel que les confrères fort distingués qu'il avait consultés avaient conclu à l'existence d'une pierre. Il me raconta qu'il était atteint de rétrécissement de l'urèthre, et qu'à différentes reprises il s'était passé des sondes pour maintenir la dilatation du canal, ce qu'il ne faisait plus depuis un certain temps en raison de la sensibilité de l'urèthre. Pour l'examiner, je fus obligé de le chloroformiser. La résolution étant complète, je constatai le rétrécissement de l'urèthre à l'union du bulbe et de la portion membraneuse; je fis séance tenante l'uréthrotomie interne et mis une sonde à demeure, ce qui fut fait devant mes confrères les docteurs de Ranse et Ferdut. Le malade réveillé supporta d'abord assez bien la sonde à demeure, mais le soir il avait des douleurs uréthrales et vésicales que je fis cesser au moyen des courants électriques continus appliqués localement. La sonde fut ensuite bien supportée et je la retirai 36 heures après l'opération. Tout se passa normalement : les phénomènes spasmodiques diminuèrent, l'état normal était complet huit jours après. Je passai des cathéters Beniqué, pour faire la dilatation temporaire progressive consécutive, sans provoquer de douleurs. Je fis même l'examen de la vessie avec le brise-pierre explorateur, sans rien trouver dans la cavité vésicale. Notre malade resta deux mois à Paris en parfait état de santé, puis retourna reprendre ses affaires dans le pays chaud et paludéen où il était établi.

Cinq mois après il revient me trouver. Les spasmes de la vessie ont reparu, et leur acuïté est excessive. Il urine tous les quarts d'heure, il y a une douleur excessivement violente qui se prolonge après la miction, il y a même du sang dans les dernières gouttes d'urine. Il fait des efforts de miction comme si le col de la vessie était irrité par un corps étranger. Il est absolument décidé à aller à Contrexéville.

A l'examen microscopique des urines fait par moi et séparément par le docteur Arnould, nous trouvons des tubes d'épithélium, résultat de la desquamation rénale. Ce fait me fait donner le conseil formel au malade de ne pas aller à Contrexéville. Car j'étais convaincu que nous étions devant une néphrite d'origine palustre, en raison du pays dans lequel vivait notre malade et des accidents paludéens francs auxquels il était sujet.

Il alla à Contrexéville malgré nous, et en revint huit jours après dans un état plus douloureux qu'avant son départ. Sur notre avis, il se soumit au traitement hydrothérapique, que nous voulions lui faire faire avant son voyage à Contrexéville.

« Notre confrère le docteur Tardivel, qui dirigea ce traitement, fût assez heureux pour voir tous les accidents disparaître rapidement, puisqu'après huit jours le malade faisait gaillardement le voyage de Bellevue à Paris pour se promener, les douleurs ayant complétement disparu et les mictions étant redevenues normales. »

Il est évident que ces spasmes douloureux de la vessie étaient dus à l'irritation du rein : c'était encore ici un réflexe dont l'irritation primitive était l'affection du rein.

Les exemples d'affections rénales provoquant les spasmes de la vessie, que nous venons de citer, sont d'un enseignement pratique considérable, et je reste convaincu que, dans beaucoup d'affections des voies urinaires caractérisées par l'envie fréquente d'uriner, l'état des reins est souvent la cause primitive des spasmes observés du côté de la vessie. C'est surtout chez les individus atteints de pierre, chez lesquels la vessie ne se dilate pas, qu'il faut examiner avec soin les reins. Les résultats de l'examen, quoique négatifs, doivent toujours laisser le chirurgien dans le doute (à savoir s'il y a affection rénale) tant que les contractions de la paroi vésicale n'auront pas été calmées, tant que la vessie ne se distendra pas. En effet, quand, par les moyens appropriés, et que vous trouverez dans mon *Traité des opérations des voies urinaires*, à propos des soins préparatoires à la lithotritie, on n'a pas obtenu le calme de la vessie, il faut songer à la possibilité d'une affection rénale qui, par le mécanisme dont nous venons de parler, agit incessamment en provoquant le spasme de la vessie. Comme nous le verrons plus tard, Messieurs, c'est là une des raisons pour lesquelles je tiens tant à obtenir le calme de la vessie, chez les individus auxquels je dois pratiquer la lithotritie.

« Messieurs, j'ai observé un fait curieux que je tiens à vous citer ici. Il s'agit d'un calcul arrêté à l'extrémité inférieure de l'uretère, c'est-à-dire à l'entrée de ce conduit dans la vessie, qui ne produisait aucune espèce de phénomène spasmodique de la vessie. Après avoir retiré de la vessie d'une femme un calcul de 2 centimètres et demi de diamètre, en dilatant brusquement son urèthre, la malade étant anesthésiée, en explorant la paroi vésicale, je trouve un calcul qui adhérait au côté droit de la vessie. Je touche par le vagin, et je sens que ce calcul se prolonge en arrière et en haut dans la direction de l'uretère. Je diagnostique naturellement un calcul enchatonné dans la partie inférieure de l'uretère, saillant dans la vessie d'une part et dans l'uretère de l'autre. Je laissai les choses en place; la malade guérit très-bien et rapidement puisque trois jours après elle reprenait ses occupations. Pendant six mois elle n'eut aucune espèce de douleur, urinant normalement toutes les trois ou quatre heures sans difficulté. Alors elle fut prise d'une colique néphrétique, à la suite de laquelle elle urina spontanément le calcul représenté ci-joint (fig. 3). Comme vous voyez, il présente un champignon qui était saillant dans la vessie, une masse allongée dans l'uretère, et un collet très-étroit au niveau de l'orifice de l'uretère dans la vessie. L'expulsion de ce calcul a coïn-

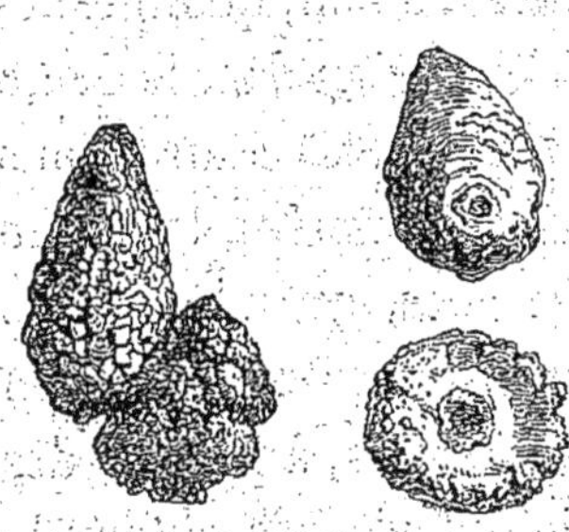

Fig. 3.

Calcul entier. Calcul brisé au niveau du collet.

cidé avec celle d'un grand nombre de graviers gros comme des petits pois, quinze au moins, et de même nature que le calcul principal (oxalates). »

Ainsi voilà un fait où un calcul occupe l'extrémité inférieure de l'uretère et son orifice vésical, et cela pendant des mois, sans provoquer aucune espèce de phénomènes spasmodiques de la vessie. Il a fallu que des petits calculs ou graviers s'accumulassent derrière celui-là pour provoquer une colique néphrétique, laquelle fut accompagnée d'envies fréquentes d'uriner et de douleurs en urinant. Bien souvent, Messieurs, j'ai observé des coliques néphrétiques, sans qu'il me fût possible de trouver, après la cessation de tous les phénomènes douloureux, le moindre corps solide dans les liquides évacués. Je sais bien qu'il suffit d'une agglomération de cristaux quelquefois très-petite pour provoquer la colique néphrétique; mais ce fait réuni à un autre dont je vais vous entretenir, doit toujours laisser craindre que les douleurs aient cessé lorsque le calcul est arrivé à l'extrémité inférieure de l'uretère, et que le calcul soit resté en ce point. Aussi ai-je l'habitude d'explorer attentivement par le rectum, pour rechercher si je ne trouve rien à l'entrée des uretères dans la vessie.

Chez une autre femme, je constatai par le toucher vaginal, une sonde étant dans la vessie, la présence d'un gonflement dur au niveau de l'extrémité inférieure de l'uretère droit. Cette femme avait eu des coliques néphrétiques; la dernière remontait à quatre mois; elle était restée tout ce temps sans souffrir jusqu'au moment où elle m'appela. Alors elle présentait tous les signes de la colique néphrétique chronique avec excitation de la vessie. Malheureusement je n'ai pas pu suivre ce fait.

Spasmes de la vessie dûs aux excitations directes de son col ou de ses parois par des corps étrangers

Vous vous rappelez, Messieurs, que tout ce qui irrite le col de la vessie, provoque le besoin d'uriner, c'est-à-dire provoque la tension par contraction des parois vésicales. De même toutes les causes capables d'irriter directement les parois vésicales peuvent, en en provoquant la contraction, devenir l'origine des spasmes de cette poche. Mais la sensibilité de la paroi vésicale est bien moindre que celle du col et de son pourtour, comme vous le verrez. Ainsi toute cause pathologique irritante, agissant directement sur l'orifice du col vésical ou sur son pourtour, ou sur la paroi même de la vessie, a pour action immédiate de provoquer la contraction de la paroi vésicale et par suite, la cause irritante étant continue, un état spasmodique. Il ne faudrait pas croire que la contracture vésicale n'existe que lorsque la vessie est complétement vide; on l'observe à chaque instant chez les sujets atteints de stagnation d'urine. En effet, chez eux, à la fin de la miction, il n'est pas rare d'observer ces phénomènes de douleur allant de l'anus à l'extrémité de la verge, chatouillement à l'extrémité de la verge, tension et douleur en arrière et au-dessous du pubis, symptômes attribués le plus souvent à l'existence d'un corps étranger irritant le col vésical ou la paroi de la vessie. On sonde ces malades, et on trouve dans la vessie une quantité quelquefois très-considérable d'urine : c'était là le corps étranger qui irritait et qui provoquait l'état spasmodique de la vessie. Du reste, Messieurs, dans la rétention d'urine complète, ces accès douloureux d'envie d'uriner ne sont pas autre chose que des accès de contraction de la vessie sur le liquide qui irrite ses parois en les distendant; ce sont de véritables spasmes vésicaux. Ainsi vous voyez, que limiter l'état spasmodique de la vessie au fait de la vessie se contractant à l'état de vacuité, ce serait éliminer une foule de cas où la vessie se contracture et provoque de la douleur, quoique sa cavité soit distendue par du liquide. Je vais, tout à l'heure, vous citer des faits de contraction douloureuse de la vessie, dans lesquels cet organe, quoique se dilatant très-peu, ne se vidait jamais complétement, retenant toujours une certaine quantité d'urine dans sa cavité.

A propos des spasmes de la vessie provoqués par des affections rénales, je ne vous ai point dit quelle était la conséquence de ces spasmes vésicaux sur l'urèthre; évidemment ils y provoquent une excitation de la sensibilité, qui agit en déterminant un état de contracture plus ou moins durable de la portion membraneuse et du col. Mais, Messieurs, c'est surtout dans les faits qui nous occupent actuellement, spasmes de la vessie dus aux corps étrangers, que l'urèthre devient le siége d'une irritation et de spasme qui quelquefois agissent en en diminuant considérablement le calibre. N'oubliez jamais, Messieurs, que les soins préparatoires à la lithotritie, en provoquant le calme de la vessie, provoquent consécutivement le calme de l'urèthre. Bientôt je vous démontrerai que les spasmes uréthraux peuvent exister seuls, la vessie étant passive ou plutôt restant calme.

Corps étrangers solides. — En tête se trouve le contact d'une pierre ou d'un corps étranger quelconque avec le col vésical ou son pourtour. Que de fois il m'est arrivé de faire cesser l'état de contracture de la vessie en éloignant de son col la pierre qui irritait celui-ci : soit en repoussant le calcul avec la sonde dans la cavité vésicale, soit en maintenant le calcul éloigné du col de la vessie, par l'habitus couché horizontalement sur le dos imposé au sujet, celui-ci urinant dans cette position. C'est là un moyen que vous aurez à employer à chaque instant dans la pratique, soit pour préparer le malade à la lithotritie, soit dans le cours de cette opération, pour empêcher les graviers de s'engager dans le col. Dès que la vessie devient docile, qu'elle se dilate, que les envies d'uriner s'éloignent, l'urèthre devient moins sensible, et laisse plus facilement passer les instruments.

Je vous ai dit, Messieurs, que l'irritation du pourtour du col, de même que celle de son orifice par un corps étranger, peut provoquer le spasme de la vessie.

« A ma première opération de lithotritie en 1865, je suis appelé au milieu de la nuit près de mon opéré ; il était en proie aux douleurs les plus vives, il urinait presque constamment et éprouvait une douleur excessive allant de l'anus à l'extrémité de la verge ; celle-ci était légèrement gonflée. C'était un malade âgé de soixante-quinze ans, très au courant de cette opération, il avait été opéré de la pierre par la lithotritie vingt ans auparavant par Leroy d'Étiolles père. Il croyait à des graviers engagés dans l'urèthre, et en effet, le malade offrait tous les signes de l'irritation du col ou de la région profonde de l'urèthre par un calcul. Je pris une grosse sonde évacuatrice, je l'introduisis jusque dans la vessie, sans rencontrer la moindre sensation qui pût me laisser croire à l'existence d'une pierre dans l'urèthre. La vessie était vide ; j'essayai d'injecter du liquide, mais la contracture était telle, que rien n'entra dans la vessie. Étant obligé d'éliminer la présence d'un gravier dans l'urèthre, j'explorai le pourtour du col vésical avec un petit brisepierre à mors plats, et je sentis à droite, tout près du col, un calcul qui y était immobilisé. Je le pris avec le brisepierre et le cassai. J'introduisis la sonde évacuatrice et je pus de suite dilater la vessie jusqu'à 100 grammes d'eau. Les accidents douloureux cessèrent immédiatement. »

La différence de sensibilité entre le col ou son pourtour, et la paroi de la cavité vésicale, explique pourquoi la paroi étant saine, le contact des pierres avec elle ne provoque pas sa contraction. Il est des faits où la vessie continuellement contracturée sur la pierre, finit par être irritée en tous ses points ; il suffit du contact de la sonde avec la paroi vésicale, pour provoquer immédiatement la contraction énergique de cette paroi : c'est là, Messieurs, une des difficultés les plus grandes de la lithotritie. C'est dans ces cas qu'on observe ces phénomènes spasmodiques douloureux, avec effort d'expulsion, se répétant presque à chaque instant, s'accompagnant quelquefois de la chute du rectum, en un mot ces douleurs expulsives ressemblant en tous points à celles de la parturition. Ici l'indication thérapeutique formelle est de diminuer par tous les moyens possibles la *sensibilité de la paroi de la vessie* (1).

Les moyens préconisés sont l'action des courants électriques continus sur la paroi vésicale, les injections mo-

(1) Voir *Traité des opérations des voies urinaires*, page 522.

dificatrices des parois de la vessie. Mercier a préconisé l'injection au nitrate d'argent. Jusqu'à présent j'ai obtenu souvent le calme de la vessie en injectant successivement dans sa cavité de l'eau tiède, puis de l'eau phéniquée au millième, puis de l'eau tiède. Mais il y a des cas, Messieurs, où la seule ressource est de vider immédiatement la vessie du contenu, des pierres ou des morceaux de pierres qui l'irritent violemment.

N'oublions pas qu'une affection rénale latente peut être la cause des spasmes vésicaux, et que c'est elle qui peut avoir empêché le succès de tous les moyens employés pour calmer la vessie.

La contracture violente de la paroi vésicale sur un corps étranger peut avoir pour conséquence ultime ce qu'on appelle la cystite parenchymateuse, c'est-à-dire l'inflammation même des parois de la vessie, qui provoque une contracture absolue de la vessie.

Corps étrangers mous, caillots sanguins, mucosités. — La sensibilité du col de la vessie est telle, que la présence dans son orifice de corps étrangers solides, mais mous, tels qu'un caillot de sang ou des mucosités catarrhales, suffit pour provoquer les contractions de la vessie, et même l'état spasmodique, si ces corps étrangers restent dans le col. Cet état de spasme ou de contracture spasmodique de la vessie causé par la présence de caillots, doit toujours être présent à l'esprit des chirurgiens dans les cas d'hématurie, que le sang vienne des reins sous forme de caillots longs, vermiformes, ou de la paroi vésicale sous forme de caillots en nappe, en plaques enroulées, ou sous forme de masses sanguines compactes coagulées.

Dès qu'un caillot vient irriter le col, son action immédiate est de provoquer la contraction énergique de la vessie; si le sang vient de la paroi vésicale son écoulement est activé par cette contracture. Le caillot restant en place dans le col et continuant à l'irriter, tout en maintenant l'état de contracture de la vessie, finit par provoquer les efforts violents d'expulsion, en tout semblables à ceux dont nous avons parlé à propos de l'action des pierres sur la paroi vésicale. La conséquence immédiate de ces efforts est d'activer encore l'écoulement de sang et la production de nouveaux caillots, que l'hémorrhagie soit rénale ou vésicale. Ainsi chaque caillot produit devient une cause nouvelle de la continuation de l'hémorrhagie, en irritant le col de la vessie.

Messieurs, retenez bien ce mécanisme de l'hématurie. Vous devez en prévoir les conséquences pratiques : elles consistent à faire cesser immédiatement la présence des caillots dans la vessie, à mettre immédiatement la vessie dans l'état de calme le plus absolu, que les caillots viennent du rein ou qu'ils viennent de la vessie. Enfin si l'hémorrhagie se continuant, les caillots se reproduisent dans la vessie, ils doivent être évacués avant qu'ils puissent irriter le col. De là les manœuvres qui consistent :

1° A évacuer les caillots de la vessie par une grosse sonde;

2° A mettre une sonde à demeure par laquelle on fera des injections fréquentes pour évacuer le sang qui peut s'écouler;

3° A imposer au sujet l'immobilité absolue dans la position horizontale et lui interdire toute espèce d'efforts;

4° A faire cesser la contracture vésicale, si le sang vient de la vessie.

Les mucosités agissent exactement comme les caillots, et à chaque instant vous verrez des malades qui, atteints de catarrhe de la vessie, sont pris d'un ténesme vésical qui cesse aussitôt que les mucosités ont été évacuées. Souvent les malades font eux-mêmes l'injection vésicale qui, en entraînant les mucosités, fait cesser immédiatement les troubles de miction.

Ces mucosités sont quelquefois chargées de matières calcaires, et alors elles deviennent extrêmement irritantes, elles provoquent des spasmes douloureux très-énergiques de la vessie. Dans le cours de la lithotritie, les mucosités chargées de poussières calcaires, qui s'arrêtent dans le col, l'irritent plus, et par conséquent provoquent des spasmes vésicaux plus douloureux qu'un véritable gravier. C'est là, Messieurs, une des raisons pour lesquelles je tiens tant à faire des injections de lavage de la vessie tous les jours, chez les sujets auxquels je pratique la lithotritie.

Une des affections où l'on rencontre toujours ces mucosités chargées de cristaux calcaires, c'est la gravelle blanche, cristalline, consécutive à une uréthrite, chez les individus buveurs de bière. Ces mucosités s'imprègnent de ces cristaux (phosphates ammoniaco-magnésiens), constituent de véritables masses demi molles qui irritent à un très-haut point le col de la vessie, et provoquent par conséquent des spasmes vésicaux violents. C'est en agissant par un traitement général et local sur la production des cristaux et celle des mucosités, qu'on fait disparaître les troubles de miction. Je m'étendrai sur ce sujet à propos des uréthrites chroniques et des gravelles.

Corps étrangers liquides. — Toutes les fois que l'urine est altérée, en devenant plus au moins ammoniacale, elle irrite le col et la vessie.

Toutes les fois que l'urine surdistend la vessie ou maintient la vessie trop distendue après la miction, elle provoque la contraction des parois vésicales en les excitant.

Ce sont là de véritables corps étrangers liquides ayant une action pathologique sur les parois de la vessie.

Dans le cas d'altération des urines, leur alcalinité provoque la desquamation épithéliale des parois vésicales, par l'action de l'ammoniaque sur l'épithélium, ce que nous avons dit dans notre *Traité des opérations des voies urinaires* à propos de l'intoxication urineuse chronique; ce que M. Alling a encore démontré depuis par ses expériences, lorsqu'il a étudié l'absorption par les parois vésicales, l'épithélium de celles-ci étant sain ou altéré. Ce fait entraîne une sensibilité très-grande de toute la paroi de la vessie et de son col; de là l'état de spasme de la vessie caractérisé par de la douleur en finissant d'uriner et par le peu de dilatation de la cavité vésicale.

La distension de la cavité de la vessie par le liquide urinaire normal, même lorsque les parois vésicales n'ont pas d'action sur l'orifice du col, ne peuvent pas l'entr'ouvrir, surexcite ces parois et provoque des spasmes douloureux entraînant la production d'efforts violents. C'est ce que nous observons toutes les fois que nous arrivons près d'un individu atteint de rétention d'urine complète. A des intervalles souvent rapprochés, quelques minutes, le malade est pris d'un accès douloureux caractérisé par la contraction énergique de la vessie, que la main placée sur l'abdomen constate, et par des efforts expulsifs provoqués bien manifestement par la contraction de la vessie. Du reste, la démonstration en est facile : si, sur un malade atteint de rétention d'urine, en dehors des accès douloureux vous pressez avec la main le globe vésical distendu, vous sentez immédiatement ce globe se durcir davantage sous l'influence de la pression ; le malade se plaint que vous lui donnez envie d'uriner, et l'accès douloureux de contraction expulsive avec effort se produit. Dans ces conditions de rétention d'urine, l'excitation bien faible, consistant à comprimer la vessie à travers la paroi abdominale avec le bout du doigt, suffit quelquefois pour déterminer le spasme vésical.

A la fin de la miction, chez les individus dont la vessie ne se vide pas, il y a souvent, même les urines en stagnation étant normales, une contraction douloureuse de la vessie rappelant tout à fait celle produite par la présence d'une pierre dans la cavité vésicale, la vessie se vidant complétement. Si, à ce moment, la stagnation est suffisante pour que le globe vésical puisse être palpé au-dessus du pubis, on perçoit très-bien que les parois vésicales continuent à se contracter après que l'émission de l'urine a cessé, jusqu'à ce qu'elles prennent leur état de repos, et c'est alors que la douleur cesse. Ce fait est loin d'exister chez tous les sujets qui sont atteints de stagnation d'urine ; mais il est presque constant lorsque l'urine est altérée. C'est dans ces cas que la stagnation d'urine avec catarrhe vésical constitue un état douloureux souvent très-considérable. Les mictions étant fréquentes, en raison même de la sensibilité plus grande de la paroi vésicale, et lorsque la miction est terminée, les urines ammoniacales continuant à irriter la paroi vésicale, provoquent un spasme de la vessie qui quelquefois dure un certain temps.

Chez les individus atteints de stagnation d'urine, lorsqu'on vide la vessie avec la sonde, il se produit souvent une contraction vésicale au moment où la vessie se vide complétement. Contraction douloureuse qui persiste jusqu'à ce que la vessie soit distendue par de l'urine, qui, par conséquent peut durer un certain temps, mais qu'il est possible de faire cesser immédiatement, en injectant dans la vessie de l'eau tiède très-doucement jusqu'à ce que la douleur ait cessé. Messieurs, ce fait est extrêmement fréquent; vous le verrez se produire même chez les individus qui ont une surdistension vésicale énorme. La vessie, en se vidant, étant même complétement vide, le malade a l'impression du besoin d'uriner avec douleur due à la contracture, ou quelquefois il n'a pas la sensation du besoin d'uriner mais une impression de chatouillement pénible, douloureux : dans les deux cas il y a souvent élancements de l'anus à l'extrémité de la verge. C'est là, Messieurs, un fait qui me préoccupe toujours; dans ce cas, d'après mon expérience personnelle, il faut rechercher avec soin la cause de cette douleur. Vous ne la trouverez qu'en passant en revue toutes les causes qui peuvent agir matériellement, en excitant le col de la vessie ou la paroi vésicale. Cependant j'ai observé ce phénomène chez des sujets où la seule cause de la douleur, à mon avis, ne pouvait être attribuée qu'à l'hypertrophie des parois vésicales, qui étaient douloureuses quand la vessie se vidait complétement. Mais pour en arriver là, il a fallu éliminer, soit la présence d'un corps étranger libre dans la vessie, ou retenu en un point, en une loge, la loge se contractant sur le corps étranger; soit toutes les causes d'irritation du col par altération pathologique locale ou de voisinage; soit les altérations organiques des parois vésicales; soit toutes les causes qui, situées en dehors de la vessie, peuvent exciter le col d'une façon permanente, comme certaines affections de la prostate, des vésicules séminales, etc., etc. Mais de beaucoup la cause la plus fréquente de ces spasmes douloureux est la prostatite qui quelquefois est accompagnée d'une hypersécrétion de toutes les glandes de l'urèthre. Lorsque je vous parlerai, Messieurs, de chacune de ces affections en particulier, j'insisterai sur ces écoulements uréthraux abondants, véritables catarrhes de l'urèthre, qui se produisent après les rétentions d'urine ou les stagnations considérables anciennes. Si on s'en rapportait à la nature des urines examinées dans le vase, on croirait à un catarrhe de la vessie; mais lorsqu'on introduit une sonde par l'urèthre dans la vessie, on est tout étonné de voir quelques gouttes de muco-pus chassées par le premier jet d'urine, et de constater que les urines qui sortent de la cavité vésicale, sont absolument indemnes de mucosités.

Altérations organiques au pourtour du col de la vessie. — Toutes les fois qu'une altération organique telle que le cancer, reste éloignée du col vésical, envahissant même une quantité considérable des parois de la vessie, il y a un calme relatif dans les contractions de la vessie. « J'observe en ce moment un malade dont la vessie est évidemment atteinte de cancer. L'examen microscopique des matières expulsées ne laisse aucun doute à ce sujet; la vessie est tuméfiée, dure, sa paroi antérieure remonte jusqu'à trois travers de doigt au-dessous de l'ombilic; la masse n'est pas symétrique, elle est plus considérable du côté gauche. Examinée par le rectum la prostate est intacte et la paroi postérieure de la vessie semble absolument indemne; la pression sur la partie moyenne de la prostate provoque à peine l'envie d'uriner. Le malade urine toutes les deux heures et demie à trois heures, sans éprouver de douleur plus considérable que celle due à l'altération des urines. »

« Il y a peu de mois, j'observais un homme atteint d'un cancer de la vessie qui avait manifestement débuté par le trigone vésical. Là, les éléments du diagnostic étaient complets aussi; les parois supérieures de la vessie étaient libres, car on ne percevait aucune tumeur au-dessus du pubis; mais le toucher rectal dénotait une masse envahissant la prostate et le trigone. Ici le malade ne pouvait uriner sans la sonde, et le passage de l'instrument provoquait toujours une exsudation sanguine, quelquefois considérable, au niveau du col qui était très-irrité. Les envies d'uriner étaient fréquentes, provoquant une douleur vive comme dans la rétention d'urine; quand on vidait la vessie par la sonde, il y avait un spasme douloureux persistant que l'on pouvait faire cesser en injectant quelques grammes d'eau tiède dans la vessie. »

Vous verrez, Messieurs, quand je vous parlerai du cancer de la vessie, combien le pronostic est différent suivant que le malade urine seul sans douleur, ou qu'il est obligé de se sonder. Dans le second cas, la marche de la maladie est toujours d'autant plus rapide, que l'irritation du col produite par la lésion organique est une cause d'envies fréquentes d'uriner et par cela même du passage fréquent de la sonde.

Affections voisines du corps de la vessie. — Les affections abdominales qui sont à proximité de la cavité vésicale peuvent provoquer une excitation de la vessie plus ou moins violente. C'est ainsi que les hernies non réduites brident la cavité vésicale et finissent par provoquer une irritation de ses parois, à plus forte raison lorsqu'il y a des phénomènes d'étranglement ou d'inflammation des hernies.

Chez la femme, toutes les affections périphériques de la matrice peuvent être, ou plutôt sont souvent la cause d'envies fréquentes d'uriner et même de spasmes douloureux de la vessie, comme les pelvipéritonites, les hématocèles rétro-utérines, les phlegmons des ligaments larges, etc. Enfin, chez la femme, les déplacements utérins, en portant soit le col, soit le fond du corps de l'utérus contre la vessie, provoquent souvent ces excitations de la paroi vésicale. Nous nous étendrons sur ces sujets.

Je dois, Messieurs, vous parler des spasmes douloureux violents de la vessie et de l'urèthre, dus au phlegmon périvésical. Tout le cortége symptomatique est concentré du côté de la vessie dans ces cas, et tous les malades atteints de cette affection que j'ai observés, étaient convaincus que leur maladie était dans la vessie. C'est par le toucher rectal et le palper abdominal que vous arriverez à reconnaître la nature de l'affection ; il suffit pour le cas qui nous occupe de constater les spasmes douloureux et violents de la vessie que ces phlegmons périvésicaux provoquent.

Affections de la région profonde de l'urèthre et des organes annexes. — Toutes les causes irritantes, agissant localement sur la région profonde de l'urèthre, du collet du bulbe à la vessie, ont pour action immédiate d'exciter la sensibilité du col vésical et de provoquer par cela même des contractions plus fréquentes de la vessie. Dans toutes les affections de la région profonde de l'urèthre, dès qu'elles prennent un état plus ou moins aigu, de suite les envies d'uriner deviennent plus fréquentes, quelquefois même la vessie ne se dilate plus et les mictions sont incessantes. En même temps, cette région profonde de l'urèthre se contracture, le col de la vessie s'élève, sa lèvre inférieure devient saillante au-dessus du plancher prostatique, et la portion membraneuse peut se contracturer de façon à diminuer réellement le calibre de l'urèthre. Lorsqu'un calcul ou un corps étranger est arrêté dans la région profonde de l'urèthre, il provoque un état de contraction de la vessie : jusqu'à présent je n'ai jamais vu de gravier arrêté dans la région profonde de l'urèthre provoquer la rétention d'urine; toujours l'urine filtrait par-dessus le corps étranger, et la vessie se vidait plus ou moins complétement à des intervalles très-rapprochés.

Il est un fait d'expérience fréquente que chacun peut observer, c'est lorsqu'on fait des injections modificatrices de la région profonde de l'urèthre. Toutes les fois qu'on a injecté dans la région profonde de l'urèthre un liquide modificateur des parois, tel qu'une solution de nitrate d'argent ou tout autre; que l'injection ait été faite selon la méthode de Mercier, qui pour nous est la bonne (une petite sonde conduite jusqu'au-delà du collet du bulbe, le liquide modificateur injecté doucement se répand sur les parois de l'urèthre, et pénètre dans la vessie) (1) ou que l'injection ait été faite en portant dans la région profonde de l'urèthre un nombre limité de gouttes du liquide modificateur; toujours même dans ce dernier cas où on peut supposer que l'action du liquide n'a pas eu lieu sur le col de la vessie, il se produit de fréquentes envies d'uriner avec ténesme douloureux à la fin de la miction; ce qui prouve bien que l'irritation d'un point de la région profonde de l'urèthre, excite la sensibilité du col vésical, provoque indirectement l'état spasmodique de la vessie et directement celui de l'urèthre.

Messieurs, lorsque je vous parlerai des écoulements chroniques de l'urèthre, je m'étendrai longuement sur les hypersécrétions glandulaires de la région profonde de ce canal, que j'ai beaucoup observées et étudiées. Je suis certain que les glandes de l'urèthre peuvent devenir le siége d'inflammations chroniques, ou aiguës; provoquant dans le cas chronique des écoulements abondants muco-purulents, avec des exacerbations caractérisées par des envies fréquentes d'uriner, de la douleur pendant et surtout à la fin de la miction; ce sont ces exacerbations que l'on dénomme généralement sous le nom de cystites du col.

Dans les cas aigus, vous savez tous combien les prostatites sont douloureuses et accompagnées de spasmes violents et incessants de la vessie.

Voyons des faits. « J'ai soigné, pendant plusieurs mois un jeune homme de 28 ans, très-fort quoique d'un tempérament lymphatique. Il était sujet à un écoulement chronique de l'urèthre datant de plusieurs années; il

(1) Voir *Traité des opérations des voies urinaires*, page 190.

rendait en urinant, comme il le disait, des petits crachats blancs, parfaitement homogènes comme consistance, et présentant souvent un centre jaune. Il avait eu à différentes reprises des hématuries, toujours précédées de douleurs plus violentes en urinant, surtout à la fin de la miction, et d'envies impérieuses fréquentes. Il avait eu des orchites successives de chaque côté. Il me raconta qu'il avait eu plusieurs chaudepisses et qu'en somme la première qui remontait à sept ou huit ans, n'avait jamais été complétement guérie.

» A l'examen, je constatai que les testicules étaient gros, les épididymes indurés, de même que les cordons qui étaient volumineux et empâtés jusque dans les canaux inguinaux. La surface des testicules n'était pas rugueuse et la pression y provoquait la douleur spéciale caractéristique. Au toucher rectal, je constatai que la prostate était volumineuse, d'une consistance moins dure que la normale, et présentait une masse plus saillante du côté droit. Dans le canal de l'urèthre, pas de rétrécissement, mais sensibilité exagérée au moment où la sonde passe dans la région profonde de l'urèthre et au col de la vessie.

» Le malade installé près de chez moi, je le surveillais avec la plus grande attention, et j'étais très-préoccupé de la nature de l'affection des testicules et de la prostate. Je crus d'abord à une affection primitive de la région profonde de l'urèthre entretenant d'une façon constante le gonflement des épididymes et du cordon, et je proposai des injections profondes qui furent acceptées. Je les fis par la méthode de Mercier avec une solution de nitrate d'argent au deux-centième, et comme je le conseille dans mon *Traité des opérations des voies urinaires* : avant de faire l'injection, j'avais le soin de remplir la vessie d'eau tiède afin que le malade pût uriner immédiatement après l'injection ; c'est un moyen qui diminue considérablement les douleurs consécutives. A chaque injection faite, le malade, en urinant immédiatement après, évacuait des petites masses muqueuses parfaitement nummulaires, quelquefois tout à fait transparentes : c'est là ce que le malade comparait, avec juste raison, à des petits crachats. Constamment après l'évacuation de ces petites masses muqueuses, provoquée par l'injection, le malade allait mieux, il urinait moins souvent et les douleurs avaient diminué. Je continuai ces injections pendant plusieurs mois ; le malade venait lui-même me les demander dès qu'il sentait de la douleur en urinant, et toujours il y avait évacuation de ces petites masses muqueuses et soulagement consécutif. Mais les testicules, les cordons et la prostate restaient exactement dans le même état : il y eut même devant moi une véritable orchite du côté gauche avec épanchement de sérosité dans la vaginale, que je dus évacuer pour diminuer les douleurs, et qui laissa après elle une augmentation dans le gonflement de l'épididyme et du cordon. Mais, pendant les quatre mois que je suivis ce malade, il n'y eut pas d'hématurie.

» Ces injections qui provoquaient l'expulsion de ces véritables bourbillons muqueux, causes des douleurs en urinant, soulageaient tellement le malade qu'il ne voulait plus quitter Paris avant de savoir se les faire lui-même.

» Bien souvent je l'avais interrogé au point de vue de la syphilis, et toujours il m'avait dit qu'il ne l'avait jamais eue. Les médecins, qui lui avaient soigné en province des petites érosions du prépuce, le lui affirmaient. Lorsqu'un jour j'observai derrière l'oreille du malade, à la racine des cheveux, une éruption papuleuse syphilitique très-caractérisée. Séance tenante, je conduisis le malade chez M. Bazin qui fut absolument de mon avis, et d'un commun accord nous rattachâmes l'affection des testicules et de la prostate à la syphilis. Le traitement antisyphilitique et deux saisons consécutives à Luchon ont confirmé notre diagnostic en guérissant ce malade. »

Messieurs, cette observation est bien longue et a trait à des sujets bien éloignés des spasmes de la vessie et de l'urèthre; mais elle démontre si bien que la distension des éléments glandulaires adjacents à l'urèthre est une des causes des spasmes douloureux de la vessie et de l'urèthre.

En dehors des affections syphilitiques, dans les hypersécrétions glandulaires, il n'est pas rare de voir l'évacuation complète des glandes de l'urèthre due à l'injection au nitrate d'argent de la région profonde de l'urèthre, ou au coït, être suivie immédiatement d'un calme relatif de l'urèthre et de la vessie. J'insisterai, Messieurs, sur ces faits très-prochainement.

Dans les prostatites aiguës, que le lobe prostatique soit pris en masse, ou que les éléments glandulaires enflammés séparément se vident par l'urèthre (des petites masses muco-purulentes et de forme nummulaire, étant évacuées les unes après les autres par l'urèthre), les symptômes dominants (outre le gonflement perçu par le toucher rectal, etc.) sont surtout les envies fréquentes d'uriner et les atroces douleurs de la miction.

Un fait m'a frappé dans ces cas, c'est que la vessie se distend très-peu lorsque la miction est possible, et que l'état de rétention d'urine se produit, même la vessie étant peu distendue. Ces malades urinent au moins toutes les demi-heures, quelquefois même plus souvent. Si vous passez une sonde dans la vessie, vous constatez que vous ne pouvez y injecter qu'une petite quantité d'eau tiède, et j'ai vu un malade atteint de la prostatite glandulaire disséminée (que l'on pourrait appeler prostatite folliculeuse), qui présentait tous les signes de la rétention complète d'urine, et cependant la vessie contenait à peine 200 grammes d'urine que je retirai au moyen d'une sonde en gomme très-souple.

Ainsi, même lorsque ces affections provoquent la rétention d'urine, les contractions vésicales sont surexcitées violemment, la vessie étant peu distendue.

Ces spasmes douloureux de la vessie, si intenses, se produisent constamment lorsque les calculs prostatiques ont provoqué une inflammation de cet organe. Vous verrez, Messieurs, des sujets atteints de rétention ou de stagnation d'urine, qui pendant longtemps pourront se sonder, vider leur vessie sans éprouver de douleur, chez qui la vessie se distend assez pour que le malade ne soit obligé d'user de la sonde que toutes les cinq ou six heures et même plus. Par le toucher rectal, vous aurez constaté chez ces sujets de véritables calculs prostatiques. Soyez sûrs que le jour où ces calculs provoqueront dans les tissus de la prostate une irritation ou une inflammation, de suite les envies d'uriner se rapprocheront, la vessie en se vidant, même par la sonde, se contractera d'une façon énergique et douloureuse. C'est ainsi que s'établissent ces spasmes atroces de la vessie chez les individus atteints de calcul prostatique.

« Un des faits les plus probants est un monsieur âgé de soixante-cinq ans, atteint de stagnation d'urine, et qui voulait employer les moyens capables d'exciter la vessie pour la faire se vider. Je constatai la présence de calculs dans le tissu de la prostate ; j'appris au malade à se sonder, ne voulant à aucun prix irriter la vessie par un moyen quelconque pour en provoquer la contraction, craignant d'irriter la prostate. Tout alla bien jusqu'à ce que le malade, ennuyé des moyens que je lui avais conseillés pour prévenir la constipation, cessa de les mettre en pratique. Il y eut une constipation formidable, après laquelle je constatai la sensibilité de la prostate au toucher rectal, la vessie ne pouvait plus se dilater, le malade était obligé de se sonder à chaque instant. Ce fut là le début des accidents si terribles et si douloureux qui amenèrent la mort. C'est bien ici l'inflammation de la prostate contenant des calculs qui a été la cause de tous ces accidents si terribles et si difficiles à juguler, la prostate contenant toujours un nombre considérable de ces calculs. »

Ce que nous venons de dire de la production des spasmes violents de la vessie dans les cas de calculs prostatiques s'applique exactement aux cas d'hypertrophie de la prostate provoquant la rétention d'urine ou la stagnation d'urine. Le jour où la prostate est irritée ou enflammée sous l'influence d'une cause quelconque, soit une congestion brusque due à un purgatif drastique, aloès, etc. ; soit une constipation opiniâtre ; soit des efforts violents et répétés pour uriner ou pour aller à la garde-robe : immédiatement la vessie se distend moins, en raison de l'irritation du col due à la prostate enflammée. Mais ici il n'y a pas de corps étranger prostatique, des calculs entretenant incessamment l'irritation du tissu de la glande. Il est possible par les moyens appropriés de faire cesser l'inflammation de la prostate et de rétablir l'état normal des mictions du malade, pourvu que l'irritation n'ait pas duré longtemps et que la vessie puisse encore se dilater.

Messieurs, j'ai observé un fait excessivement intéressant d'irritation constante du col vésical et de la vessie due à des calculs d'origine urinaire logés dans la prostate.

« Il s'agit d'un malade âgé de trente-huit à quarante ans qui, atteint d'un écoulement chronique de la région profonde de l'urèthre, avait été soigné pendant plusieurs années par tous les moyens connus, cautérisations directes, etc., etc. Lorsque je vis le malade, il était couché, ne se levant plus depuis plusieurs mois; il urinait toutes les demi-heures, chaque miction était accompagnée de douleur au moment du passage de l'urine et d'un ténesme persistant, avec élancements de l'anus à l'extrémité de la verge. Cet état douloureux qui durait depuis longtemps avait rendu le malade très-anémique; il était comme bouffi, très-affaibli et privé presque absolument d'appétit. La nuit, pendant le sommeil, l'urine s'écoulait sans que le malade en ait conscience. Toutes les sondes franchissaient l'urèthre sans difficulté. Il y avait peu de douleur au passage même des sondes métalliques au niveau de la région profonde de l'urèthre et du col, mais dès que le bec de la sonde touchait la paroi postérieure de la vessie, il se produisait une douleur vive. La vessie ne pouvait recevoir que 40 grammes d'eau tiède injectée très-doucement : au delà le besoin d'uriner produit était extrêmement douloureux et chassait le liquide par-dessus la sonde. Je sondai le malade immédiatement après la miction et je constatai que la vessie ne se vidait pas : par la sonde il s'écoula environ 15 grammes d'urine. Les urines étaient fortement chargées de muco-pus. Par le toucher rectal, je constatai que la prostate n'était pas volumineuse, que sa consistance générale était normale ; mais dans le lobe gauche je sentis très-distinctement deux noyaux durs légèrement éloignés l'un de l'autre, séparés du rectum par une couche de tissu peu épaisse. La sensation que j'éprouvai était tellement nette que je m'empressai de dire aux confrères qui assistaient à cette première consultation qu'il y avait des calculs dans la prostate et dans le lobe gauche, que j'en sentais deux, l'un gros comme un pois chiche, l'autre un peu moins volumineux, tous les deux séparés, ne frottant pas l'un contre l'autre, ce qui fut constaté par mes confrères, les docteurs Xavier Gouraud et Paulet.

» Le malade me raconta que, une année avant, il avait uriné un assez grand nombre de calculs gros comme de fortes têtes d'épingle, blancs, dont la masse était blanche à la section. Depuis cette époque il n'en a pas rendu. Un jour, penché en avant, il fit un effort pour fermer sa malle. Brusquement il fut pris d'une douleur excessivement violente dans le périnée, suivie d'un ténesme continu de la vessie et de l'urèthre, éprouvant toujours une douleur fixe en avant de l'anus.

» La pression avec la main au-dessus du pubis ne permet pas de sentir la vessie, mais provoque une douleur et de l'envie d'uriner. Les reins à l'exploration paraissent sains. J'explorai alors la région prostatique et la cavité vésicale par l'urèthre. Le bec de la petite sonde prostatique ouvert à son extrémité s'engagea manifestement dans une petite excavation de la prostate, mais je ne sentis pas le contact du métal avec le calcaire. La sonde retirée, son œil terminal était plein de muco-pus. L'examen de la vessie fait avec le petit brise-pierre explorateur, le malade étant sur mon appareil pour la lithotritie, ne me révéla aucun élément calcaire dans la vessie, mais confirma l'existence d'une sensibilité excessive de la paroi vésicale.

» Pour extraire ces calculs, que je ne pouvais saisir par l'urèthre, je me décidai à proposer l'opération de la boutonnière, ou plutôt de la taille, car je tenais à vérifier avec le doigt si cette vessie contracturée ne contenait pas dans un coin des calculs qui excitaient sa sensibilité. Tout en proposant cette opération à la famille et au malade, je ne manquai pas de faire toutes les réserves possibles sur la dilatabilité consécutive de la vessie, les calculs logés dans la prostate étant enlevés. La sensibilité de la vessie était telle qu'il y avait certainement un état inflammatoire chronique de ses parois, et que la dilatation consécutive devait être forcément limitée en raison de cela. Mais je laissai espérer la disparition complète des douleurs en urinant et après avoir uriné.

» L'opération fut faite avec mes confrères les docteurs Xavier Gouraud, Paulet, Joubert. On commença par donner du chloroforme : la période d'excitation fut longue et pénible. Je voulus passer le cathéter cannelé, le malade étant en résolution, mais sitôt que le bec de mon instrument arrivait au col, il se produisait un spasme violent avec soubresauts de tout le corps; après bien des tentatives, je fus obligé d'y renoncer. Je passai dans l'urèthre une sonde en gomme coudée assez grosse (n° 20); je la laissai un instant, puis l'ayant retirée je voulus à nouveau introduire le cathéter, mais les mêmes contractures violentes du col de la vessie se produisirent. Je pris des cathéters de courbure variée, mais le même obstacle se présenta toujours au niveau du col. Je me décidai à réintroduire la sonde coudée en gomme, et m'en servant comme d'un cathéter, je fis sur elle les premiers temps de la taille médiane, en allant ouvrir l'urèthre à sa portion membraneuse. Pour ouvrir l'urèthre, quand je fus sur la région membraneuse, ayant relevé le bulbe par le moyen que j'ai indiqué dans mon *Traité des opérations des voies urinaires*, je piquai mon bistouri dans la sonde en conduisant sa pointe sur mon ongle indicateur gauche. J'introduisis entre la paroi uréthrale et la sonde en gomme une grosse sonde, cannelée comme un cathéter, mais droite et n'offrant pas de cul-de-sac terminal, que je conduisis jusque dans la vessie. Au moment où cet instrument arriva dans la vessie et en toucha la paroi postérieure il y eut une contraction violente de cet organe; le sujet faisait des soubresauts et des efforts d'expulsion tels que mes confrères eurent beaucoup de peine à le maintenir en place quoiqu'il fût tout à fait sous l'influence du chloroforme. Maintenant ma sonde cannelée en place, je retirai la sonde en gomme, j'introduisis le lithotome simple dans la vessie, et je fis une incision médiane d'un centimètre et demi au col vésical. Avant de retirer complétement le lithotome, je glissai sur lui ma large sonde cannelée dans la vessie.

J'introduisis mon doigt indicateur droit dans la plaie, le gauche étant dans l'anus pour comprimer les calculs vers la plaie. Je pus ainsi amener les deux petits calculs de la prostate. Puis mettant mon projet à exécution, j'introduisis mon doigt indicateur droit dans la vessie : au moment où je franchis le col, le sujet manifeste de l'anxiété, mais lorsque mon doigt touche la paroi postérieure de la vessie, le sujet tout entier se contracte, saute, en se tendant sur les épaules et sur les pieds ; maintenu par les aides, il se débat exactement comme s'il était en proie à une douleur excessive. Cela dura tant que mon doigt fut en contact avec la paroi vésicale pendant toute l'exploration, qui du reste fut négative. Immédiatement après le calme se rétablit. Je fis des injections d'eau phéniquée dans la vessie, et le malade fut réveillé avec beaucoup de peine. Je mis une sonde en gomme à demeure dans l'urèthre, par laquelle consécutivement je fis des injections.

» Les suites de l'opération furent heureuses puisque le malade est guéri, mais il y eut des frissons d'intoxication urineuse qui nous inquiétèrent fortement, et que nous parvînmes à faire disparaître. La plaie se cicatrisa très-lentement, elle fut longtemps saignante, quelquefois même par elle s'écoulait une certaine quantité de sang ; du reste de son orifice sortaient de véritables fongosités qui nous obligèrent à faire de fréquentes cautérisations au nitrate d'argent ; trois mois après elle était tout à fait cicatrisée. Pendant ces trois mois nous avons essayé tous les moyens capables de diminuer la sensibilité de la vessie. L'action des courants électriques continus sur laquelle nous comptions le plus, qui dans plusieurs cas de contractures de la vessie sur des pierres, nous a donné d'excellents résultats, a été ici complétement nulle malgré la persistance dans nos applications et la variété des courants employés, faibles ou forts.

» Le résultat de l'opération a été que le malade n'a plus souffert en urinant, mais la vessie n'a jamais pu se dilater au-delà de 60 grammes d'eau, et les mictions ont toujours lieu au moins toutes les heures, quoique l'opération date de trois ans. Encore maintenant le malade dort en mettant sa verge dans un urinoir et pendant le sommeil l'urine s'écoule sans qu'il en ait conscience. »

Ici, Messieurs, vous voyez à quel degré le spasme de la vessie est arrivé sous l'influence de l'irritation prostatique. La sensibilité vésicale a été tellement exagérée que certainement l'état de spasme permanent de la vessie a ici provoqué l'inflammation chronique de ses parois, la sclérose, qui n'a plus permis aux tuniques vésicales de glisser les unes sur les autres, et aux fibres musculaires de la tunique musculeuse de glisser les unes contre les autres pour permettre à la vessie de se dilater.

Je crois que l'irritation prostatique, quelle qu'en soit la cause, en provoquant le spasme vésical contribue bien souvent à provoquer l'état de sclérose des parois de la vessie, en raison des spasmes constants qu'elle y produit, et de l'inflammation des parois qui en résulte.

Si nous rapprochons ce fait de calculs logés dans la prostate, mais provenant des voies urinaires, des précédents où il s'agissait de calculs développés dans la prostate, nous voyons que dans les deux cas les excitations de la vessie sont les mêmes, mais que dans un cas l'opération est facile, tandis que dans les autres la chirurgie s'arrête devant la nécessité d'enlever la masse totale de la prostate où sont disséminés les calculs.

Affections des canaux éjaculateurs. — Dans le fait d'oblitération du canal éjaculateur gauche avec rétention de liquide dans la vésicule séminale du même côté, que je lus devant l'Académie de médecine en 1874, un des symptômes dominants était la contracture spasmodique de la vessie caractérisée par les envies d'uriner très-fréquentes, les douleurs excessives à la fin de chaque miction, qui rappelaient en tout point les douleurs produites par un calcul irritant le col vésical. Ces phénomènes étaient tels que tout d'abord je voulus examiner la vessie pour savoir si elle ne contenait pas de corps étrangers. Aussitôt que les sympexions qui oblitéraient le canal éjaculateur furent évacués, les envies d'uriner devinrent moins fréquentes, et le lendemain de cette évacuation, le malade, au lieu d'uriner toutes les demi-heures, n'urine plus que toutes les heures, et n'éprouve plus en finissant d'uriner qu'une cuisson n'ayant plus le caractère lancinant. Huit jours après, quand les vésicules séminales ont été vidées, le malade n'urine plus que toutes les trois heures sans souffrance. Ce fait montre très-bien l'influence de l'irritation de la région prostatique sur la contracture de la vessie.

Depuis ce malade, j'ai eu l'occasion d'étudier un fait analogue. « Il s'agissait d'un homme de 40 ans qui, ayant eu de nombreux écoulements chroniques, avait été soigné à différentes reprises par la cautérisation au nitrate d'argent de la région profonde de l'urèthre. Il venait me consulter pour faire cesser des envies fréquentes d'uriner qui avaient lieu toutes les demi-heures. Le plus souvent la miction était sans douleur, sauf quand il avait voyagé ou fait un excès de table. A l'examen de l'urèthre, je ne trouvai aucune diminution de calibre, seulement une sensibilité notable de la région profonde au moment du passage des instruments. La vessie ne pouvait supporter que cinquante grammes d'eau tiède injectée très-doucement. Au toucher rectal je trouvai les deux lobes prostatiques parfaitement symétriques, de consistance normale, et de volume ordinaire. A la partie moyenne de la prostate, sur la ligne médiane, au milieu du sillon médian, il y avait une petite masse donnant au doigt la sensation d'une lentille un peu grosse, parfaitement délimitée et pas douloureuse à la pression; sa consistance était celle d'un tissu induré, elle occupait manifestement le milieu du tissu prostatique. Les vésicules séminales n'offraient rien au toucher.

» Le malade me raconta que depuis trois ans, il n'éjaculait plus en coïtant; il éprouvait une sensation bien moindre qu'autrefois mais toujours une légère douleur terminait l'acte du coït. Sur mes questions il me répondit très-nettement qu'après le coït il n'urinait jamais de matières visqueuses, ce qui éloignait l'idée de l'éjaculation vers la vessie, observée si souvent chez les sujets atteints de valvule musculaire du col de la vessie.

» Je commençai par appliquer les courants électriques continus en mettant le pôle positif dans la vessie, le pôle négatif sur l'hypogastre, et faisant en même temps une injection d'eau tiède dans la vessie; je fis une dizaine de séances sans obtenir la moindre dilatation de la cavité vésicale. Tant que la sonde était dans l'urèthre, le malade manifestait une douleur vive au périnée, et se livrait à des efforts involontaires qu'il ne parvenait à maîtriser qu'incomplétement. Je finis par prendre la décision de donner du chloroforme. Le malade étant en résolution j'introduisis une sonde en gomme et par elle je pus injecter dans la vessie trois cents grammes d'eau tiède qui furent parfaitement supportés. J'examinai la vessie avec le brise-pierre explorateur et je m'assurai qu'elle ne contenait pas le moindre corps étranger. A la suite de ces manœuvres le malade étant chloroformisé, les envies d'uriner n'eurent plus lieu que toutes les deux heures et demie à trois heures. Le malade fort heureux retourna reprendre ses occupations. Avant de le quitter je reconnus que la petite induration médiane de la prostate était toujours la même. Je m'empressai de lui dire que sa vessie perdrait plus ou moins vite le pouvoir de se dilater, et je lui conseillai de revenir me trouver dès que les envies d'uriner seraient trop fréquentes.

» Je le priai d'observer très-exactement si l'éjaculation se produisait, lui demandant de recueillir le liquide évacué par la première éjaculation et de me le faire parvenir.

» Six mois après il revient me voir ; il est exactement dans l'état où je l'avais vu la première fois, et il me prie de lui donner du chloroforme pour dilater sa vessie : ce que je fis. Le second résultat fut exactement le même que le premier : la vessie supporta trois cents grammes d'eau tiède injectée, lorsque sans le chloroforme elle ne pouvait supporter que soixante grammes ; les envies d'uriner s'éloignèrent comme la première fois.

» Sept mois après ce même malade revient me trouver,

me priant de lui donner encore du chloroforme pour dilater sa vessie. Il me raconte alors qu'il éjaculait et que les sensations d'autrefois étaient revenues; seulement la première éjaculation a été accompagnée d'une douleur assez vive. Il recueillit le liquide éjaculé la première fois, qui contenait, me dit-il, de petites masses blanches. Mais au lieu de me le faire parvenir, il pria un pharmacien de l'examiner. Celui-ci dit au malade : « il n'y a que de l'albumine ». Je regrette bien vivement de n'avoir pas pu examiner au microscope ce liquide. Je touchai de suite le rectum et je ne trouvai plus la masse dure à contours si limités, occupant le point médian de la prostate. J'y perçus bien une sensation différente de celle donnée par le tissu de la prostate, mais la légère augmentation de consistance des tissus est bien faible, et on n'en perçoit plus la limite exacte. Je passe une sonde et je peux sans chloroforme injecter jusqu'à cent grammes d'eau. Le malade me dit qu'il urine tous les trois quarts d'heure et quelquefois toutes les heures. Ainsi l'état de spasme de la vessie est moins fort qu'autrefois. Je donne du chloroforme, je dilate la vessie encore jusqu'à trois cents grammes : le malade repartit le lendemain et je ne l'ai plus revu, il y a de cela un an et demi. »

Il est évident qu'ici, la cause de l'excitation vésicale était la petite masse indurée à la partie moyenne de la prostate. Selon toutes les apparences cette petite masse était placée au niveau des canaux éjaculateurs qu'elle oblitérait, puisqu'après l'éjaculation rétablie, on ne la retrouvait plus.

Ici, il y a un autre fait qui doit être signalé : c'est l'action du chloroforme permettant la dilatation de la vessie.

Jamais le chloroforme n'a d'action propre sur la sensibilité vésicale, comme nous le verrons; c'est évidemment en annihilant la sensibilité de la région profonde de l'urèthre, et en particulier de la région prostatique, que le chloroforme a permis à la vessie de se dilater. Je reviendrai sur cette question de l'action du chloroforme sur la vessie et l'urèthre.

Tubercules de la prostate et des vésicules séminales. — La contracture douloureuse de la vessie et de l'urèthre est un des signes constants de la présence des tubercules dans la prostate et les vésicules séminales. Mais ces phénomènes de contracture varient dans leur intensité avec le degré de l'irritation produite par les tubercules. D'une façon générale, chez les sujets atteints de cette terrible affection, les envies d'uriner sont fréquentes et la douleur spasmodique de la fin de la miction existe, la vessie se dilatant toujours moins qu'à l'état normal. Lorsque la marche des tubercules est lente, les malades souffrent à des intervalles plus ou moins rapprochés en raison des causes qui viennent surexciter les parties. J'observe actuellement, depuis plus de six mois, un sujet manifestement tuberculeux, dont la vésicule séminale droite et l'épididyme droite offrent tous les caractères de cette altération pathologique, chez lequel le premier symptôme du côté des voies urinaires a été la douleur en finissant d'uriner et la fréquence de miction, avec un peu de sang à la fin de la miction pendant la contraction douloureuse. Sous l'influence des soins appropriés, et en particulier du lait en boisson, de l'huile de foie de morue et du repos, les phénomènes douloureux ont cessé, mais le malade urine toujours souvent, la vessie se dilatant peu ; et à la moindre cause, une constipation ou une difficulté de garde-robe, ou un refroidissement, de suite les spasmes douloureux se reproduisent. Ce malade a du reste au sommet du poumon gauche des tubercules qui évoluent très-lentement aussi.

A côté de ce fait, Messieurs, et en opposition à la bénignité apparente de son état douloureux, je dois vous citer le fait d'un jeune chimiste fort intelligent, qui, dans le cours d'une phthisie pulmonaire à marche rapide, eut brusquement les vésicules séminales et la prostate envahies par l'affection. Chez lui, dès le début, les spasmes douloureux de la vessie et de l'urèthre rappelaient exactement ceux dont je vous ai parlé lorsqu'une pierre irrite le col vésical. Toutes les dix minutes il évacuait quelques gouttes d'urine en faisant des efforts violents, se figurant toujours qu'il n'avait pas fini d'uriner, expulsant par l'urèthre à la fin de chaque miction du sang absolument pur. Il mourut au milieu de ces terribles douleurs que je parvenais à calmer au moyen de l'opium, avant que la fonte tuberculeuse de la prostate et des vésicules séminales se soit produite.

Vous voyez, Messieurs, que le degré des douleurs produites par le spasme de l'urèthre et de la vessie chez les individus tuberculeux, varie d'intensité avec l'évolution du tubercule, mais que toujours il a pour action d'augmenter la sensibilité du col de la vessie et par cela même de limiter la dilatation de la cavité vésicale.

Dans la transition des tubercules de l'état cru à l'état de ramollissement, se produisent les phénomènes d'irritation du col vésical analogues à ceux déterminés par le phlegmon prostatique ou l'inflammation aiguë des vésicules séminales. Les envies d'uriner deviennent plus fréquentes, les mictions plus douloureuses, et s'il y a rétention d'urine en raison du volume de l'abcès, le cortége douloureux propre à la rétention d'urine, c'est-à-dire les accès d'efforts expulsifs se produisent, la vessie étant à peine distendue par une faible quantité d'urine, et deviennent d'une acuïté en tout semblable à celle observée dans les cas de rétention d'urine due au phlegmon de la prostate.

Lorsque l'abcès tuberculeux est ouvert dans l'urèthre il persiste une excavation qui devient un foyer d'irritation constante du col vésical et provoque incessamment des envies fréquentes d'uriner.

Quelle que soit, Messieurs, la cause de l'excavation prostatique, qu'elle résulte d'une fonte tuberculeuse ou d'un phlegmon franc dû à une cause quelconque, les liquides, mélange de muco-pus et d'urine, qui stagnent d'une façon constante dans la cavité, sont une cause d'irritation de voisinage du col vésical qui entraîne toujours la contraction de la vessie; de là des envies d'uriner fréquentes, des douleurs à la fin de la miction. C'est justement pour lutter contre ce cortége douloureux et ces troubles fonctionnels, que j'ai fait l'irrigateur de l'urèthre et de la vessie que vous trouverez décrit dans mon *Traité des opérations des voies urinaires*, page 194. C'est grâce au lavage facile et fréquemment répété de cette cavité, que j'ai pu diminuer les douleurs en urinant, et la fréquence des mictions, dans les cas d'excavation tuberculeuse de la prostate, et que j'ai pu obtenir la guérison dans les cas de cavités prostatiques dues à un phlegmon ordinaire suppuré.

Affections des vésicules séminales. — Il m'a été donné d'observer, Messieurs, un cas d'inflammation aiguë de la vésicule séminale droite avec propagation de l'inflammation au canal déférent du même côté, au péritoine et au cordon en masse jusqu'à l'épididyme. Mais le point qui nous occupe ici, c'est l'excitation de la vessie et de l'urèthre produite par cette inflammation aiguë de la vésicule séminale. Dès le début de l'affection, brusquement au milieu de la nuit, le malade est pris d'envie d'uriner toutes les dix minutes et de douleurs de miction qui lui arrachaient des cris. Cette anxiété était telle que la famille était absolument atterrée de voir de pareilles souffrances. L'introduction du doigt dans le rectum était supportée jusqu'au moment où le doigt touchait la vésicule séminale qui était gonflée; le simple contact, même sans pression, provoquait chez le malade des mouvements brusques pour se débarrasser du doigt.

Cette observation, Messieurs, je vous la donnerai en détail et d'une façon complète lorsque nous étudierons les affections des vésicules séminales. Ce malade a guéri en vidant par les voies naturelles une masse assez grande de pus mélangé de mucosités, lorsque les accidents aigus, étant calmés, la vésicule s'est vidée par le canal éjaculateur.

Si nous rapprochons ce fait de celui de l'oblitération du canal éjaculateur avec distension de la vésicule séminale, nous voyons que l'excitation concomitante de la vessie et de l'urèthre, était très-grande dans les deux cas. Mais ce sont là des affections aiguës, je ne doute pas, que dans les cas d'inflammation chronique des vésicules séminales, une excitation relative de la vessie se produise. Vous verrez, quand je vous parlerai des écoulements chroniques de l'urèthre, et en particulier des hypersécrétions, que certains écoulements uréthraux sont supprimés pendant deux, trois, quatre jours après le coït complet; vous verrez aussi, Messieurs, des sujets dont les envies d'uriner d'une fréquence relative disparaissent immédiatement par le coït. Tout ceci prouve que l'irritation des vésicules séminales se traduit de suite par l'excitatiou du col vésical et par les envies fréquentes d'uriner. Mercier, dans son étude sur les valvules du col, insiste justement sur les améliorations de fonction de la miction après le coït.

Mais n'oublions pas que les excès vénériens provoquent la contracture de l'urèthre et des phénomènes spasmodiques de ce canal.

Affections du système nerveux. — Dans les affections du système nerveux, l'état de paralysie de la vessie est plus fréquent que l'état spasmodique. Cependant je dois vous parler des phénomènes de contracture vésicale qui s'observent chez les individus atteints de *tabes dorsalis*.

J'ai soigné pendant quelque temps un malade manifestement ataxique qui, brusquement au moment où il s'y attendait le moins, était pris d'une envie d'uriner incessante, douloureuse, l'urine s'échappait malgré lui, et la contracture de la vessie et de l'urèthre était telle qu'elle provoquait des efforts violents : le malade expulsait du sang par l'urèthre exactement comme si un corps étranger érodait la vessie ou son col. Je l'ai vu arriver plusieurs fois chez moi dans cet état douloureux : je lui appliquais un courant électrique continu descendant sur la moelle, et allant de la région dorsale au périnée, qui toujours calma cette contracture douloureuse.

DES SPASMES DE L'URÈTHRE

Messieurs, le siége des phénomènes spasmodiques de l'urèthre est la région profonde de ce canal, du collet du bulbe au col vésical. Tout d'abord nous devons dire que le spasme de la région profonde de l'urèthre agit sur le calibre même de ce canal de deux façons : dans le premier cas l'urèthre est dévié, son calibre n'est point diminué, et comme l'a très-bien décrit Mercier, la région membraneuse de l'urèthre étant contractée, la lèvre inférieure du collet du bulbe se trouve élevée au-dessus du cul-de-sac. Plus loin, au-delà de la prostate, le col de la vessie étant contracté, sa lèvre inférieure s'élève au-dessus du plancher prostatique. Un état spasmodique persistant finit par maintenir à l'urèthre cette déviation; et si le praticien n'en est pas prévenu, il va heurter le cul-de-sac du bulbe avec la sonde, y provoquer même une lésion, qui, quoique légère, est suffisante pour donner du sang, la muqueuse du bulbe étant toujours congestionnée dans ces états de spasme ou de déviation uréthrale.

Si le praticien connaît cette disposition de l'urèthre, il pratiquera la manœuvre d'introduction du bec d'une sonde volumineuse dans le collet du bulbe, et il arrivera dans la cavité vésicale avec une sonde volumineuse, éliminant ainsi le diagnostic de rétrécissement.

Dans le second cas, l'urèthre peut être dévié, grâce à l'état spasmodique habituel du canal, mais la contracture, localisée à la région membraneuse, détermine une véritable diminution de calibre, telle qu'une sonde ou qu'une bougie conique olivaire engagée dans l'orifice rétréci est serrée dans sa continuité : c'est en effet là le signe physique certain de la diminution du calibre de l'urèthre en un point. Cet état de contracture d'un segment de l'urèthre, au niveau de la région membraneuse, présente de grandes variétés dans sa durée. Quelquefois elle existe assez longtemps pour faire croire à un véritable rétrécissement de l'urèthre, ainsi que je vous le démontrerai. D'autres fois elle est absolument fugace, mais, comme nous le verrons, tous les degrés de durée intermédiaires existent.

Voyons donc maintenant, Messieurs, quelles sont les causes capables de provoquer le spasme de la région profonde de l'urèthre.

Tout ce qui irrite l'extrémité antérieure de la verge, le gland ou le méat, provoque un état spasmodique de la région profonde du canal.

Atrésie du méat. — Depuis qu'on fait la lithotritie, tous les chirurgiens qui se sont adonnés à cette opération, ont insisté sur la nécessité fréquente de débrider le méat urinaire.

Civiale insiste même sur la nécessité de cette opération, toutes les fois que cet orifice est suffisamment étroit pour serrer la sonde destinée à dilater le rétrécissement de l'urèthre. En effet, Messieurs, dès qu'un instrument est serré dans le méat, immédiatement il se produit une contracture de la région profonde de l'urèthre. Comme vous le verrez plus tard, je fais toujours l'examen de la vessie, au point de vue de la recherche de la pierre, avec un instrument lithotriteur. Il m'est arrivé de vouloir introduire dans l'urèthre un instrument qui forçait un peu le méat; toujours dans ces cas, j'ai éprouvé de la difficulté à introduire le bec dans le collet du bulbe, et lorsque je l'y avais introduit, la contracture de la région profonde de l'urèthre était assez violente pour serrer mon instrument et l'empêcher de progresser. Si retirant cet instrument, j'en prenais un plus petit passant facilement dans le méat, je ne trouvais plus à la région profonde de l'urèthre la moindre difficulté. C'est ce qui se produit lorsqu'on passe des cathéters Beniqué et qu'on arrive au numéro qui force légèrement le méat; on est tout étonné de ne pas pouvoir l'engager dans la région profonde de l'urèthre, qui est contracturée. Si on débride le méat, l'instrument franchit facilement la région profonde.

Rétrécissements péniens. — Ce que nous venons de dire pour le méat est vrai à plus forte raison dans les cas d'atrésie traumatique de cet orifice, et s'applique exactement aux rétrécissements péniens, qui sont de beaucoup les plus sensibles. Toutes les fois qu'on force le rétrécissement pénien avec une sonde, on éprouve de la difficulté à franchir la région profonde en raison de son état de contracture. J'insisterai sur ces faits lorsque je vous parlerai des rétrécissements de l'urèthre.

Prépuce. — Les dispositions vicieuses du prépuce, atrésie de l'orifice, étroitesse ne permettant pas au gland de se découvrir, ou bridant le gland pendant l'érection, provoquent d'une façon réflexe un spasme de l'urèthre, capable, en raison de sa permanence, de troubler la miction. Dans ces cas, le spasme de l'urèthre est tel qu'il peut y avoir stagnation d'urine et même rétention. Dans ma leçon sur la miction je vous ai parlé d'un enfant à la mamelle qui se retenait volontairement d'uriner, qui même interrompait la miction : l'urine provoquant une douleur à son passage dans le prépuce. La circoncision a suffi pour guérir ce petit malade. J'ai observé un enfant de quatre mois atteint de rétention d'urine complète. Chez lui le prépuce était très-étroit et enflammé ; je fis la circoncision immédiatement, et aussitôt l'enfant commença à uriner ; au bout de vingt-quatre heures, la vessie était revenue à ses dimensions normales.

Chez l'adulte, à l'irritation due à l'inflammation du prépuce et à l'accumulation des matières sébacées, vient s'ajouter l'érection, comme cause irritante. Là, lorsque le prépuce est étroit et court, le gland est bridé, et les spasmes de l'urèthre se développant avec énergie, finissent par constituer un obstacle au cours de l'urine assez grand, pour que la vessie contienne beaucoup d'urine après chaque miction.

« Il y a quelques années, un jeune confrère établi depuis peu en province, vint me trouver, très-tourmenté, se disant atteint de rétrécissement de l'urèthre, et il ajoutait : « Je n'ai de la difficulté pour uriner que depuis trois mois, et je me marie dans quinze jours. » A l'examen je trouve de suite un prépuce court et étroit qui nécessairement bridait la verge pendant l'érection. Je passe dans l'urèthre une sonde n° 18 sans rencontrer d'obstacle, et je constate que la vessie ne se vide pas. Je console le confrère en lui disant qu'il n'avait pas de rétrécissement, que tout était dû à son prépuce. Je fis la circoncision, notre confrère se maria et n'eut plus de troubles de miction. » Il est certain qu'ici, les érections fréquentes, la verge étant bridée par le prépuce, étaient la cause des spasmes de l'urèthre qui troublaient la miction.

Je pourrais, Messieurs, vous citer bien des faits analogues, en voici encore un. « Il s'agit d'un de mes anciens camarades d'études, marié depuis plusieurs années, qui vient me consulter se disant atteint d'un rétrécissement de l'urèthre. Il avait consulté en province plusieurs confrères qui avaient tous essayé de lui passer des bougies, sans jamais pénétrer dans la vessie. A ma première visite, je pus introduire jusque dans la cavité vésicale une bougie fine et molle, mais sa présence irritait tellement, que je ne pus l'y laisser qu'un instant. Le prépuce était court et étroit, l'éjaculation se faisait difficilement, la presque totalité du sperme s'écoulait de l'urèthre, la verge étant revenue au repos. La vessie était dilatée, la matité remontait à trois doigts au-dessus du pubis, les mictions étaient très-fréquentes, chaque trois quart d'heure. L'urine s'écoulait par petits jets brusques et saccadés, quelquefois elle tombait en bavant. Après cette première visite, il me fut impossible d'introduire dans l'urèthre un instrument quelconque. Je proposai au malade de faire la circoncision pour libérer le gland, ce qu'il accepta. Cette opération faite, les besoins d'uriner étaient toujours fréquents et la vessie ne se vidait pas complétement. Le cathétérisme, même avec les bougies fines les plus molles, était toujours impossible en raison de la douleur extrême produite par le contact de l'instrument avec l'urèthre. Je donnai alors du chloroforme, et le malade à l'état de résolution, je pus introduire par l'urèthre dans la vessie tous les instruments possibles, même le brise-pierre explorateur, sans trouver le moindre obstacle dans l'urèthre. La vessie contenait 500 grammes d'urine normale. Avec le brise-pierre explorateur dans l'urèthre, je fis la dépression de ce canal en comprimant directement sa paroi inférieure. Je laissai dans la vessie environ 500 grammes d'eau tiède. Le malade est réveillé. Une demi-heure après il urine normalement par un jet gros et fort, à son grand étonnement. La miction fut ainsi rétablie. Trois jours après cette opération, la nuit il fut pris brusquement d'une colique néphrétique violente, qui se termina par l'évacuation spontanée d'une quantité considérable de gros cristaux d'acide urique, environ deux cuillerées à bouche. »

Vous voyez, Messieurs, à quel degré d'intensité peuvent arriver les spasmes de l'urèthre provoqués par un prépuce étroit et court, et quels troubles considérables de miction ils peuvent produire, car évidemment ici la cause dominante des spasmes de l'urèthre était certainement le prépuce, et non les cristaux arrêtés dans les reins.

Je dois vous faire remarquer l'apparition de la colique néphrétique trois jours après la cessation des spasmes et de tous les troubles de miction. Ce fait, réuni à d'autres dont je vous entretiendrai, semble démontrer que les spasmes de l'urèthre avec stagnation d'urine, quelle qu'en soit la cause, constituent un état défavorable à la descente des graviers des reins.

« Messieurs, je viens d'observer un fait analogue à celui-là : il y avait étranglement du gland par un prépuce étroit, et stagnation d'urine, chez un homme de trente-quatre ans. La sensibilité de l'urèthre n'était pas très-grande : je fis l'opération du prépuce, la vessie reprit ses fonctions. Trois semaines après, le malade fut pris de colique néphrétique, d'abord du côté gauche, puis huit huit jours après, une seconde fois du côté gauche ; cette seconde attaque passée, le malade fut pris de colique néphrétique du côté gauche et du côté droit en même temps. Jamais il n'a évacué le plus petit corps étranger. Cette colique néphrétique double a été le début des accidents urémiques qui ont emporté le malade. »

Je suis convaincu que dans ce fait que je vous donnerai en entier lorsque je vous parlerai des coliques néphrétiques, l'action irritante du prépuce sur l'extrémité de la verge et l'urèthre a provoqué cet état spécial des uretères qui n'a pas permis l'évacuation de corps étrangers retenus près des reins.

Corps étrangers dans la région antérieure de l'urèthre. — Les corps étrangers arrêtés dans la portion antérieure de l'urèthre, soit en arrière du méat, et surtout ceux arrêtés à la partie moyenne de la verge, au sommet de l'infundibulum du bulbe, lieu d'élection de l'arrêt des graviers si bien décrit par Civiale dans sa troisième lettre sur la lithotritie, provoquent un spasme de l'urèthre énergique en rapport avec l'irritation produite par le calcul, et suffisant pour déterminer la rétention d'urine. Civiale insiste sur la rétention d'urine dans ces cas. Dans les faits que j'ai observés, toutes les fois que le gravier était arrêté à la partie moyenne de la verge et irritait les parois de l'urèthre, il y avait rétention d'urine.

Chaudepisses aiguës. — Les inflammations aiguës de la région antérieure du canal de l'urèthre, provoquent aussi des phénomènes spasmodiques de la région profonde, surtout au moment où l'urine passe sur la muqueuse enflammée et détermine la douleur déchirante bien connue. Presque toujours l'urine s'écoule par petits jets entrecoupés.

Coopérites. — Tout dernièrement il m'a été donné d'observer deux cas de coopérites aiguës compliquant un écoulement chronique de l'urèthre. J'ai été frappé de la contraction spasmodique énergique de la région profonde de l'urèthre, qui, dans les deux cas, était la cause d'une rétention d'urine complète nécessitant le passage de la sonde, jusqu'à ce que l'inflammation de la glande ait complétement disparu. Dans ces deux cas, la rétention d'urine ne peut pas être attribuée à autre chose qu'au spasme de l'urèthre; car l'examen attentif de la prostate et des vésicules séminales ne faisait découvrir aucune autre altération.

Chez deux autres malades je pus observer les spasmes violents de l'urèthre avec rétention d'urine dus à l'inflammation d'une des glandes de Cooper, et cela d'une façon bien précise. « Dans le premier cas, la glande du côté gauche avait suppuré, il s'était formé une poche ouverte dans le rectum immédiatement au-dessus du sphincter anal. Lorsque le malade coïtait cette poche se vidait par l'anus. Presque toujours ce fait était accompagné d'une douleur assez vive. Puis la poche se remplissait à nouveau et finissait par former une tumeur saillante au périnée. Quand elle était devenue assez grosse, il se produisait invariablement des altérations de miction, les envies d'uriner devenaient plus fréquentes et je pus constater que la vessie ne se vidait pas dans ces moments-là. Pour détruire cette cavité, je fis l'opération de la fistule à l'anus, considérant la poche comme une fistule borgne interne ; je vis très-bien au fond de la plaie la petite masse glandulaire que je détruisis par des cautérisations successives : à partir de l'opération le malade n'eut plus aucun trouble de miction.

Dans le second cas, la coopérite suppurée, qui là encore était du côté gauche, s'est ouverte au périnée. De temps en temps la fistule se ferme, l'accumulation du liquide se produit et pendant cette période les difficultés pour uriner sont telles que le malade emploie la sonde. »

Ainsi, Messieurs, jusqu'à présent, tous les faits d'irritation de la région antérieure de l'urèthre ou de l'extrémité de la verge, que je viens d'étudier devant vous, ont eu pour conséquence la contraction de la région profonde de l'urèthre et la stagnation d'urine ou même la rétention complète ; la vessie est toujours restée en dehors de l'action de ces irritations, de là sa passivité dans ces cas.

Érection. — Certains troubles des fonctions génitales, volontaires ou involontaires, ont une action marquée sur la production des spasmes de l'urèthre. Quelle que soit la théorie de l'érection admise, il est certain que pendant l'érection complète, tous les muscles de l'urèthre sont contractés énergiquement. Si cet état de contraction est maintenu pendant un temps long, on voit se produire brusquement la rétention d'urine complète. J'ai observé un fait où la cause de la rétention d'urine avait parfaitement été l'érection prolongée et maintenue prolongée.

« Le malade, âgé d'environ 49 ans, m'envoie chercher au milieu de la nuit et me raconte de suite ses agissements de la soirée, depuis lesquels la rétention d'urine était complète. Il n'avait aucune espèce d'irritation du gland due au prépuce, n'avait jamais eu de chaudepisse, n'était pas constipé; antérieurement, aucun trouble de miction n'existait. Je ne pus le cathétériser qu'avec une sonde en métal de petit calibre à courbure courte, mais arrondie, sonde à laquelle Caudmont a donné son nom. Les grosses sondes en gomme ou la sonde volumineuse à grande courbure de Gély étaient manifestement serrées dans la région membraneuse, qui saignait avec la plus grande facilité. La sonde de Caudmont, d'un calibre beaucoup plus faible, n° 15, très-courbée, a pu franchir l'urèthre et passer par-dessus le col de la vessie, qui était très-élevé. »

Des troubles de miction se rencontrent fréquemment chez les sujets qui ont des érections involontaires et prolongées la nuit, quelle qu'en soit la cause.

Presque toujours ces malades se plaignent d'uriner souvent, et d'avoir de temps en temps des douleurs au périnée soit pendant la marche, soit surtout en finissant d'uriner. Chez un de ces malades j'ai pu constater que la vessie ne se vidait pas complétement malgré son âge, 38 ans, et malgré l'absence d'obstacle dans l'urèthre.

Coït incomplet. — Un fait plus fréquent est celui de troubles fonctionnels volontaires dans le coït, consistant à éjaculer en dehors de la femme. Mercier, dans son *Étude sur les valvules du col vésical*, insiste et avec raison, sur l'amélioration momentanée habituelle, produite chez les malades par le coït. Mais, Messieurs, le coït incomplet, loin de diminuer les troubles fonctionnels chez les malades qui ont déjà des altérations de miction, les aggrave. J'ai observé une série de faits fort curieux, sur des sujets, tous gens de bureau et mariés. Après avoir reconnu qu'ils n'avaient pas d'hémorrhoïdes et qu'aucune cause de voisinage ne pouvait provoquer ces troubles de miction, consistant en envies fréquentes d'uriner, longueur de la miction, vessie ne se vidant pas, sur mes questions les malades me racontaient comment ils pratiquaient le coït. Je m'empressais de passer une bougie en gomme de plus en plus grosse, en commençant par le n° 15. Presque toujours la sonde était comme serrée dans la région profonde de l'urèthre. Deux fois j'ai été obligé de prendre un numéro plus faible, la bougie n° 15 étant arrêtée, serrée. Chez tous ces malades, le passage de quelques cathéters Béniqué, deux ou trois fois à quelques jours d'intervalle, a suffi pour faire cesser le spasme de l'urèthre. Chez quelques-uns il a fallu, en plus, vider deux ou trois fois la vessie pour faire cesser les phénomènes de stagnation d'urine. Chez tous, le coït complet provoquait une amélioration considérable dans leur état.

A côté de ces faits-là, Messieurs, j'en ai un qui est absolument typique. « Il s'agit d'un homme d'une quarantaine d'années, qui m'est adressé par mon maître M. Bazin; il me raconte son histoire. Comme toujours il se croit atteint de rétrécissement de l'urèthre et me dit qu'il a des difficultés pour uriner depuis longtemps. Interrogé sur ses fonctions génitales, il ajoute que depuis son mariage, qui remonte à plusieurs années, il ne coïtait pas complétement parce qu'il était syphilitique, mais qu'il n'avait jamais eu la chaudepisse. Je le sonde avec un instrument en gomme n° 15, je constate que la vessie ne se vide pas, la quantité d'urine retirée étant beaucoup plus grande que celle évacuée par le malade à chaque miction. Le malade, très-pressé de retourner chez lui, je lui passe un petit brise-pierre explorateur et je déprime la lèvre inférieure du col vésical. Je revois le lendemain le malade, qui urine déjà beaucoup mieux. Un mois après il m'écrivait qu'il n'éprouvait plus de gêne pour uriner, toutes ses fonctions étant complètes. »

Après le coït incomplet, l'éjaculation ayant lieu en dehors de la femme, il persiste un état de demi-éréthisme des organes génitaux. Quand, au contraire, le coït est complet, tous les phénomènes de contraction des organes génitaux cessent d'une façon absolue, le repos organique est complet. C'est certainement la persistance de ce demi-éréthisme qui localement provoque les spasmes de l'urèthre dont nous venons de parler.

Masturbation. — A côté de ces troubles fonctionnels dus aux coïts incomplets, nous devons parler de la masturbation, qui joue un grand rôle dans la production de ces spasmes uréthraux. Il est tout clair que la masturbation poussée très-loin finit par maintenir les organes dans un état de demi-éréthisme qui entraîne la contracture de la région profonde de l'urèthre, et par cela même des troubles de la miction. J'en ai observé plusieurs faits chez des individus jeunes, de moins de 20 ans. Le plus souvent, comme je vous le dirai quand je vous parlerai des pertes séminales, il est bien difficile de savoir très-exactement comment est exécutée la masturbation. En réalité, le mécanisme de la production des spasmes doit être ici celui de l'érection prolongée, quand il n'y a pas irritation locale due à une véritable inflammation des voies génitales proprement dites (canaux éjaculateurs, vésicules séminales ou glandes de la région profonde de l'urèthre).

C'est dans ces spasmes dus à la masturbation qu'on rencontre ce fait bizarre : un jour on passe les plus gros instruments sans rencontrer le moindre obstacle dans l'urèthre; le lendemain toutes les bougies molles sont arrêtées en avant du collet du bulbe, et on ne peut passer qu'avec les cathéters Béniqué, parce qu'on les introduit directement dans l'orifice du collet du bulbe. La masturbation récente peut certainement être la cause de ces nouveaux phénomènes spasmodiques; mais l'état d'excitation nerveuse avec agitation nocturne, si fréquente chez ces sujets, suffit pour ramener les spasmes uréthraux et les troubles de miction.

Nature des urines. — La nature des urines n'est pas sans influence sur l'état de contraction de l'urèthre; quand elles sont fortement irritantes, en raison de leur état ammoniacal, l'irritation de l'urèthre qu'elles produisent au moment de leur passage provoque naturellement l'état de contraction plus énergique de ce canal. Il en résulte à la longue un spasme de l'urèthre qui agit en en diminuant le calibre, et qui cesse lorsque les urines deviennent normales.

L'arrêt de cristaux dans l'urèthre provoque toujours un état spasmodique. J'ai observé des malades qui se croyaient atteints de rétrécissements de l'urèthre, et chez qui les troubles de miction étaient provoqués par des cristaux arrêtés dans le canal. Ils en urinaient tellement qu'à chaque miction il en tombait une grande quantité au fond du vase. J'ai vu sur deux malades des cristaux arrêtés dans l'urèthre en quantité telle, que la bougie introduite par l'urèthre jusque dans la vessie, puis retirée, en était absolument couverte. Chez un de ces malades, qui m'a été adressé par le premier élève que j'ai eu à l'École pratique, les cristaux étaient de phosphate ammoniaco-magnésien. Chez le second malade, et c'est là un fait plus fréquent, les cristaux étaient de l'acide urique en paillettes. Il va de soi que le traitement approprié à chacune de ces gravelles fera cesser tous les phénomènes spasmodiques troublant la miction, et retenant de l'urine à l'état de stagnation dans la vessie.

Causes de voisinage.

Nous avons maintenant, Messieurs, à vous parler des causes qui, placées au voisinage de l'urèthre, agissent sur lui en en provoquant l'état spasmodique.

Constipation. — L'accumulation de matières fécales dans le rectum est, comme tout le monde a pu l'observer, une cause fréquente de rétention d'urine chez les vieillards, et généralement on attribue la rétention à la compression physique de l'urèthre par les matières fécales qui repoussent en avant la prostate. Deux faits dans lesquels les malades urinaient encore, quoique avec difficulté, m'ont démontré que le spasme de l'urèthre avec diminution de calibre au niveau de la portion membraneuse, pouvait s'ajouter aux phénomènes de compression. Pendant le siége de Paris, où le régime était absolument échauffant, j'ai été appelé, par deux confrères différents, près de deux malades chez qui le diagnostic rétrécissement de l'urèthre avait été porté. « L'un était un homme de quarante-cinq ans, il n'avait de difficulté pour uriner que depuis quelque temps. Mon confrère avait voulu le sonder et n'avait pu engager dans l'urèthre qu'une toute petite bougie. Moi-même je pouvais introduire le n° 8 jusque dans la vessie, mais le n° 9 était retenu serré au niveau de la portion membraneuse. J'examine par le rectum, je trouve la prostate assez grosse et le rectum complétement plein de matières fécales. En raison du peu d'ancienneté des difficultés pour uriner, je ne crus pas au rétrécissement. Nous débarrassâmes le rectum au moyen d'un purgatif salin, et, deux jours après, je pus passer dans l'urèthre les nos 22 et 23 sans difficulté. Du reste, la miction était complétement rétablie. »

« Le second malade était un concierge de soixante-quatre ans environ. Comme chez le premier, une petite bougie n° 10 était serrée au niveau de la région membraneuse; la prostate était très-grosse, et le rectum plein de matières fécales. Là encore, lorsque le rectum a été vide, les fonctions de miction sont redevenues ce qu'elles étaient auparavant. »

Cet état de spasme de l'urèthre dû à la constipation s'observe aussi chez les individus jeunes. « Je l'ai vu assez développé sur un homme de trente ans, pour retenir dans la vessie plus de 500 grammes d'urine après la miction. La bougie n° 12 était serrée dans l'urèthre pendant la constipation, et dès qu'elle cessait, l'urèthre laissait passer les instruments les plus volumineux; en même temps la vessie se vidait. »

Ces trois faits prouvent bien que l'accumulation des matières fécales dans le rectum n'agit pas seulement en comprimant l'urèthre, mais aussi en provoquant un état spasmodique du canal.

Du reste, Messieurs, vous me verrez constamment revenir, à propos de chaque affection des voies urinaires, ou à propos des soins à donner aux malades dans le cours d'une opération ou après une opération, sur l'utilité et la nécessité de maintenir le rectum constamment vide.

Hémorrhoïdes. — A propos de l'action des hémorrhoïdes sur les phénomènes spasmodiques de l'urèthre, il y a deux cas : dans le premier, le gonflement hémorrhoïdal est considérable, l'anus est tuméfié, les bourrelets hémorrhoïdaux font saillie à l'extérieur. Si on touche le rectum, on commence par reconnaître le phénomène de contracture du sphincter anal sur les hémorrhoïdes, et on trouve toujours la prostate tuméfiée, ayant une consistance plus molle qu'à son état normal; il y a congestion prostatique, affection dont je vous parlerai longuement. Dans ce cas, on rencontre toujours du côté de l'urèthre une élévation considérable de la lèvre inférieure du col vésical, qui s'explique en raison du gonflement passager de la prostate congestionnée. Mais certainement il y a irritation de l'urèthre, car lorsqu'on arrive dans la région profonde de l'urèthre avec la grosse sonde à grande courbure ou les sondes bicoudées en gomme, on trouve toujours le col proprement dit de la vessie élevé au-dessus du plancher prostatique et très-sensible. J'ai pu observer ces faits chez plusieurs malades, auxquels on avait donné de l'aloès pour provoquer justement la congestion rectale; chez eux la sensibilité du col était excessive, ce que je constatais en les sondant pour faire cesser la rétention d'urine.

Dans le second cas, il s'agit de vieilles hémorrhoïdes qui n'ont pas été gonflées et n'ont pas flué depuis longtemps ; ce sont des marisques internes. « Chez un malade, âgé de soixante-dix ans, très-bien constitué, je constatai au premier cathétérisme une diminution de calibre au niveau de la portion membraneuse, qui ne permettait pas de dépasser la sonde n° 15. La vessie était distendue et retenait de l'urine après chaque miction. Ce malade n'avait de troubles de la miction que depuis très-peu de temps. En le touchant par le rectum, je constatai que la prostate était symétrique et peu développée pour son âge, d'une dureté uniforme et normale. Mais la muqueuse rectale, au niveau de la prostate, présentait un repli flottant ayant comme un noyau dur à son limbe, noyau par conséquent éloigné de la prostate. Le malade me raconta qu'il avait eu des hémorrhoïdes pendant de longues années à des époques fixes, et qu'elles avaient cessé de paraître depuis une dizaine d'années. Je cherchai alors la cause occasionnelle ; il me raconta qu'il venait de faire un long voyage pour accompagner un de ses parents malade, et que dans le cours de ce voyage, pendant une constipation qui dura plusieurs jours, il fut pris d'une difficulté pour uriner qui ne cessa pas. Évidemment ici, la constipation et l'excitation due au voyage ont été les causes occasionnelles qui ont provoqué un gonflement d'anciennes hémorrhoïdes. Ces troubles de miction se continuèrent jusqu'à ce que cette marisque interne ait diminué de volume et se soit complétement ramollie sous l'influence de lavements quotidiens.

» Alors l'urèthre laissa passer le n° 22 sans qu'il soit serré. Ici, cette marisque irritait ou excitait l'urèthre par son contact avec la prostate. »

Fissures à l'anus. — La connexion qui existe entre

l'anus et l'urèthre, la synergie dans les contractions de l'anus et de l'urèthre, explique comment la contracture douloureuse de l'anus, que nous appelons fissure à l'anus, peut provoquer du côté du canal un état spasmodique et des troubles de la miction. Les faits de ce genre ne sont pas rares. Il y a bien longtemps, M. Maisonneuve conseilla de faire la dilatation forcée de l'anus chez les individus atteints d'hypertrophie prostatique; il avait remarqué que les malades urinaient mieux après. La cessation de la contraction énergique de l'anus semble rendre plus difficile la contraction de l'urèthre. Les faits de fissure à l'anus dans lesquels des troubles de miction ont été observés, démontrent l'utilité de l'intervention chirurgicale sur l'anus dans certains cas d'excitation de l'urèthre.

Station debout. — Au nombre des causes de contracture permanente de l'urèthre avec passivité de la vessie, nous devons placer la station debout prolongée et le travail constamment debout. J'ai publié en 1874, dans un mémoire de M. Longuet (1), un fait fort curieux de contracture violente et douloureuse de l'urèthre chez une jeune femme employée dans un grand magasin de nouveautés, chez laquelle il n'y avait aucune cause matérielle, locale ou de voisinage, pour expliquer cette contracture violente. La dilatation forcée de l'urèthre, avec chloroforme, a suffi pour rétablir la miction normale. Cette dame a continué ses mêmes occupations, et trois ans après, au mois de janvier 1877, elle est revenue me trouver, sa contracture de l'urèthre existait à nouveau. Je fis la même

(1) *De la dilatation de l'urèthre chez la femme.* Longuet, *Annales de Gynécologie*, 1874.

opération, la dilatation de l'urèthre, la malade étant anesthésiée par le chloroforme, et j'obtins le même résultat que la première fois.

Chez les jeunes gens qui travaillent debout, qui sont constamment debout, j'ai observé deux fois des spasmes de l'urèthre qui ont cédé au passage des sondes. Dans les deux cas il s'agissait d'élèves en pharmacie. Chez l'un, il y avait bien un peu d'uréthrite chronique ; mais, comme il l'avait remarqué, quand il se reposait vingt-quatre heures, il urinait beaucoup mieux. Chez l'autre, il n'y avait pas la moindre trace d'uréthrite chronique, et le repos lui donnait toujours une amélioration dans la miction. Chez ces deux malades, je passai des cathéters Béniqué, en commençant par le n° 30, et sous l'influence de leur présence dans l'urèthre, sans même chercher à dilater, les troubles de miction disparurent après sept ou huit cathétérismes.

Urèthre pudique. — Vous savez, Messieurs, que certains sujets ne peuvent uriner qu'étant seuls, s'ils sentent quelqu'un près d'eux, qu'ils l'entendent, même sans le voir, pourvu qu'ils aient conscience d'en être vus ou entendus, quel que soit leur besoin d'uriner, quels que soient les efforts qu'ils font pour uriner, ils n'y parviennent pas. Bien plus, s'ils ont commencé à uriner, l'arrivée près d'eux d'un individu qu'ils entendent, même lorsqu'ils ne le voient pas, provoque immédiatement l'arrêt complet de la miction. C'est là, Messieurs, une véritable maladie. Il se produit, ici, une contraction réflexe de l'urèthre absolument involontaire, qui constitue un obstacle réel au cours de l'urine, qui agit comme le ferait un obstacle matériel oblitérant l'urèthre ; de là la contracture et l'élévation du col de la vessie, sur laquelle Mercier a insisté dans ces cas, de là aussi la stagnation d'urine, même chez les individus jeunes. C'est une affection qu'il est important de faire disparaître, elle met le sujet, jeune encore, dans les conditions de stagnation d'urine si favorables aux troubles permanents de miction et même à la rétention d'urine complète. Quelquefois, ainsi que je l'ai observé, le passage des sondes et surtout des cathéters Béniqué suffit pour faire cesser cette sensibilité spéciale de l'urèthre; dans un cas, j'ai obtenu la guérison au moyen des courants électriques continus descendants sur la moelle, et de la moelle au périnée.

Affections de la moelle. — Le spasme violent de l'urèthre pouvant provoquer la rétention d'urine se rencontre aussi dans les affections de la moelle. Vous savez tous que, dans l'ataxie locomotrice, on voit successivement chez le même malade de la contracture de l'urèthre avec rétention, et d'autres fois de la contracture vésicale avec incontinence d'urine.

« J'ai observé un cas curieux de contracture de l'urèthre au niveau de la portion membraneuse, avec diminution de calibre, chez un sujet atteint de myélite. Je suis appelé par mon confrère, le Dr Loquet, près d'un malade atteint de rétention d'urine; il s'agissait d'un voyageur de commerce ayant des habitudes alcooliques. Il avait eu de nombreuses chaudepisses antérieures. Le malade était couché et n'avait pas uriné depuis douze heures.

» Je parviens à introduire dans la vessie une petite bougie n° 2; pour m'assurer du siége du rétrécissement, je visse sur la bougie une sonde en gomme et je pousse le tout dans l'urèthre. La sonde en gomme est arrêtée d'une façon très-nette au niveau de la portion membraneuse. Cette manœuvre surexcite l'envie d'uriner; je retire la sonde que je dévisse de la bougie, puis je retire la petite bougie jusqu'à ce que son extrémité seule soit dans l'orifice rétréci, et il s'échappe une petite quantité d'urine. Je remets la bougie en place, je la fixe, et je prie mon confrère de répéter la manœuvre que je venais d'exécuter pour faire uriner le malade, s'il ne pouvait pas chasser l'urine par-dessus la bougie en place.

» Je quitte mon confrère en lui donnant rendez-vous au lendemain matin pour faire l'uréthrotomie interne, tant j'étais convaincu d'avoir affaire à un rétrécissement très-étroit de l'urèthre. Le lendemain le malade avait uriné par-dessus la bougie, et celle-ci était tellement libre dans l'urèthre, que j'en fus étonné. Je repris la sonde, je la vissai sur la bougie, je poussai le tout dans l'urèthre et j'arrivai sans rencontrer d'obstacle dans la vessie, d'où je retirai 500 grammes d'urine. J'y fis une injection d'eau tiède, je retirai la sonde, qui n'avait guère que le calibre 16 et la bougie à sa suite. Je pris alors des sondes coudées, et je pus introduire dans la vessie un n° 23, je vidai la vessie de l'eau que j'y avais injectée. Je dis au malade de venir me voir le lendemain chez moi. A son arrivée, je fus frappé de la façon dont il marchait (jusque-là je ne l'avais vu que couché); il s'appuyait fortement sur une canne et traînait les jambes comme dans la myélite. Le moindre pincement aux membres inférieurs provoquait un mouvement réflexe considérable du membre pincé; la pression sur la dernière vertèbre dorsale et la première lombaire provoquait une douleur vive. Préoccupé de la stagnation d'urine, le malade étant debout, je le sondai : je fus tout étonné de trouver la vessie entièrement vide; le malade me dit qu'il avait uriné immédiatement avant de monter chez moi. » Ainsi ce fait est bien une contracture de la région membraneuse de l'urèthre avec diminution de calibre, simulant le rétrécissement. Il y a encore un point sur lequel je dois attirer votre attention, c'est la facilité avec laquelle la vessie est revenue sur elle-même, la contracture de l'urèthre n'existant plus.

Vous voyez, Messieurs, qu'il faut quelquefois aller chercher au loin la véritable cause du spasme uréthral, et combien il est nécessaire d'examiner complétement un malade avant de formuler un diagnostic.

Si nous rapprochons les spasmes de l'urèthre dus à la pudeur de l'urèthre de ce fait si singulier que je viens de vous donner, on comprend facilement la production de contractures de l'urèthre dans les cas d'excitation plus ou moins intense de la moelle. J'en ai observé plusieurs faits, entre autres chez un malade qui, plus tard, a eu des accidents violents dus à une altération des centres nerveux.

Je vous ai déjà parlé, Messieurs, des contractures de la vessie et de l'urèthre simultanées que l'on observe chez les ataxiques. Cette véritable incontinence active d'urine provoquée par la contracture violente de la vessie, alterne souvent chez ces malheureux avec une véritable rétention, c'est-à-dire que la vessie, au lieu de se contracturer, semble paralysée, l'urèthre seul étant actif. Mais l'urèthre ne conserve pas toujours son état de contraction normale qui seul suffit ici pour maintenir l'urine dans la vessie; il est le siége souvent d'une véritable contraction active, d'un spasme qui pourrait très-bien donner le change et faire croire à un rétrécissement ou à une valvule musculaire du col vésical.

« J'ai observé un malade qui venait à Paris pour se faire couper la valvule du col vésical. A un premier examen, je reconnus en effet très-bien la saillie de la lèvre inférieure du col vésical au-dessus de la surface prostatique, d'une part, et du trigone vésical, de l'autre. A un second examen, je ne retrouvai pas la moindre saillie. Le malade avait uriné très-librement la nuit précédente, et il me raconta qu'il avait ainsi des intermittences dans la facilité avec laquelle il urinait. En l'examinant complétement, je reconnus bien vite que j'avais affaire à un ataxique. Le malade persistant à vouloir être opéré, j'appelai en consultation M. le professeur Charcot et M. Mercier : ces Messieurs furent comme moi convaincus que l'opération était inutile. »

Ce que je vous dis là, Messieurs, à propos de la valvule de Mercier dans ces cas d'ataxie, je puis le répéter complétement pour les cas de contracture de la portion membraneuse due à l'ataxie, qui offre, à n'en pas douter, les signes physiques d'un rétrécissement. En effet, une sonde d'un calibre moyen des n°s 10 à 15 peut être serrée au niveau de la portion membraneuse et même arrêtée complétement à ce niveau, chez un sujet ataxique, sans qu'il y ait de rétrécissement organisé ; j'en ai observé un fait, extrêmement curieux, typique. « Il s'agit d'un malade âgé d'une quarantaine d'années, qui vint me consulter pour des envies fréquentes d'uriner et des difficultés de la miction. A mon premier examen, je constatai que la sonde n° 14 était serrée au niveau de la portion membraneuse : il aurait fallu forcer pour la conduire dans la vessie. Je pris une sonde conique olivaire comme la première, mais plus petite (n° 11) et je la conduisis facilement dans la vessie, d'où il s'écoula presque un litre d'urine. Le malade était manifestement ataxique : l'incoordination des mouvements des membres inférieurs et les antécédents de douleurs fulgurantes ne laissaient aucun doute. Je me gardai bien de conclure au rétrécissement de l'urèthre ; en effet, après trois cathétérismes faits chaque vingt-quatre heures avec les sondes bougies pour vider la cavité vésicale, je pus brusquement passer une sonde coudée en gomme, n° 21, sans rencontrer d'obstacle dans l'urèthre. J'appris même au malade à se servir de la sonde, la vessie continuant toujours à retenir une grande quantité d'urine, ce qui est une preuve que l'état de dilatation de la vessie n'est pas dû à un rétrécissement de l'urèthre, mais à l'affection de la moelle. Lorsque la stagnation d'urine est due à un rétrécissement organique seul, lorsque le calibre de l'urèthre a été rétabli, la vessie reprend peu à peu son pouvoir contractile et arrive à se vider.

L'hystérie est assez souvent la seule cause à laquelle on peut attribuer les phénomènes spasmodiques de l'urèthre, qui, là, déterminent une véritable rétention d'urine. Il n'est pas rare de voir des femmes hystériques qui, pendant un temps plus ou moins long, ne peuvent uriner qu'avec la sonde ; puis tout d'un coup les fonctions se rétablissent. Dans ces cas, le mécanisme de la rétention d'urine peut très-bien être une diminution momentanée dans le pouvoir contractile de la vessie, qui ayant perdu sa sensibilité se laisse dilater sans se contracter, par conséquent sans agir sur le col. Mais j'ai observé d'une façon nette pendant mon internat, avec mon collègue et ami le Dr Painetvin, un fait où la contracture de l'urèthre était bien précise. Il s'agissait d'une jeune fille hystérique qui ne pouvait uriner qu'avec la sonde, et son urèthre, au lieu d'avoir la faible courbure normale, était fortement courbé : le col étant relevé en arrière du pubis, même lorsque la vessie n'était pas très-distendue. Nous ne pouvions sonder la malade qu'avec une sonde d'homme à grande courbure.

Froid. — Il me reste, Messieurs, à vous parler d'un fait dans lequel la cause de la contracture de l'urèthre avait été le séjour prolongé des membres inférieurs dans de l'eau froide. « Il s'agit d'un charpentier qui, lors d'inondation, était resté plusieurs jours de suite les membres inférieurs dans l'eau pour construire des passerelles. Il se plaignait d'envies fréquentes d'uriner, d'être obligé de pousser violemment pour expulser le peu d'urine qu'il pouvait évacuer; et chaque miction était suivie d'une douleur qui se prolongeait pendant trois à quatre minutes. Il m'affirma qu'il n'avait jamais eu de chaude-pisse. Je passai une bougie nº 9, je pris une sonde de même numéro et je vidai la vessie qui contenait environ 700 grammes d'urine. Je voulus passer une sonde plus grosse, mais elle était serrée à la portion membraneuse. Le lendemain le malade me raconta qu'il urinait beaucoup mieux, et en effet les sondes de la veille passaient facilement, je pus introduire sans difficulté le nº 20. Mais il y avait toujours une douleur assez vive à la fin de la miction. Je passai des cathéters Béniqué de plus en plus volumineux jusqu'au nº 45; malgré cela, la douleur après la miction persistait, et cependant la vessie se vidait bien. Craignant alors la présence d'un calcul, je fis l'examen avec le petit brise-pierre explorateur, je ne trouvai rien dans la vessie. Profitant de la présence de mon brise-pierre dans l'urèthre, je fis la dépression de la paroi inférieure du canal avec mon instrument. Après cette petite opération, les douleurs de la fin de la miction diminuèrent. Je fis alors des applications de courants électriques continus descendants sur la moelle, qui complétèrent la guérison. »

MESSIEURS,

Certainement, l'importance séméiologique de l'étude des causes des spasmes de la vessie et de l'urèthre, et des causes des spasmes de l'urèthre, ne vous échappe pas. Car, comme je vous l'ai dit, presque tous les malades, que le chirurgien spécialiste des voies urinaires est appelé à soigner, présentent plus ou moins des phénomènes spasmodiques s'ajoutant à la lésion existante pour troubler les fonctions de miction; ou bien étant les seules causes des troubles de miction lorsque ces spasmes sont déterminés par une cause siégeant en un point éloigné des voies urinaires.

Cependant il y a un certain groupement à faire dans les causes de ces spasmes. Si vous vous rappelez bien tout ce que je vous ai dit, vous verrez de suite que toutes les irritations ayant pour siége le prépuce; le gland; le méat; la portion pénienne de l'urèthre, de l'orifice du méat au collet du bulbe (rétrécissements péniens); jusques et y compris les inflammations des glandes de Cooper : toutes ces irritations sont l'origine d'un réflexe dont le résultat est la contracture de la région profonde de l'urèthre, avec stagnation ou rétention d'urine, c'est-à-dire qu'elles provoquent le spasme de l'urèthre, sans provoquer la moindre excitation sur les parois vésicales. De là l'indication formelle de rechercher si la vessie est distendue dans tous ces cas et quel est son degré de distension.

Vous avez dû remarquer aussi, Messieurs, ce fait (p. 107) dans lequel après l'ablation d'un prépuce qui étranglait le gland, et qui provoquait des spasmes violents et douloureux de l'urèthre avec stagnation d'urine, vous avez dû remarquer, dis-je, que les phénomènes spasmodiques de l'urèthre ayant disparu, le malade a été pris de coliques néphrétiques terminées par l'évacuation d'une grande quantité de cristaux d'acide urique. J'en ai conclu que chez ce malade, tant que l'irritation de l'urèthre a persisté avec la stagnation d'urine, les uretères étaient dans un état tel qu'ils ne permettaient pas le déplacement de cette masse énorme de cristaux d'acide urique, et que les conditions de l'urèthre et de la vessie étant brusquement changées, il en a été de même pour les uretères qui ont permis l'évacuation des cristaux d'acide urique. Je suis donc arrivé à cette conclusion, c'est que les spasmes de l'urèthre qui provoquent la stagnation d'urine dans la vessie, déterminent une excitation des uretères qui retient les gravelles dans les bassinets. Le second fait, page 108, dans lequel, après l'ablation du prépuce, et la cessation de l'irritation de l'urèthre et de la stagnation d'urine survinrent les coliques néphrétiques successives, d'abord à gauche, puis à droite; puis enfin la terminaison terrible par les accidents de nature urémique qui ont commencé dès que les deux uretères ont été pris, prouvent encore l'influence des spasmes de l'urèthre accompagnés de stagnation d'urine, sur les uretères.

Dans un second groupe, nous voyons que toutes les affections qui provoquent une irritation à la surface du rein ou dans la continuité des uretères; qui irritent les parois vésicales directement, dont le siége d'action est directement sur le col de la vessie, ou dans la région profonde de l'urèthre, depuis le collet du bulbe jusqu'au col vésical, ou dans les glandes de cette région comme la prostate, ou enfin dans les canaux éjaculateurs et les vésicules séminales : dans tous ces cas il y a spasme de la vessie et de l'urèthre. Toujours la vessie est surexcitée, son degré de dilatation est abaissé, et même lorsqu'il y a rétention d'urine due à un obstacle matériel, comme dans les cas de prostatite aiguë, la vessie est toujours surexcitée, car à peine si elle contient une faible quantité de liquide, que déjà les accès douloureux de la rétention d'urine existent avec une intensité très-grande. Ce qui prouve bien que la vessie est sous l'influence de l'excitation due à l'affection prostatique.

Enfin, Messieurs, quand aucune lésion apparente des voies urinaires ne vous explique les troubles de miction, rappelez-vous que vous devez chercher la cause de ces troubles dans les organes voisins et même dans le système nerveux.

ACTION DU CHLOROFORME SUR L'URÈTHRE ET LA VESSIE.

MESSIEURS,

Action du chloroforme sur l'urèthre. — Je vous ai parlé, à propos des spasmes de l'urèthre, d'un fait où la sensibilité excessive du canal était due à un prépuce court et étroit qui bridait la verge pendant l'érection, et provoquait un état de spasme de l'urèthre tel que la vessie restait toujours dilatée par 500 grammes d'urine. Sous l'influence du chloroforme, la sensibilité de l'urèthre a été complétement annihilée, j'ai pu conduire jusque dans la vessie, sans rencontrer le moindre obstacle, le brise-pierre explorateur. Au passage de l'instrument dans l'urèthre, aucune manifestation de sensibilité organique persistante ne se produisit, pas même au col; je pus déprimer le col vésical et la région profonde de l'urèthre avec mon brise-pierre sans que le sujet fît le moindre mouvement.

Il est évident que l'action du chloroforme a été complète, la sensibilité de l'urèthre était entièrement annihilée. De plus, l'exploration de la vessie avec mon brise-pierre ne provoqua aucune espèce de contraction réflexe de la vessie ou de mouvements réflexes du corps. Ainsi la sensibilité organique de la vessie n'existait pas. Il est vrai qu'elle n'était excitée antérieurement par aucune lésion propre de ses parois ou de son col : elle était passive.

Dans les cas de rétrécissement de l'urèthre plus ou moins difficiles à franchir, on a eu depuis longtemps l'idée de donner du chloroforme pour favoriser le passage de la bougie. M. Sédillot a constaté que le malade étant anesthésié, il avait pu passer une sonde plus grosse que celle qui passait, le malade étant en état de veille. Nous-même, dans plusieurs cas où la sensibilité de l'urèthre était très-grande, nous avons pu franchir facilement des rétrécissements, le malade étant anesthésié, lorsque dans l'état de veille la sensibilité exagérée, et surexcitée par l'entrée de la bougie dans la partie antérieure de l'urèthre, rendait impossible tout cathétérisme. C'est ce que vous trouverez, Messieurs, dans le fait reproduit à la page 301 de mon *Traité des opérations des voies urinaires.* « Il s'agit d'un homme dont le rétrécissement n'avait pas été franchi depuis longtemps. A mon premier examen, je passe une bougie d'un millimètre et demi, mais les jours suivants la même bougie ne peut pas être introduite au-delà de 5 centimètres dans l'urèthre, et en prolongeant mes tentatives de cathétérisme, je finissais par provoquer un état nerveux général avec spasmes violents de l'urèthre. Sous l'influence du chloroforme, je passai facilement la bougie et le cathéter de l'uréthrotome de Maisonneuve sans rencontrer d'obstacle, et sans provovoquer chez le sujet endormi les moindres mouvements réflexes dus à la sensibilité organique du col vésical et de la vessie. »

Voici encore un fait, Messieurs, qui démontre absolument que la sensibilité de l'urèthre est annihilée par le chloroforme.

« En 1868, j'eus à soigner d'un rétrécissement de l'urèthre très-étroit un homme extrêmement nerveux; il refusait depuis longtemps l'opération, qui lui avait été nombre de fois conseillée.

» Le rétrécissement était pénien et laissait passer assez facilement la bougie n° 3. Cet instrument, si faible et si flexible, provoquait toujours un peu de douleur au moment de son passage dans le col vésical. La dilatation de l'urèthre en arrière du rétrécissement était très-grande, l'urine était constamment chargée de muco-pus abondant, et la matité de la vessie s'élevait jusqu'à trois travers de doigt au-dessus du pubis. Lorsque je voulus passer le n° 4, il était serré dans le rétrécissement; la très-légère distension produite par la sonde, juste suffisante pour donner la sensation de résistance, a suffi pour provoquer un état spasmodique de l'urèthre accompagné d'une anxiété générale.

» Je décidai de donner du chloroforme pour pratiquer l'uréthrotomie interne.

» La résolution complète obtenue, je passai facilement la bougie n° 4; je vissai dessus le cathéter cannelé, que j'introduisis jusqu'au niveau de la région prostatique, le malade étant toujours maintenu en résolution. Au delà, à peine si mon cathéter était arrivé sur le col vésical, que le sujet, parfaitement inconscient et respirant toujours du chloroforme, fit des mouvements brusques du tronc qui me forcèrent d'arrêter l'introduction de mon instrument, que je retirai d'un centimètre. Le calme se rétablit vite. J'essayai à nouveau de franchir le col, mais aussitôt le contact du cathéter avec celui-ci, les mêmes phénomènes d'agitation générale se produisirent. J'insistai sur le chloroforme, et dirigeant mon cathéter avec beaucoup de soin vers la paroi supérieure de l'urèthre, je parvins à entrer dans la vessie. Immédiatement, faisant tenir par quatre aides le malade qui se débattait, je fis la section du rétrécissement, et je pus terminer l'opération en mettant la sonde en gomme à demeure, qui du reste fut bien supportée. (Le malade guérit.) »

Ainsi, la sensibilité de l'urèthre dans sa continuité avait été bien abolie par le chloroforme; mais celle du col vésical a persisté chez ce sujet; il a fallu augmenter de beaucoup la dose du chloroforme pour pouvoir franchir le col qui se contractait spasmodiquement au contact de l'instrument rigide. Mais ici, la sensibilité du col vésical existait avant l'opération. Nous avons vu que le passage, pendant l'état de veille, de la bougie en gomme suffisait pour y provoquer de la douleur et du spasme.

« J'ai soigné avec M. le docteur Morache un malade atteint de rétrécissement très-étroit de l'urèthre avec irritation violente du col de la vessie, chez qui, pendant l'anesthésie due au chloroforme, les mêmes faits se produisirent. Je n'avais pu franchir le rétrécissement qu'avec une bougie en baleine très-fine; mais le rétrécissement étant franchi, la bougie s'arrêta contre le col. Je la fixai en place, en la retirant un peu pour qu'elle n'irritât pas le col de la vessie. Vous savez, Messieurs, que les bougies en baleine laissées à demeure dans l'urèthre y perdent de leur roideur propre, deviennent presque souples; aussi, lorsque je revins après vingt-quatre heures, je ne fus pas étonné de conduire ma bougie, qui était à demeure, jusque dans la vessie sans provoquer de spasme du col. J'obtins ainsi la dilatation suffisante pour faire l'opération de l'uréthrotomie interne avec l'instrument de M. Maisonneuve. J'introduisis la bougie, puis le cathéter, je pus franchir facilement le rétrécissement, et lorsque le cathéter arriva contre le col vésical, le malade, qui était à l'état de veille, éprouva une douleur violente accompagnée de spasme du col qui nous décida à donner du chloroforme. La résolution étant complète, au moment où le cathéter arriva contre le col, l'agitation nerveuse indiquant bien que la sensibilité organique du col persistait, se manifesta d'une façon nette. Nous continuâmes à donner du chloroforme, et je conduisis avec soin mon cathéter vers la paroi supérieure de l'urèthre, pour éviter de heurter la face antérieure de la lèvre inférieure saillante du col. Ici, le cathéter une fois dans la vessie, les spasmes douloureux semblèrent diminuer, et je pus facilement terminer l'opération en faisant la section et en mettant la sonde à demeure. »

Ainsi, dans ce fait, la sensibilité organique du col vésical a persisté malgré le chloroforme.

Cette sensibilité organique du col vésical peut devenir une cause de difficulté opératoire que l'on doit toujours être prêt à vaincre. Jusqu'à présent, dans les faits que je viens de vous citer, aussitôt la section faite, les contractions spasmodiques du col de la vessie ont cessé, la sonde à demeure ouverte aux deux bouts a pu être facilement mise en place et bien supportée par le malade.

Je puis vous citer un fait, Messieurs, où la sensibilité du col vésical, très-développée dans l'état de veille, semblait avoir augmenté pendant l'anesthésie chloroformique, et même persista après la section du rétrécissement, assez pour rendre impossible la mise en place de la sonde à demeure ouverte aux deux bouts, que je dus remplacer par une sonde en gomme vissée sur la bougie conductrice. La petite bougie de l'uréthrotome étant dans l'urèthre, je vissai sur elle la sonde en gomme; je poussai la sonde jusque dans la vessie, à la suite de la petite bougie; je fixai la sonde dans l'urèthre, laissant dans la vessie la petite bougie attenante à la sonde.

Chez ce malade, que j'opérai avec mes confrères les docteurs Onimus et P. Dubois, les suites de l'opération furent heureuses, puisque l'inflammation chronique de la région profonde de l'urèthre, qui entretenait une épididymite chronique avec vaginalite suppurée, disparut en même temps que la miction normale se rétablit.

Ces faits suffisent, Messieurs, pour vous démontrer que l'action complète du chloroforme sur la sensibilité de l'urèthre, s'arrête au col vésical, quand ce dernier est le siége d'une irritation locale antérieure.

A propos des spasmes de la vessie dus aux affections de la région prostatique, et en particulier à celles des canaux éjaculateurs (page 94), je vous ai cité le fait d'un malade dont les canaux éjaculateurs étaient oblitérés, dont la vessie ne se dilatait pas, chez qui l'anesthésie chloroformique a permis de dilater complétement la vessie à plusieurs reprises et d'espacer ainsi les envies d'uriner. Le chloroforme, ici, en annihilant la sensibilité de la région prostatique due à l'altération qui oblitérait les canaux éjaculateurs, a détruit momentanément la sensibilité initiale du réflexe, dont la contraction vésicale était l'acte terminal. Ainsi, le col de la vessie et la cavité vésicale n'étant point irrités antérieurement par une affection propre de leur surface ou de leur tissu, mais simplement contracturés d'une façon réflexe, ont pu reprendre leur calme normal, l'irritation de la région prostatique ayant disparu.

Ce fait m'a permis de diagnostiquer chez ce malade que la seule lésion cause de ces envies fréquentes d'uriner était bien celle qui oblitérait les canaux éjaculateurs. Vous comprendrez, Messieurs, complétement la valeur de ce diagnostic quand je vous aurai parlé de l'action du chloroforme sur la vessie.

Chez la femme, l'action du chloroforme sur l'urèthre est complète. C'est ce qui m'a déterminé à pratiquer la dilatation forcée de l'urèthre de la femme, la résolution anesthésique étant complète, soit pour faire disparaître les spasmes douloureux de l'urèthre, comme dans les observations citées plus haut, page 120, ou pour extraire de la vessie des corps étrangers, comme dans l'observation relatée dans mon *Traité des opérations des voies urinaires*, page 778, ou dans celle que je lus à la Société de médecine de Paris en 1876. L'anesthésie en résolution étant complète, les fibres musculaires de l'urèthre homogène de la femme n'étant plus stimulées par la sensibilité propre de ce canal, se laissent distendre, glissent les unes sur les autres et permettent d'obtenir une dilatation générale de 2 centimètres et demi, sans rupture des fibres musculaires. C'est grâce à cette action du chloroforme sur la sensibilité de l'urèthre de la femme, que cette dilatation est possible sans qu'il en résulte d'incontinence d'urine consécutive.

ACTION DU CHLOROFORME SUR LA VESSIE.

Messieurs,

En 1872, je publiais dans la *Revue photographique des hôpitaux*, de M. le docteur Bourneville, une observation intitulée : *Calcul vésical. Contracture de la vessie sur la pierre. Action comparée des courants électriques continus et de l'anesthésie chloroformique sur cette contracture de la vessie. Taille médiane. Guérison.* — Dans ce fait, je donnai deux fois du chloroforme jusqu'à anesthésie complète, une fois pour examiner la vessie et la pierre, et malgré l'insensibilité générale obtenue, je ne pus pas injecter dans la vessie plus de 30 grammes d'eau, c'est-à-dire la quantité que la vessie pouvait supporter dans l'état de veille. Une seconde fois, je donnai du chloroforme pour faire la taille, et aussitôt l'anesthésie complète obtenue, je ne pus pas injecter plus d'eau dans la vessie que dans le premier cas, et dès que je fus arrivé par la taille dans la vessie, celle-ci se contractura énergiquement sur la pierre. Ainsi le chloroforme n'a eu aucune espèce d'action sur la sensibilité organique de la cavité vésicale.

Chez ce même malade, les courants électriques continus, le pôle positif étant dans la vessie, et le pôle négatif sur l'hypogastre, ont permis de dilater la vessie à la première séance jusqu'à 130 grammes d'eau tiède, puis de moins en moins jusqu'à la douzième séance de courants électriques continus, où je ne pus introduire que 70 grammes d'eau. Cette action de l'électricité sur la sensibilité organique de la vessie, dont je vous parlerai plus longuement bientôt, a permis ici de pronostiquer la dilatabilité de la cavité vésicale après l'extraction du corps étranger, ce qui en effet s'est produit, l'état de sclérose des parois de la vessie n'existant pas.

« En 1870, je publiai dans la *Gazette des hôpitaux* une observation d'*incrustations calcaires de la paroi vésicale avec pierre volumineuse, immobile et non adhérente.* Les incrustations calcaires étaient constituées par des agglomérations de cristaux de phosphates ammoniaco-magnésiens. C'est sur ce malade que nous fîmes la première application de courants électriques continus contre la sensibilité de la vessie, et par suite contre sa contracture. Sous l'influence des courants électriques, la vessie, qui ne pouvait contenir que 10 grammes d'eau tiède, en reçoit et en garde 150 grammes. Cette dilatation a décollé les plaques calcaires qui ont été évacuées spontanément ; mais très-peu de temps après l'action des courants électriques continus, la contracture vésicale se reproduisait.

» Lorsque je fis la taille pour retirer la pierre, je donnai du chloroforme au malade jusqu'à résolution. Arrivé dans la vessie, je déplaçai la pierre qui était immobilisée en arrière du col en la faisant basculer comme pour l'énucléer. Lorsque après cette manœuvre je portai mes ténettes en arrière du col et en bas pour saisir la pierre, je ne la trouvai plus. Malgré son volume, puisqu'elle était grosse comme un petit œuf de poule, la paroi supérieure de la vessie s'était contracturée sur elle au moment même où je l'avais retirée de sa loge, et la tenait suspendue en haut au-dessus du col vésical. Pour l'y saisir, je fus obligé de me servir des ténettes courbes et de diriger les becs de ces ténettes en haut. »

Vous voyez, Messieurs, que là encore l'anesthésie par le chloroforme a été sans action sur la sensibilité organique de la vessie et sur sa contracture, lorsque l'action des courants électriques continus permettait de dilater la vessie jusqu'à 150 grammes d'eau.

« En 1872, au mois de novembre, j'eus à opérer de la pierre (plâtras phosphatiques disséminés) un de mes confrères âgé de soixante-dix ans. A l'état de veille, et le rectum étant vide, la vessie, qui ne se vidait pas complétement à chaque miction, recevait facilement par l'injection 200 grammes d'eau tiède. Ce malade, qui était très-pusillanime, voulut à toute force être chloroformisé pendant les séances de lithotritie. Malgré tout ce que je pus lui dire, je fus obligé de lui donner du chloroforme.

» A la première séance, lorsqu'il fut arrivé à l'état de résolution complète, j'introduisis la sonde en gomme, je vidai la vessie de l'urine qu'elle contenait, et j'injectai de l'eau tiède aussi doucement que possible; mais je ne pus pas en faire supporter plus de 150 grammes, lorsque 200 grammes étaient fort bien tolérés pendant l'état de veille. J'introduisis mon brise-pierre à mors plats; au moment où je franchis le col, il y eut un mouvement du malade démontrant bien que la sensibilité organique du col persistait. Mais dès que je fis la première manœuvre pour la lithotritie (voir *Traité des opérations des voies urinaires*, page 468), le contact du talon du bec femelle avec la paroi vésicale provoqua immédiatement des efforts violents du malade, et la vessie se vida par-dessus mon instrument. Nous réveillâmes le malade, et une seconde fois je recommençai à le prier de se laisser opérer sans chloroforme.

» A notre seconde tentative encore avec chloroforme, les faits furent exactement les mêmes, sauf que je fis une prise rapidement pendant que la vessie se vidait par-dessus mon instrument.

» Enfin nous fûmes assez heureux pour convaincre le malade de se laisser opérer sans être anesthésié. Nous fîmes deux séances de lithotritie dans lesquelles la vessie garda les 200 grammes d'eau pendant plus d'une minute.

Certainement si nous avions eu affaire à un malade moins pusillanime, nous aurions pu faire des séances de broiement normales de deux minutes à deux minutes et demie. En tout cas il fut débarrassé de ses graviers et guérit. »

Dans ce fait, ce qui nous importe ici, c'est que la sensibilité organique de la vessie a été manifestement plus développée pendant la résolution chloroformique que pendant l'état de veille.

« Messieurs, vous vous rappelez très-certainement le fait d'excitation violente de la vessie due à des graviers retenus dans la prostate, que je vous ai cité plus haut (page 88). Pendant l'état de veille, on pouvait introduire dans l'urèthre jusque dans la vessie les instruments métalliques. Dans ce cas, j'ai dû renoncer à introduire un cathéter métallique dans la vessie pour faire l'opération de la taille, pendant que le malade était chloroformisé. J'ai fait l'opération en me servant d'une sonde en gomme dans l'urèthre comme conducteur; puis quand j'ai voulu examiner la vessie avec l'instrument métallique ou avec le doigt, il s'est produit une anxiété générale avec mouvements de tout le corps, efforts généraux violents, le malade tout entier contracturé se tenant arqué sur les épaules et les pieds. Ici l'action des courants électriques sur la vessie, après l'opération a été nulle. »

Ce fait seul, Messieurs, prouverait la non-action du chloroforme, donné jusqu'à résolution, sur la sensibilité organique du col vésical et de la vessie. Il permettrait même d'aller jusqu'à conclure que la sensibilité organique du col vésical et de la paroi vésicale, loin d'être abolie, ou même seulement atténuée par le chloroforme, semble être surexcitée, être plus grande, lorsque le col de la vessie et les parois vésicales sont le siége d'altérations irritantes existant avant l'action du chloroforme sur l'économie générale.

MESSIEURS,

Les conclusions que nous avons à tirer des faits qui précèdent, peuvent paraître singulières, parce que nous avons tous dans l'esprit le souvenir de cas où, pendant l'anesthésie par le chloroforme, on a pu faire sur le col vésical et la cavité vésicale des manœuvres chirurgicales, sans qu'aucun signe de la sensibilité organique du col et de la cavité de la vessie se manifestât. Mais en consultant mes notes et en remettant bien mes souvenirs, je n'ai jamais vu la sensibilité organique du col de la vessie et de ses parois disparaître pendant le chloroforme, lorsque le col de la vessie et ses parois étaient le siége d'une affection locale ancienne irritante (inflammation, etc.).

C'est du reste ce qui résulte des faits que nous venons de donner. Ainsi nous voyons des spasmes de l'urèthre dus à une malformation du prépuce, provoquer une excitation considérable de la sensibilité de l'urèthre, qui disparaît complétement pendant le chloroforme. Dans ce cas où le col vésical et la cavité de la vessie ne sont le siége d'aucune lésion, il n'y a eu aucune espèce de manifestation de sensibilité organique pendant le chloroforme.

Dans les faits de rétrécissement de l'urèthre, là où la portion postérieure du canal est le siége d'une inflammation chronique datant de longtemps et où les urines sont altérées, la sensibilité organique du col vésical persiste pendant le chloroforme, comme le prouve bien ce qui se passe en pareil cas lorsqu'on veut introduire un instrument métallique dans le col, par exemple le cathéter de l'uréthrotome.

Ce fait dans lequel l'excitation de la vessie est due à une lésion de la région prostatique avec oblitération des canaux éjaculateurs, prouve que lorsque le col de la vessie et la cavité vésicale ne sont pas directement lésés par l'affection, mais seulement contracturés sous l'influence réflexe d'une affection localisée dans la prostate, le chloroforme en agissant sur la sensibilité du point lésé, origine du réflexe, permet de dilater la cavité vésicale.

Enfin, Messieurs, lorsque le col vésical ou la paroi vésicale sont directement lésés, comme dans les faits de pierres provoquant la contracture de la cavité de la vessie ; comme dans le fait de ces graviers retenus dans la prostate, avec altération des urines datant de plusieurs années, et irritation locale violente du col et de la paroi vésicale, vous voyez que dans ces cas le chloroforme n'a aucune espèce d'action sur la sensibilité organique du col et de la paroi vésicale. Il semble même que cette sensibilité organique est plus grande que dans l'état de veille.

Il résulte de tout cela :

1° Que lorsque le chloroforme permet de dilater la cavité vésicale, on doit rechercher la cause de l'excitation de la vessie en dehors de son col et de sa paroi.

2° Que dans les cas de pierre vésicale, provoquant les envies fréquentes d'uriner, on ne sait pas, avant de donner du chloroforme, si pendant l'anesthésie on pourra dilater la vessie plus que dans l'état de veille ou même autant.

3° En raison de cette sensibilité du col vésical, pendant le chloroforme, qui m'a empêché dans un cas de passer un cathéter métallique, chez un malade qui était facilement sondé avec les mêmes instruments pendant l'état de veille, quand on suppose la sensibilité organique du col vésical très-surexcitée, on devra prendre la précaution de placer dans l'urèthre son cathéter avant de donner du chloroforme.

4° La contre-indication du chloroforme dans la lithotritie résulte de la persistance de la sensibilité organique du col et du corps de la vessie pendant l'anesthésie. Ce qui expose à ne pas pouvoir faire la séance, c'est cette sensibilité organique persistante et non pas la crainte de pincer la vessie lorsque le malade ne sent pas. Le chirurgien doit toujours savoir ce qu'il saisit et ne doit pas s'en rapporter à la sensibilité du malade.

TROISIÈME LEÇON

STAGNATIONS D'URINES

SOMMAIRE. — *Divisions.* — Stagnations vésicales générales, leur physiologie pathologique. — Causes pathologiques de la stagnation d'urines vésicales. — Phimosis. — Atrésie du méat. — Méat placé haut sur le gland. — Débridement du méat. — Atrésie du méat chez les hypospades et son débridement spécial. — Valvule de la fosse naviculaire. — Chaudepisse aiguë. — Chancre du méat. — Inflammation des glandes de Tyson. — Corps étrangers dans la région pénienne de l'urèthre. — Cowpérites. — Ataxie.

Messieurs,

Dans notre première leçon consacrée à la physiologie de l'évacuation de l'urine, à la miction, vous avez vu qu'immédiatement après chaque acte d'uriner, les voies urinaires étaient vides. Les uretères ne peuvent contenir que la petite quantité d'urine que la contraction péristaltique de chacun d'eux va chasser dans la vessie. Celle-ci est complètement revenue sur elle-même. Et l'urèthre a poussé au dehors par le coup du piston, les quelques gouttes qui s'y trouvent au moment où le jet s'arrête. — Toutes les fois qu'après l'acte d'uriner, il reste dans un point quelconque des voies urinaires de l'urine, il y a *stagnation*.

Jusqu'à présent on s'est surtout occupé de la stagnation d'urine dans la vessie, ainsi que l'a fait Civiale. — On a étudié les cas où la vessie ne se vide pas. Mais quand l'urine est retenue en permanence dans un point quelconque des voies urinaires, dans les bassinets, à la surface des reins, dans les uretères, dans un point de l'urèthre, dans la vessie restée dilatée, ou dans une loge vésicale ou simplement entre deux colonnes d'une vessie non dilatée ; dans tous ces cas il y a des accidents généraux communs. Il y a de l'intoxication urineuse, et cela dès que l'urine stagnante n'est plus normale, soit que celle-ci primitivement altérée agisse sur la paroi de la muqueuse, en la dénudant de son épithélium, soit qu'il y ait lésion primitive de la paroi en contact permanent avec l'urine.

Ces conditions de l'intoxication urineuse sont d'autant plus constantes en pareils cas, que l'urine stagnante, soit dans la vessie dilatée, soit dans un point déprimé en cavités des voies urinaires, n'est pas renouvelée à chaque miction, ainsi que je le démontrerai.

Ce sujet ainsi compris nécessite une division que vous faites déjà. — Tout naturellement nous avons à étudier : — 1° *Les stagnations vésicales*. — 2° *Les stagnations uréthrales*. — 3° *Les stagnations uretérales*, *ou uretéro-rénales* (hydronéphrose).

Les stagnations vésicales doivent être divisées en deux : 1° *Les stagnations vésicales générales*. — C'est lorsque la vessie reste dilatée, qu'elle contient une masse notable d'urine après chaque miction. — 2° *Les stagnations vésicales locales*. — C'est lorsque la vessie ne restant pas dilatée, revenant sur elle-même à chaque miction, il reste de l'urine en permanence dans une ou plusieurs dépressions latérales, ou cavités de ses parois, quelle que soit la cause de ces dépressions. Nous verrons que celles-ci sont le plus souvent le conséquence d'une stagnation générale.

La *stagnation uréthrale* existe toutes les fois que l'urèthre n'est pas vidé par le coup de piston, acte terminal de la miction. Ainsi dans les cas de rétrécissement de l'urèthre, de cavités prostatiques, etc.

Les *stagnations uretérales* existent toutes les fois que la contraction péristaltique de l'uretère ne le vide pas, ou lorsque l'urine est retenue à la surface du rein par une cause quelconque : — calcul engagé dans l'uretère, — reins déplacés, — rétrécissement de l'uretère, — compressions de l'uretère, — dilatations multiples dans la continuité de ce canal, etc.

Stagnations d'urine vésicales générales

Dans ma première leçon sur la physiologie de la miction (p. 48 et suivantes), j'insiste sur l'état d'opposition constant entre les fonctions de l'urèthre et celles de la vessie. — Pendant la rétention normale la vessie est passive et se dilate de plus en plus ; l'urèthre, au contraire, est actif, il est fermé par la tonicité musculaire de son orbiculaire. Dès que la miction commence, les rôles sont renversés. La vessie est active, se contracte, chasse l'urine dans l'urèthre, qui, lui, est passif, tous ses muscles : son orbiculaire et ses muscles adjuvants étant tous relâchés (Voir p. 26, l'effort initial de la miction). A la fin de la miction seulement, pendant le coup de piston, la vessie et l'urèthre agissent simultanément, ou plutôt leurs contractions se suivent immédiatement.

Quand, toutes choses égales d'ailleurs, l'équilibre entre ces deux activités est parfait, la miction est normale, la vessie reçoit pendant la rétention normale tout le liquide que ses parois comportent et, à chaque acte d'uriner, elle se vide complètement. — Dès que l'équilibre n'existe plus, dès qu'une cause quelconque vient donner à l'une de ces activités une force relative plus grande qu'à l'autre, les troubles fonctionnels apparaissent. — Si la vessie est surexcitée, elle se laisse moins dilater, l'urèthre, malgré la contraction synergique de son orbiculaire et de tous ses muscles adjuvants même appuyés par l'effort général, ne pourra pas rester fermé. La contraction vésicale ouvrira l'urèthre et y chassera malgré tout l'urine. De là les envies fréquentes d'uriner, etc. — Si, au contraire, l'activité de l'urèthre est augmentée, la force due à une contracture ou à toute autre cause qui ferme l'urèthre étant la plus forte, alors la vessie reste passive, se dilate, peut même aller jusqu'à la surdistension de ses parois, sans pouvoir à aucun moment ouvrir l'urèthre par sa contraction, et y chasser l'urine qu'elle contient. Cliniquement, tout cela se traduit par des difficultés de plus en plus grandes pour uriner, qui correspondent à tous les degrés de la stagnation d'urine dans la vessie, depuis les conditions physiologiques jusqu'à la rétention, jusqu'au moment où le malade ne peut plus uriner.

Lorsque je vous ai parlé des spasmes de l'urèthre, j'ai insisté sur l'état de passivité concomitant de la vessie, sur sa dilatation de plus en plus grande en raison de l'énergie et de la persistance de la contracture de l'urèthre. Je pourrais, messieurs, vous reporter à cette leçon, et vous dire que tout ce qui peut déterminer un spasme isolé de l'urèthre est une cause de stagnation d'urine dans la vessie. Mais l'analyse de ces faits cliniques est trop importante pour que je n'étudie pas avec vous toutes les conditions de l'urèthre et de la vessie, qui déterminent la stagnation d'urine; malgré les répétitions qui peuvent en résulter.

En vous parlant de l'influence de la volonté sur la miction, je vous disais (voir p. 41) que, dans l'état physiologique, par la contraction volontaire de l'urèthre, nous pouvons nous retenir d'uriner. Nous pouvons faire cesser, ou plutôt arrêter la sensation du besoin d'uriner, qui revient après un temps plus ou moins long, avec une intensité plus forte. — A nouveau, lorsque cette sensation réapparaît, nous pouvons encore l'arrêter par la contraction volontaire de tout l'appareil constricteur de l'urèthre, composé des muscles intrinsèques, l'orbiculaire, et de tous les muscles du périnée, muscles extrinsèques. — A chaque fois que l'envie d'uriner est ainsi maîtrisée, la vessie se relâche, se dilate à nouveau, ses parois sont de plus en plus distendues, et ses fibres musculaires perdent de plus en plus leurs propriétés contractiles à chaque nouvelle surdilatation. — Aussi quand le sujet qui s'est ainsi retenu veut satisfaire son besoin, il y a des troubles notables dans l'émission : le premier jet d'urine sort facilement et avec force ; on croit que la vessie va se vider rapidement, mais presque aussitôt le jet tombe, il s'arrête ; pour le reproduire immédiatement il faut que le sujet fasse des efforts plus ou moins violents, mais toujours très notables. Le jet, et même la sortie simple en bavant de l'urine ne sont possibles que par l'effort; dès que celui-ci cesse, l'urine s'arrête; mais après un instant de repos la sensation du besoin d'uriner reparaît et la miction se fait en jet qui s'arrête comme la première fois. Selon le degré de surdistension de la vessie, ce jet d'urine se produit plus ou moins.

Si la distension de la vessie est poussée trop loin il y rétention complète d'urine. — Les parois vésicales sont surdistendues; de là les angoisses de la rétention. Alors les fibres ne se contractent plus suffisamment, ou se contractent sans agir sur le col vésical pour l'ouvrir, il y a rétention. — Ainsi un sujet dont la miction est normale, en se retenant volontairement d'uriner, peut se donner tous les degrés de la stagnation d'urine jusqu'à la rétention complète.

Chez les sujets dont la miction est déjà plus ou moins difficile, en raison d'obstacles matériels au cours de l'urine, soit dans l'urèthre, soit dus à la prostate, ou à toute autre cause, chez tous ceux dont le pouvoir contractile de la vessie n'est pas intact, le fait de se retenir d'uriner peut très vite, presque immédiatement, déterminer la rétention complète. C'est ce que nous observons chez les malades atteints de rétrécissement, d'élévation du col dû à la prostate, etc. Chez certains, il suffit que le sommeil se prolonge un peu pour que l'évacuation de l'urine soit troublée exactement comme s'ils s'étaient retenus volontairement d'uriner.

La position du sujet, son habitus, a une influence très grande sur le résultat plus ou moins complet de la miction. Vous savez que les habitus debout, assis ou accroupis sont ceux dans lesquels l'évacuation complète de l'urine est la plus facile. — A chaque instant, dans la pratique, le malade vous dira : « J'urine très bien et bien plus abondamment étant assis. » — Dans le décubitus dorsal les conditions changent (voir p. 46). — Et ne manquez jamais de demander aux malades qui se plaignent d'uriner plusieurs fois la nuit, s'ils urinent étant couchés. — Dans ce cas, souvent dès qu'ils se lèvent, pendant qu'ils font leur toilette, ils ont plusieurs fois, coup sur coup, à dix minutes ou un quart d'heure d'intervalle, ils ont des envies suivies de l'émission d'une quantité relativement grande d'urine. — Chez eux, en urinant couché, la vessie ne s'est pas vidée. — Aussi, vers le matin, continuant à uriner couchés, ils ont des envies de plus en plus fréquentes jusqu'au lever, ne rendant à chaque miction ainsi faite qu'une quantité de plus en plus petite de liquide. — Ainsi leur vessie s'est vidée de moins en moins pendant la nuit.

J'ai vu des malades chez qui il a suffi de se lever la nuit pour uriner, pour faire cesser les troubles fonctionnels qu'ils éprouvaient, et même l'état de congestion prostatique qui en était la conséquence.

Les enfants urinent complètement dans toutes les positions; leur col vésical est sur le même plan que le trigone; l'action des fibres musculaires des parois vésicales sur le col est complète; la ligne de contraction des parois vésicales à tous les degrés de dilatation de la vessie tombe toujours dans le col. Aussi dans un habitus quelconque, l'enfant urine sans faire le moindre effort, sans contracter les parois de l'abdomen. — Dès que la prostate se développe, il n'en est plus ainsi; à mesure que le col vésical s'élève au-dessus du trigone, l'habitus debout ou assis, devient de plus en plus nécessaire à la miction complète.

Si le sujet urine couché, le jet d'urine s'établit plus difficilement, il nécessite un effort plus énergique et plus prolongé. Pendant le jet un effort continu est nécessaire. Il semble que la vessie a besoin d'être comprimée pour agir, et malgré tout cela, sa contraction cesse avant qu'elle soit vide; c'est que la résultante de contraction des parois vésicales à ce moment de l'arrêt de l'urine, ne tombe plus dans le col, l'urine n'y entre plus, la sensation du besoin cesse, et le sujet croit avoir fini d'uriner.

— Naturellement chez ceux qui déjà vident avec difficulté la vessie, cette cause de stagnation d'urine sera bien plus effective. Ainsi plus la prostate est développée et plus la stagnation d'urine sera produite facilement par le fait d'uriner couché. Vous verrez, quand je vous parlerai des soins préparatoires à la lithotritie, qu'un des meilleurs moyens pour obtenir la dilatation de vessie et même un certain degré de stagnation d'urine si utile en pareil cas, est d'imposer au malade de rester coucher horizontalement sur le dos, et d'uriner dans cette position.

Messieurs, nous arrivons à l'étude des causes pathologiques de la stagnation d'urine. — Civiale admet deux formes de stagnation d'urine, l'une avec *amincissement des parois de la vessie;* l'autre *avec épaississement des parois de la vessie.* — Ces états anatomiques sont des résultats, dont les causes sont nombreuses et variées. Aussi cette division ne permet-elle pas de suivre, de déterminer les troubles physiologiques dont les conséquences sont la stagnation d'urines et des états anatomiques spéciaux. — Cette division était insuffisante même à Civiale, qui, après avoir parlé des deux formes qu'il admet, fait une longue description, intitulée atonie vésicale. — Après avoir lu ce chapitre des stagnations d'urine, qui contient de nombreux faits souvent des plus instructifs, on est frappé de la confusion due à la division admise par Civiale. Les auteurs qui ont suivi n'admettent guère que deux causes à la stagnation d'urine : celle due à un rétrécissement de l'urèthre et celle due à l'hypertrophie de la prostate, ou mieux, à l'élévation du col vésical au-dessus du trigone.

Ce que je viens de vous dire de l'action de se retenir d'uriner et d'uriner étant couché sur la contraction de la vessie, vous montre déjà qu'il y a d'autres causes de stagnation d'urine.

Vous savez, messieurs, qu'en étudiant les spasmes de l'urèthre et de la vessie, je suis arrivé à démontrer que (voir page 128) « toutes les irritations ayant pour siège le prépuce, le gland, le méat, la portion spongieuse de l'urèthre, de l'orifice du méat au collet du bulbe, jusques et y compris les glandes de Cowper, toutes ces irritations sont l'origine d'un réflexe, dont le résultat est la contracture de la région profonde de l'urèthre, du collet du bulbe au col vésical, avec stagnation ou rétention d'urine. — C'est-à-dire qu'elles provoquent le spasme de l'urèthre sans provoquer la moindre excitation sur les parois vésicales. »

Phimosis. — A la page 43, vous retrouverez relaté le fait d'un enfant de six mois. — Son prépuce long et très étroit avait sa muqueuse très enflammée. La vessie restait constamment très dilatée. Après la circoncision, la vessie s'est vidée à chaque miction. Pour démontrer la stagnation d'urine due au phimosis, il me suffirait de vous raconter les faits que j'ai notés aux pages 105 et suivantes. Mais j'aime mieux vous en raconter de nouveaux.

— Un enfant de quatre mois est constamment mouillé; personne n'y prend garde jusqu'au moment où on le trouve très agité. Alors on s'aperçoit qu'il n'est plus mouillé. Je reconnais que la vessie est très distendue, et je constate que le prépuce, assez court, est très étroit ; je ne peux pas y introduire un stylet fin. — Je fais immédiatement la circoncision. Le petit malade est mis dans un milieu de vapeur d'eau, et après une demi-heure il commence à uriner. — Les mictions sont de plus en plus abondantes. Le quatrième jour la vessie se vidait complètement.

— Dernièrement avec mon ami le Dr Dubois, j'ai fait la circoncision à un petit malade de deux ans. Le prépuce court et étroit, mais assez large pour permettre de voir le méat et ses lèvres, comprimait énergiquement le gland. Les mictions avaient lieu toutes les heures nuit et jour, souvent avec douleur. Il se produisait une anxiété nerveuse faisant craindre les convulsions. La vessie remontait à quatre travers de doigt, au-dessus du pubis. — La circoncision faite, les mictions ne se font plus que toutes les quatre heures et cela sans douleur. Bientôt il n'y en a plus qu'une la nuit, et la vessie se vide à chaque miction.

A la page 105, vous trouverez des faits de stagnation d'urine, chez les hommes adultes, due aux phimosis. — Chez les vieillards le phimosis, quelles qu'en soient les causes, a la même action sur l'urèthre et la vessie, il provoque le spasme de la région profonde de l'urèthre, avec passivité de la vessie : avec stagnation.

En 1878, j'ai eu à soigner un vieillard de soixante-quatorze ans, chez qui une balano-postite ancienne, de nature eczémateuse, forme fréquente chez les gens âgés, avait rétréci le prépuce et produit un phimosis qui, tout en comprimant le gland, permettait cependant de le découvrir en forçant un peu. La sensibilité de l'extrémité de la verge était excessive. Pour vaquer à ses affaires ce malade portait sa verge suspendue dans une boîte en fer-blanc, ainsi il évitait les douleurs provoquées par le contact des vêtements. — La vessie était très distendue et les envies d'uriner très fréquentes. Une fois la circoncision faite, dès que la peau du gland découvert a été sèche, sa sensibilité ayant disparue, les mictions, sont devenues plus rares ; la vessie s'est vidée de plus en plus. Au dixième jour de l'opération, après chaque miction la sonorité est complète immédiatement au-dessus du pubis. Je n'ai pas passé de sonde.

Un marchand de chiffons, âgé de soixante ans, craignant d'avoir contracté une maladie vénérienne, s'était placé entre le prépuce et le gland un petit linge enduit de pommade. Puis il oublie dans son prépuce le petit linge. — Quelques mois après il me consulte ; il a de très fréquentes envies d'uriner et éprouve de la douleur en urinant. La vessie est très distendue. — Il m'a suffi de débrider le prépuce pour découvrir le gland et enlever le petit linge qui était incrusté de phosphate, pour faire cesser tous les accidents. Cinq jours après, la vessie se vidait et le malade n'urinait qu'une fois la nuit.

Cette stagnation d'urine due au phimosis peut être la cause d'une incontinence nocturne d'urine chez les enfants. J'en ai observé plusieurs faits, entre autres un tout récemment. Ici l'incontinence est presque passive. La vessie constamment distendue par l'urine, dès quelle est surdistendue pendant le sommeil ses parois ouvrent l'urèthre et l'urine s'écoule; mais sans que la vessie se vide, comme cela à lieu dans le cas d'incontinence nocturne ordinaire des enfants. Chez cet enfant de onze ans dont je vous parle qui, aussitôt endormi mouillait toutes les nuits son lit, il se passa ce fait. Avant l'opération il urine et on lui donne du chloroforme; dès qu'il est anesthésié il rend spontanément une quantité très considérable d'urine; on voit la saillie de la vessie au-dessus du pubis s'affaisser peu à peu. Je fais l'opération et à partir de ce moment il n'a plus d'incontinence nocturne, il dort huit et dix heures de suite sans uriner. Et le jour les envies d'uriner sont beaucoup moins fréqnentes. L'évacuation d'urine, au moment où l'anesthésie a été complète, s'explique par l'action du chloroforme sur l'urèthre qui en a fait cesser l'état de spasme, et par la non-action du chloroforme sur la vessie, qui, n'étant plus contre-balancée dans son action par l'urèthre, s'est immédiatement vidée.

Sur la foi des auteurs, il m'est arrivé plusieurs fois de faire la circoncision pour combattre l'incontinence nocturne. En compulsant mes observations, j'ai vu que l'incontinence ne s'était pas reproduite chez les malades qui avaient un vrai phimosis avec étroitesse du prépuce provoquant la stagnation d'urine; mais que l'incontinence a persisté chez ceux qui n'avaient pas de phimosis, qui avaient le prépuce long et large.

Ainsi, messieurs, la circoncision contre l'incontinence d'urine n'est indiquée que dans les cas où le prépuce est une cause de stagnation d'urine.

Voilà des faits de stagnation d'urine dus au phimosis chez des sujets de tous les âges où, la circoncision faite, la vessie s'est vidée seule, sans qu'il fût utile de passer une sonde.

Il y a des cas où une autre cause de stagnation d'urine concomitante nécessitera un traitement spécial et exigera le cathétérisme. Mais, en raison des nombreux faits que j'ai observés, je vous conseille de faire disparaître avant tout l'irritation à l'extrémité de la verge, due au phimosis, par la circoncision qui convient à la forme du prépuce, avant de faire aucune manœuvre dans l'urèthre. Certainement il vous arrivera souvent, comme à moi, de voir les fonctions de la vessie se rétablir sans faire de cathétérisme évacuateur.

— *Atrésie du méat.* — Congénitale ou accidentelle cette disposition du méat détermine fréquemment de la stagnation d'urine; très prononcée elle agit à la façon d'un rétrécissement de l'urèthre. — Mais le méat peu étroit, assez large pour laisser passer facilement un numéro 10 à 15 filières Charrière, peut provoquer les spasmes de la région profonde de l'urèthre avec stagnation. — Civiale (1) dit : « J'ai eu à traiter un grand nombre de sujets affectés d'atonie opiniâtre de la vessie. — Dans un cas entre autres, après avoir employé divers moyens sans succès, je me suis trouvé conduit à rechercher s'il n'existait pas dans l'urèthre ou la vessie

1. Civiale, *Traité pratique sur les maladies des organes génito-urinaires*, 3e édition, t. III, v. p. 270.

quelques lésions organiques susceptibles d'entretenir les accidents. Je reconnus que l'introduction d'une grosse bougie n° 10 ou 11 était rendue impossible par une bride du méat urinaire ; je détruisis cette bride, dans l'unique but de pouvoir plus tard faire passer la bougie ou un instrument explorateur sans que le malade souffrît. — Quelle n'a pas été ma surprise, au bout de quelques jours, de voir disparaître, par cela seulement, tous les symptômes d'atonie de la vessie et de stagnation de l'urine ! » Et Civiale ajoute : « En se multipliant, les faits de ce genre m'ont mis à même d'apprécier la portée d'une cause si souvent ignorée, et, depuis lors, j'ai guéri un assez grand nombre de malades par le simple débridement du méat. »

Ajoutons que bien souvent Civiale, dans ses travaux, insiste sur la nécessité de débrider le méat. Il avait justement remarqué que, dès qu'un instrument est un peu serré dans cet orifice, il est souvent impossible de lui faire franchir la région profonde de l'urèthre (voir p. 104).

On se demande toujours pourquoi l'atrésie du méat ne provoque pas des troubles dans l'expulsion de l'urine dès la naissance. Il arrive deux ordres de faits. Ou bien le méat, suffisant à la naissance, n'augmente pas de diamètre en même temps que la constitution générale évolue. Alors, à un moment donné, le plus souvent à l'époque de la puberté, il ne suffit plus, il agit comme rétrécissement, et il y a stagnation d'urine (1). Voici un fait que j'ai observé sur le fils d'un de mes

1. C'est le cas de certains rétrécissements congénitaux.

confrères. A l'âge de six ans l'enfant a de la stagnation d'urine due à un phimosis avec inflammation et induration de la muqueuse du prépuce. — Je fais la circoncision, et la fonction d'uriner se rétablit complètement. A l'âge de douze ans, l'enfant est repris d'envies d'uriner fréquentes, quatre à cinq fois par nuit, et très souvent le jour; souvent il y a douleur en urinant, surtout à la fin. — Quand il a marché les urines sont troubles, et dans ce cas quelquefois il y a du sang à la fin de la miction.

Le père fort inquiet craint la pierre. — Je trouve un méat étroit placé très haut sur le gland. — La vessie après la miction remonte à quatre travers de doigt au-dessus du pubis. Son globe se délimite très facilement. — J'écarte l'idée de la pierre en raison de cette dilatation de la vessie. Et il fut convenu que je ferais le débridement du méat, et que nous attendrions avant d'examiner la vessie.

Aussitôt après le débridement l'urine est plus abondante à chaque miction, les envies sont de moins en moins fréquentes, et le troisième jour les douleurs disparaissent; le petit malade n'urine que toutes les quatre ou cinq heures le jour et n'urine pas la nuit. La vessie se vide complètement et les urines sont absolument limpides.

Ainsi voilà un méat qui a été suffisant jusqu'à l'âge de douze ans. Au moment des premiers développements généraux de la puberté, il a été trop étroit. Au point de vue pratique, remarquez bien, messieurs, qu'il n'y a pas eu cathétérisme.

J'ai observé un rétrécissement pénien congénital, qui n'a troublé la miction qu'à l'âge de quinze ans (*Bul-*

letin de Société de médecine de Paris, 1874, page 67).

Dans un second ordre de faits d'atrésies congénitales, le méat est peu étroit. — La miction reste complète jusqu'à l'apparition intercurrente d'accidents inflammatoires du côté de l'urèthre.

Très souvent, le méat, au lieu d'être à la face antérieure et inférieure du gland, est placé plus ou moins haut sur la face dorsale. Alors il y a un sillon médian, correspondant au raphé fibreux d'union des deux corps spongieux, qui se continue jusqu'au frein. — Avec cette disposition, la paroi inférieure de l'urèthre arrivée au gland, au lieu de se terminer brusquement à la commissure inférieure du méat, se relève, constituant un véritable cul-de-sac en arrière de cette commissure. — Dans la position normale du méat les dernières gouttes d'urine qui restent dans l'urèthre après le coup de piston sortent facilement, la verge étant pendante, et l'urèthre se vide complètement. — Dans la disposition anormale qui nous occupe, il reste un peu d'urine dans ce cul-de-sac de la paroi inférieure de l'urèthre. — Si un moment après la miction, la verge ayant été pendante, on comprime la paroi inférieure du canal à l'extrémité de la verge, on fait sourdre un peu d'urine par le méat. Lorsque le sujet atteint de ce vice de conformation a une chaudepisse ou un écoulement chronique de l'urèthre quelconque, les produits de secrétion anormaux du canal, chassés vers l'orifice externe de l'urèthre par la contraction uréthrale, au lieu de sortir immédiatement et complètement la verge étant pendante, il en reste toujours d'accumulé dans ce cul-de-sac inférieur du gland. — Chez ces malades, quand on comprime de haut en bas le gland, on est étonné de voir sortir par le méat une quantité relativement considérable de ces liquides. — Le contact constant de ces liquides sur la muqueuse de ce cul-de-sac finit par en provoquer l'inflammation chronique. Alors, il y a de la sensibilité à l'extrémité de la verge, de la rougeur des lèvres du méat. — En arrière, la muqueuse de la paroi inférieure de l'urèthre saigne au moindre contact[1]. Pour diagnostiquer le degré de profondeur du cul-de-sac, on introduit dans l'urèthre, jusqu'à 3 ou 4 centimètres, un stylet en argent très mousse et coudé brusquement comme la sonde de Mercier, on en porte le bec contre la paroi inférieure du canal, et suivant avec lui cette paroi d'arrière en avant, on l'attire au dehors, le stylet étant tenue dans l'axe de la verge. — En arrivant vers le méat, le bec du stylet est arrêté par la face antérieure du cul-de-sac tout près du méat. — Quelle que soit la légèreté de main avec laquelle cette petite manœuvre est faite, il y a alors du sang et souvent de la douleur.

Après une chaudepisse aiguë, l'inflammation de ce cul-de-sac en arrière du méat persiste souvent. La région profonde de l'urèthre est absolument guérie. Il n'y a plus que ce point du canal qui persiste à suppurer. — Et comme je vous le dirai quand je traiterai des écoulements chroniques de l'urèthre, c'est une des origines de la goutte militaire.

Messieurs,

J'ai observé des faits de stagnation d'urine dont la

1. Voir mon *Traité des opérations des voies urinaires*, p. 328.

seule cause était cette position vicieuse du méat sur le gland avec inflammation du cul-de-sac qui en résulte, cette inflammation étant due à une des affections de l'urèthre, accompagnées de sécrétions irritantes. — Et constamment j'ai vu la vessie reprendre sa fonction complète après le débridement du méat, quand il n'y avait pas d'autres causes de stagnation d'urine, et cela sans qu'il fût nécessaire de faire du cathétérisme évacuateur.

— Un jeune homme de dix-huit ans, peu développé, d'aspect chétif, me consulte pour une chaudepisse; je constate un prépuce long et étroit; l'urine dilate le prépuce avant d'en sortir. — Il faut chercher pour mettre l'orifice du prépuce devant le méat.

La vessie reste dilatée après la miction. Les envies d'uriner sont fréquentes; même avant la chaudepisse, le malade se levait plusieurs fois la nuit.

De tout temps la verge en érection a été bridée par le prépuce étroit, à frein court. — Pendant l'érection le gland est incurvé en bas.

Je fais la circoncision en enlevant beaucoup plus du prépuce en haut qu'en bas. Ainsi, je donne une grande liberté à la verge, dont le gland n'est plus incurvé en bas par le frein, celui-ci étant devenu grâce à l'opération, très long.

La verge tout à fait droite, les érections sont libres; malgré cela, les envies d'uriner fréquentes persistent; la vessie est toujours dilatée.

La chaudepisse, du reste très peu intense, s'atténue très vite aussitôt après la circoncision; mais il persiste un écoulement muco-purulent peu abondant dans la journée, plus marqué la nuit et le matin. La verge tout à fait redressée, le méat relativement étroit, ne laissant passer que le n° 15 est placée très haut sur le gland. En explorant la paroi inférieure de l'urèthre, immédiatement en arrière de la commissure inférieure du méat, on y trouve un cul-de-sac profond dont les parois saignent au moindre contact.

Je fais le débridement du méat. Et ce n'est qu'après cette opération que les mictions s'éloignent et que la vessie arrive à se vider complètement. — Deux jours après le débridement, le malade dort huit heures sans uriner. Et l'écoulement a pu être arrêté facilement.

Il n'y a pas eu de cathétérisme.

Ce jeune homme, dès que la miction a été complète, s'est développé avec une rapidité qui étonnait sa famille. C'est un fait constant chez tous les jeunes enfants ou jeunes gens qui ont de ces formes de stagnation d'urine. Ils n'ont pas d'appétit et ne se développent pas. Je vous parlerai, messieurs, de ces troubles de la digestion et, partant, de la nutrition chez ces jeunes sujets dont la miction est insuffisante.

Messieurs, voici un autre fait intéressant d'atrésie du méat, et surtout de position de cet orifice sur un point élevé de la surface du gland, provoquant la stagnation d'urine, de l'hématurie provenant de la région profonde de l'urèthre, et même l'engorgement des voies séminales.

Observation. — *Méat étroit placé haut sur le gland. Chaudepisse. Stagnation d'urine. Hématurie. Gonflement des cordons et des épididymes. Coliques spermatiques. Débridement du méat. Guérison.*

M. X..., trente ans, d'une bonne constitution, atteint de manifestations herpétiques cutanées, prend une chaudepisse il y a dix-huit mois. L'écoulement disparaît difficilement, et il persiste une goutte de muco-pus le matin. Dès l'état aigu de la chaudepisse, il y a des difficultés pour uriner, des envies fréquentes. Après avoir employé de nombreux moyens contre l'écoulement, on en arrive à passer des bougies en gomme; mais les cathétérismes surexcitent la sensibilité de l'urètre. Dès qu'on passe les numéros moyens de 10 à 15, — et ce dernier n'a jamais été dépassé, — il y a douleur dans tout le canal, et les mictions sont plus difficiles et plus douloureuses.

Pour combattre son herpès, le malade va à Luchon. Quelques jours après son retour à Paris, il se produit un gonflement douloureux d'un cordon et de son épididyme. Deux mois après, gonflement douloureux de l'autre cordon et de son épididyme. Entre ces deux accidents, qui ont été traités comme des orchites, pendant cinq semaines, le malade a pu vaquer à ses occupations. Pendant cette période, il y a eu un coït avec éjaculation facile sans douleur. De même il y a eu une perte séminale spontanée la nuit, qui s'est faite aussi sans impression pénible. La tache résultant de cette dernière éjaculation était jaune avec une plaque rouge de sang au centre.

Depuis la seconde orchite, le malade ne peut pas rester debout quelques instants ou marcher un peu, sans éprouver de suite de la pesanteur, et bientôt une véritable douleur dans les deux cordons et les deux testicules. Il est obligé de s'étendre pour être soulagé.

Depuis ces orchites, il n'y a pas eu de coït. Assez souvent pendant la nuit il y a eu des excitations génésiques spontanées, mais toujours au moment du paroxysme, sans qu'il sorte du sperme par l'urèthre, il se produit une violente douleur dans l'anus se continuant dans la verge, qui réveille le malade et persiste pendant quelques minutes avec toute son acuité, pour ne cesser que lentement. En état de veille, à la moindre érection il y a douleur dans les cordons et les testicules, et le gonflement de ces organes augmente.

Les envies d'uriner sont devenues de plus en plus fréquentes jusqu'à huit et dix fois la nuit, presque chaque heure dans la journée, toujours avec douleur. Depuis huit jours il y a du sang dans les urines, et plusieurs fois le jet d'urine a été arrêté par le passage de caillots volumineux dans l'urèthre.

Ce malade se présente à moi dans ces conditions, en décembre.

Je reconnais que le méat placé haut sur le gland, ne peut recevoir qu'une bougie numéro 10, sans être distendu. L'étroitesse du méat est congénitale; il n'y a pas trace de cicatrice. Dans le cul-de-sac profond de la paroi inférieure du méat, la muqueuse est enflammée, elle saigne au moindre contact du bouton mousse et lisse d'un stylet d'argent. Ce contact du stylet sur la muqueuse est douloureux.

La vessie, très distendue après la miction, remonte jusqu'à deux travers de doigt de l'ombilic. Les mictions fréquentes n'ont plus lieu qu'avec un effort très notable.

Au toucher rectal, je trouve la prostate régulièrement volumineuse et demi-molle, c'est-à-dire congestionnée. Mais il n'y a pas d'induration. On perçoit les vésicules séminales qui sont douloureuses au contact du doigt, mais qui n'offrent pas de noyaux indurés distincts. Je sens très bien la vessie dilatée.

Les deux cordons et les épididymes sont volumineux, comme empâtés plutôt qu'indurés, très sensibles, surtout les épididymes; le toucher y provoque facilement une vive douleur. A droite, il y a un varicocèle; mais on ne trouve pas dans les cordons et les épididymes de noyaux durs distincts.

Le malade me dit qu'il lui est impossible de marcher ou de rester debout pendant plus d'un quart d'heure, sans éprouver des douleurs de plus en plus vives dans les cordons et les testicules, malgré le suspensoir; et s'il persiste à ne pas vouloir s'étendre, il finit par avoir des douleurs dans l'anus et le périnée.

L'hématurie est assez abondante pour que le sang constitue une couche assez épaisse au fond du vase.

Etant donné les conditions du méat, étroitesse et position élevée sur le gland, j'en fais le débridement dont le résultat immédiat est de faire cesser le profond cul-de-sac de la paroi inférieure de l'urètre, en arrière de la commissure inférieure de cet orifice.

Le soir, le malade me dit qu'il urine beaucoup plus librement, que son ventre a diminué (en effet, la vessie est complètement revenue sur elle-même), qu'il n'y a plus de sang dans les urines; ce que je constate.

Les douleurs, en urinant, ont complètement disparu.

La sensibilité des testicules et des cordons a peut-être diminué, mais le gonflement de ces parties n'a pas changé.

Le malade reste toute la nuit sans uriner, et dans la journée les mictions ont lieu toutes les trois ou quatre heures.

Cinq jours après l'opération, il y a un éréthisme génésique spontané la nuit; l'éjaculation s'est faite par l'urèthre et sans douleur, au grand étonnement du malade. La tache du sperme sur le drap est entièrement jaune purulente. Immédiatement je constate que les gonflement des cordons et des épididymes ont notablement diminué.

Le lendemain, six jours après le débridement, je passe des bougies. Je commence par le numéro 15 qui arrive facilement dans la vessie sans provoquer la moindre douleur. C'est la plus grosse bougie qui ait été introduite lorsqu'on a cherché à guérir l'écoulement chronique par la dilatation temporaire progressive : alors elle provoquait de vives douleurs, et une excitation persistante de la région profonde de l'urèthre avec plus grande difficulté pour uriner.

Pour m'assurer s'il n'y avait pas de rétrécissement organique, je passe de ce numéro 15 au numéro 23, ce qui se fait facilement en cinq séances, et le numéro 23 franchit l'urèthre tout aussi facilement que le numéro 15.

Dix jours après l'opération, la miction est depuis longtemps normale et la tache produite par le liquide éjaculé sans douleur est tout à fait celle que donne le sperme normal. Les engorgements des cordons n'existent plus. Ceux des épididymes diminuent même du côté droit où il y a un varicocèle développé. Les érections ne provoquent plus de gonflements douloureux dans ces organes. Le malade peut marcher ou rester debout plusieurs heures sans qu'il en résulte la moindre douleur dans les bourses. Il porte un suspensoir garni de coton qui soutient les testicules sans relever la verge.

Malheureusement le malade n'a pas voulu que j'examine son sperme au microscope.

Pendant les dix jours que j'ai vu ce malade depuis la veille du débridement du méat, tous les jours il a pris un grand lavement d'eau tiède, porté très haut dans le rectum avec ma longue canule en gomme.

De temps en temps on a mis deux cuillerées de glycérine dans le lavement.

Je voulais, par ce moyen, combattre la congestion de la prostate; en effet, la cessation du spasme de la région profonde de l'urèthre et l'évacuation bi-quotidienne des matières fécales ont été suivies d'une diminution notable dans le volume de la prostate, qui a repris sa consistance et sa forme, et même son volume, car elle est peu développée.

Deux mois après l'opération, le malade se plaint d'uriner un peu moins facilement : mais il est constipé; il a suffi de reprendre un lavement par vingt-quatre heures pour rétablir la miction normale. Les fonctions génitales sont très régulières et très physiologiques.

Je revois ce malade trois mois après son opération. Je constate qu'il n'y a plus d'engorgement des épididymes et des cordons. La varicocèle de droite a beaucoup diminué. Le malade subit toutes les fatigues sans avoir de pesanteur dans les bourses. Ses fonctions génitales se font très bien.

En raison de ces faits, quand je constate cet état de l'extrémité de l'urèthre, je fais de suite le débridement avant d'intervenir directement contre les autres causes probables de la stagnation d'urine. En agissant ainsi j'y trouve un double avantage. Si cette affection seule détermine les troubles de mictions, aussitôt l'opération faite, tout sera fini; s'il y a dans l'urèthre une cause de stagnation d'urine, après le débridement du méat, les instruments qu'il faudra introduire dans l'urèthre passeront bien plus facilement dans la région profonde de ce canal et jusque dans la vessie. Vous savez que, dès qu'un instrument est à peine serré dans le méat, il est souvent très difficile de l'introduire dans la région membraneuse alors contractée d'une façon réflexe. — Ici, où la sensibilité est beaucoup augmentée par l'inflammation de la muqueuse en arrière du méat, cette contraction réflexe est encore plus vive. C'est ce qui arrive bien souvent dans le cours de la dilatation progressive d'un rétrécissement de l'urèthre.

Civiale[1] faisait le débridement du méat avec un petit lithotome. Pour le cas qui nous occupe je me sers des ciseaux de trousse et avec eux je ne suis pas exposé aux hémorrhagies, la section se faisant facilement dans le raphé fibreux d'union des deux corps spongieux.

La face inférieure de la verge tournée en haut, une des lames des ciseaux, graissée de cérat phéniqué est introduite dans l'urèthre, sa pointe jusqu'au fond du cul-de-sac de la paroi inférieure de l'urèthre, et son tranchant placé contre le raphé fibreux. — Avec le pouce et l'index de la main gauche, appliqués de chaque côté du gland par une égale pression faite à droite et à gauche, on applique le raphé médian, sur le tranchant de la lame, et d'un coup de ciseau rapide on coupe. — Ainsi faite, la section est exactement dans le raphé, et les deux lèvres de la plaie ont l'aspect du tissu fibreux.

Lorsque, à la commissure de cette incision faite jusqu'à la base du gland avec les ciseaux, il reste une saillie interne, qui fait que la paroi inférieure de l'urèthre ne se termine pas à l'incision, qu'elle se relève encore vers la cavité de l'urèthre, je coupe ce bec avec un instrument de Civiale ainsi modifié (fig. 4). — L'extrémité B de la lame tranchante est mousse. Le dos du petit lithotome appliqué contre la paroi supérieure de l'urèthre, la lame étant ouverte avec un écartement déterminé par la vis C, j'attire l'instrument directement

1. Voir mon traité des *Opérations*, etc., p. 325.

au dehors. L'extrémité mousse de la lame suit la paroi inférieure du canal et ne coupe que ce qui fait saillie au-dessus d'elle, c'est-à-dire la saillie qui existe en arrière de la commissure de l'incision faite avec les ciseaux. — Du reste souvent l'incision faite avec les ciseaux suffit.

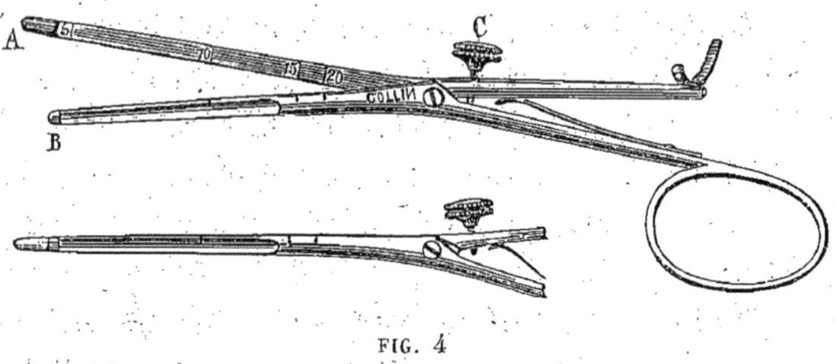

FIG. 4

Petit lithotome du méat à lame tranchante boutonnée B. — C, vis limitant le degré d'écartement de la lame. — Sur la tige A sont les chiffres indicateurs de l'écartement de la lame.
L'instrument fermé, la lame et la tige sont l'une contre l'autre et le tranchant est masqué.

Le tissu spongieux n'est pas ouvert. — Puis je mets du cérat phéniqué sur la plaie et, entre les lèvres, je maintiens un petit triangle d'amadou. — Les premiers jours, avant d'uriner, le malade enduit la plaie de cérat (ainsi la plaie n'est pas irritée par l'urine), et après avoir uriné il remet en place le petit triangle d'amadou.

L'atrésie du méat, chez les hypospades, agit de la même façon; lorsque l'orifice de l'urèthre devient trop étroit en raison de l'âge, la stagnation d'urine se produit. — Mais ici les dispositions de l'urèthre obligent à des précautions opératoires spéciales. — Souvent le méat est un orifice rond, placé au milieu d'une membrane placée de champ comme un diaphragme. — En arrière, le canal est large; il a le diamètre normal et les parois sont souples. — Dans ce cas je fais sur ce diaphragme trois incisions avec des ciseaux, une de chaque côté et une sur le lèvre inférieure. — Je détruis le diaphragme, en coupant un peu plus la peau que la muqueuse. — Jusqu'à parfaite cicatrisation, je passe tous les jours une bougie dans le méat sans aller plus loin ; ou bien le malade place dans l'orifice un cône d'amadou enduit de cérat phéniqué.

De cette façon j'obtiens un orifice ayant la forme d'une fente transversale, qui est l'état ordinaire chez les hypospades ; et j'évite d'augmenter le degré du vice de conformation, ce qui est inévitable quand on fait une incision longitudinale. J'ai opéré ainsi avec mon ami, le Dr Leblond, un enfant de quatre ans. Dans trois autres cas semblables ce procédé m'a donné le même bon résultat. — En incisant un peu plus la peau que la muqueuse, il se fait une légère procidence de la muqueuse, laquelle constitue un bourrelet muqueux à l'orifice obtenu. C'est là, je crois une garantie contre la rétraction consécutive.

Quelquefois, en arrière du méat hypospade, l'urèthre est étroit dans une longueur de plus d'un centimètre. Les parois ne sont pas extensibles. Dans ce cas, par l'incision longitudinale sur la lèvre inférieure on recule l'orifice de l'urèthre ; on augmente le degré de l'hypospadias sans obtenir un orifice plus large. Il faut faire une incision longitudinale interne sur la paroi de l'urèthre rétréci exactement comme dans l'uréthrotomie interne.

Quelquefois la paroi de l'urèthre en arrière du méat étroit n'est constituée que par la muqueuse, le tissu cellulaire et la peau, le corps spongieux n'existant pas. Alors il y a une dilatation considérable de l'urèthre; c'est une véritable poche dans laquelle le malade urine, et qui se vide lentement par l'orifice cutané. — Dans mon *Traité des opérations des voies urinaires*, page 330, je cite un fait de ce genre, dans lequel on a fait une incision longitudinale sans adossement immédiat des lèvres de la plaie, de la muqueuse contre la peau. — Il y a eu une infiltration d'urine consécutive. — Lorsque l'urine de la poche uréthrale doit baigner incessamment la plaie comme dans ce fait, il faut, aussitôt l'incision transversale ou longitudinale faite, adosser soigneusement la muqueuse à la peau au moyen de petites serres-fines, et mettre sur tout l'orifice et ses bords du cérat phéniqué au millième pour isoler complètement la plaie de l'urine.

Dans chacun de ces cas, la vessie restait toujours plus ou moins dilatée après la miction. Après l'opération la stagnation d'urine a cessé sans qu'il fût nécessaire de faire le cathétérisme.

Valvule de la fosse naviculaire. — Messieurs, vous connaisez cette valvule en nid de pigeon, rappelant tout à fait la disposition d'une des valvules sygmoïdes de l'aorte. — Dans l'urèthre, elle est placée, son cul-de-sac dirigé en avant, sa base adhérente à la paroi supérieure de l'urèthre, le plus souvent à la limite postérieure de la fosse naviculaire, mais souvent dans la fosse naviculaire, et même assez prêt du méat pour qu'on la puisse voir facilement en écartant les lèvres de cet orifice. Quelquefois elle est très près du méat. Elle prend l'aspect d'une membrane déprimée à la commissure supérieure du méat, unissant les deux lèvres de cet orifice et en diminuant d'autant le calibre. — C'est une des formes de l'atrésie congénitale du méat, qui provoque la stagnation d'urine.

Lorsque la valvule est plus loin, le flot d'urine l'applique contre la paroi supérieure de l'urèthre. Alors elle ne provoque aucun trouble physiologique, tant que le fond de son cul-de-sac n'est point le siège d'une inflammation avec suppuration. Cette inflammation fort irritante provoque le spasme de la région profonde de l'urèthre avec passivité de la vessie, avec stagnation d'urine.

Pour reconnaître cette valvule, lorsqu'on ne la voit pas en écartant les lèvres du méat, il suffit de conduire sur la paroi supérieure de la fosse naviculaire jusqu'à la portion tubulaire de l'urèthre, un stylet très mousse. — Le stylet s'engage dans la valvule et s'arrête dans son fond. — On le retire en suivant avec son extrémité la face antérieure de la valvule. Au bord antérieur de celle-ci, le stylet tombe brusquement dans l'urèthre. — Ainsi on détermine le point de l'urèthre où est la valvule, et la hauteur de sa paroi.

A la suite de la chaudepisse, le fond du cul-de-sac de cette valvule reste enflammé. C'est encore là un des lieux d'origine de la goutte militaire. Et l'irritation qui en résulte peut provoquer le spasme de l'orbiculaire de l'urèthre, avec stagnation d'urine.

Sur un jeune homme de dix-huit ans qui se plaignait d'écoulement chronique, je ne pus passer une bougie n° 15, elle était arrêtée à la portion membraneuse, son extrémité était serré. La vessie ne se vidait pas. Puis je constate une valvule placée à plus d'un centimètre du méat, dont le cul-de-sac était enflammé. J'incisai cette valvule, et trois jours après je conduisais facilement la bougie nº 21 dans la vessie, et la vessie se vidait complètement.

Pour inciser la valvule qui fait membrane à l'orifice du méat, il suffit d'un coup de ciseau. Quand cette membrane est large, je l'excise. Pour cela je prends la membrane entre les mors d'une pince à artère, et je coupe autour du bec de la pince.

Quand il s'agit de la valvule intra-uréthrale, je conduis dans le canal une grosse sonde en gomme jusqu'au delà de la valvule. Entre elle et l'urèthre mais en suivant la paroi supérieure de celui-ci je glisse le bistouri de Blandin jusqu'au fond du cul-de-sac où il est arrêté. Je découvre la lame et je coupe d'arrière en avant la valvule, le tranchant de mon bistouri entrant dans la sonde.

La chaudepisse aiguë. — Lorsque le méat et le gland sont rouges et tuméfiés, avant que la région profonde de l'urèthre soit envahie, il y a souvent des troubles de miction, avec stagnation d'urine. — J'ai constaté une fois la rétention complète due à cette seule cause, chez un jeune homme de vingt-deux ans.

Le *chancre du méat* ou *de la fosse naviculaire* agit de la même façon. Il y a souvent des difficultés pour uriner, et là encore la percussion révèle que la vessie ne se vide pas. M. Rizat, dans son *Manuel pratique des maladies vénériennes* cite un cas de chancre du méat avec rétention d'urine. Cependant les sondes nº 14 et 15 passaient facilement dans le méat chancreux et aucune autre cause de rétention d'urine n'existait.

Inflammation d'une des glandes de Tyson, placées de chaque côté du frein. De chaque côté du frein, dans la dépression en angle limitée en dedans par le bord du frein, et en dehors par la terminaison de la couronne du gland, on voit chez beaucoup de sujets un petit orifice pouvant dans quelques cas recevoir un stylet très fin. Si on cherche à explorer, le stylet s'engage dans un conduit plus ou moins long se dirigeant en haut vers l'urèthre, mais sans y pénétrer dans l'état normal. Ainsi on peut cathétériser le conduit excréteur d'une glande dont le produit de sécrétion, est semblable à celui des autres glandes de Tyson. Il s'agit là évidemment d'une de ces glandes plus développée, et placée plus profondément que les autres. Ces glandes peuvent s'enflammer, alors la cavité de la glande est plus grande, il y a une petite tumeur placée entre le frein et la couronne du gland, saillante dans le triangle déprimé dont nous parlons plus haut, et saillante aussi dans l'urèthre ; ce qu'il est facile de constater avec un stylet coudé à son extrémité. Le toucher à l'extérieur et le contact du stylet à l'intérieur sont douloureux. Ce dernier démontre l'inflammation par voisinage de la muqueuse uréthrale, elle saigne très facilement. — Si le conduit excréteur est resté libre, la compression de la tumeur entre les doigts en fait sortir du pus plus ou moins épais. Lorsqu'il est oblitéré, si on peut pratiquer le cathétérisme avec un stylet très fin, on arrive à faire sortir le pus comme dans le premier cas; sinon la tumeur se développe de plus en plus, le gland et le frein se tuméfient, on a tous les signes d'un abcès aigu qui peut s'ouvrir dans l'urèthre; ainsi que je l'ai observé. Consécutivement il en résulte une fistule urinaire dans l'orifice extérieur et celui du canal excréteur de la glande.

J'ai observé de la stagnation d'urine et même une fois une véritable rétention, due uniquement à l'abcès de cette glande. Dès que l'irritation à l'extrémité de la verge, causée par cette affection, a cessé, la miction est redevenue complète.

Les indications sont ici de faire cesser la rétention des liquides dans la glande. Pour cela, on presse sur la tumeur si le canal excréteur est perméable. On cathétérise, si c'est possible. Si ce moyen ne réussit pas, sans tarder on ouvre en incisant, dans le triangle entre le frein et le gland. Cela fait on surveille la cicatrisation pour qu'elle se fasse du fond à la surface.

Lorsque le canal excréteur est insuffisant, en raison du grand développement de la cavité de la glande, on l'incise largement, de manière à voir le fond de la cavité suppurante. Et la cicatrisation est conduite comme dans le cas précédent.

J'ai eu à soigner deux fistules urinaires dues à cette cause, dans les deux cas, j'ai été obligé de débrider le méat en comprenant le trajet fistuleux dans l'incision. Chez ces deux malades, à chaque instant sous l'influence des irritants appliqués dans le trajet pour en produire l'oblitération, il se produisait une rétention de liquide due au retrait trop rapide de l'orifice externe, ce qui empêchait la guérison.

Messieurs, vous voyez que dans tous ces cas de stagnation d'urine due à l'irritation de l'extrémité antérieure de l'urèthre, les troubles fonctionnels de la miction cessent sans qu'il soit nécessaire de pratiquer le cathétérisme. Mais s'il y a rétention complète et qu'il faille cathétériser, rappelez-vous que l'obstacle, ici, est l'état de spasme de la région profonde de l'urèthre, que la difficulté consiste ici à entrer dans l'orifice du collet du bulbe plus ou moins contracturé. Vous ferez le cathétérisme avec une sonde d'un petit calibre, qui passe facilement dans la partie antérieure de l'urèthre malade sans la distendre, sans l'irriter, car autrement vous augmenteriez immédiatement le degré de contraction de la région membraneuse et vous seriez exposé à ne pas pouvoir entrer dans le collet du bulbe.

Les sondes qui conviennent le mieux ici sont une sonde en gomme coudée, petite, ou une petite sonde d'argent à grand courbure.

Corps étrangers dans la portion pénienne de l'urèthre. — Dans sa troisième lettre sur la lithotritie, consacrée à la lithotritie uréthrale, Civiale insiste sur l'état de dilatation de la vessie quand les graviers sont arrêtés au sommet de l'infundibulum du bulbe. Il en est de même lorsque les graviers s'arrêtent dans la fosse naviculaire et y provoquent une irritation. J'ai observé ce fait sur un malade dont les nombreuses pierres vésicales se fragmentaient spontanément. Un gros morceau de pierre s'arrête derrière le méat et bientôt d'autres graviers s'accumulent en arrière de ce premier. La vessie qui contenait de nombreuses pierres, ainsi que l'a démontré la lithotritie consécutive, était très dilatée. Le malade n'urinait que quelques gouttes de temps en temps. Je débarrassai la partie antérieure de l'urèthre des morceaux de pierre en les cassant avec mon brise-pierre-uréthral sans léser la muqueuse, et immédiatement je passai une sonde n° 20 dans la vessie, il s'écoula 700 grammes d'urines. Mais l'excitation de la vessie, sa contracture, due à l'action des pierres qu'elle contient sur son col, reparut de suite. Il m'a fallu soigner le malade, diminuer l'excitation de la vessie pour faire la lithotritie.

Comme je l'ai montré en étudiant les spasmes de la vessie, lorsque le corps étranger est arrêté dans la région profonde de l'urèthre et l'irrite, il y a contracture de la vessie. Celle-ci se vide à chacune des mictions fréquentes. Si l'urine ne peut pas passer facilement pardessus le gravier, une quantité très faible de liquide retenu dans la vessie suffit pour déterminer tous les symptômes de la rétention d'urine.

Coopérites. — Déjà à propos des spasmes de l'urèthre j'ai cité des faits de coopérites. Mais je tiens ici à vous parler d'un malade qui venait me consulter pour une stagnation d'urine, qui avait, de petites pierres dans la vessie et une coopérite gauche. Il s'agit d'un homme solide âgé de cinquante-quatre ans, qui se plaint d'uriner tous les heures. La première fois que je le vois, une sonde coudée en gomme n° 18 passe facilement par l'urèthre, et je retire de la vessie plus de 600 grammes d'urine. La vessie vide, je sens le frottement de la sonde sur des pierres.

Le malade apprend de suite à se sonder. Au périnée dans le triangle gauche, au lieu d'élection, je trouve une tumeur oblongue d'avant en arrière, très dure, grosse comme une petite noix, très sensible au toucher. Quand on la comprime, il sort par l'urèthre un liquide muqueux très épais, à l'aspect blanc, glaireux, épais, striée de pus. Après cette évacuation, sûrement incomplète, la tumeur est moins sensible.

J'examine la vessie avec le brise-pierre explorateur. Trois jours après, je fais une séance de lithotritie. Huit jours après j'examine et je ne trouve plus de pierres Pendant tout ce temps, malgré la présence des pierres dans la vessie, malgré les manœuvres répétées d'examen de la vessie et de la lithotritie, le malade n'a pas pu rendre spontanément une seule goutte d'urine par l'urèthre. Il s'est toujours sondé pour uriner.

Après toutes ces manœuvres, la coopérite devient plus intense, les mucosités ne peuvent plus être chassées dans l'urèthre, par la compression de la tumeur du perinée. J'ouvre l'abcès glandulaire. Je fais des injections d'eau phéniquée dans la poche, j'y maintiens un tampon de charpie, afin d'en obtenir la cicatrisation du fond à la surface.

Quand l'inflammation tombe, quand la poche est en voie de cicatrisation, le malade commence à uriner spontanément par l'urèthre. La sonde est passée matin et soir pour vider la vessie. Quand la guérison de la plaie est presque complète, la vessie se vide, la sonde est absolument inutile.

Il n'est pas possible de douter ici que le spasme de la région profonde de l'urèthre avec passivité de la vessie était sous la dépendance immédiate de la cowpérite.

Chez ce malade il n'est jamais passé d'urine par la plaie. Mais l'eau phéniquée au millième, injectée dans la plaie, ressortait souvent par l'urèthre, en passant par le conduit excréteur de la glande. — Je reviendrai sur ce fait en vous parlant des fistules périnéales.

Pour compléter l'étude des causes de la stagnation due à l'activité prédominante de l'urèthre sur celle de la vessie, je n'ai qu'à continuer l'énumération des causes des spasmes de l'urèthre, avec passivité de la vessie. — Vous vous rappelez ce que je vous ai dit des *érections prolongées* (p. 181).

Du coït incomplet (p. 112). — *De la masturbation.* — Ici il n'est pas rare de voir le spasme de la vessie coïncider avec celui de l'urèthre. Alors la vessie se vide avec une énergie qui provoque de la douleur.

Je vous ai parlé aussi de ces faits, où des cristaux d'urates, de phosphates ou autres, arrêtés dans l'urèthre, l'irritent, y provoquent l'état spasmodique, avec stagnation d'urine dans la vessie.

Vous savez, messieurs, que des affections ou des troubles fonctionnels de voisinage : tels que *la constipation*, avec stagnation des matières dans le rectum; *les hémorrhoïdes* plus ou moins accompagnées de contractures anales; *la fissure à l'anus; les fistules anales*, surtout aux moments où se forment de nouveaux foyers purulents, provoquent l'état de spasmes de la région profonde de l'urèthre, et deviennent ainsi la cause indirecte de la stagnation d'urine et même de la rétention complète.

Je vous renvoie aussi aux leçons précédentes où, en parlant des spasmes de l'urèthre avec passivité de la vessie, je vous ai parlé : de la contraction de l'urèthre chez la femme et chez les jeunes gens qui restent constamment debout (voir p. 120) ; — de l'action du froid (p. 127). Et enfin tous les troubles nerveux, dont une des conséquences est la contracture de l'urèthre seul (page 121 et suivantes), agissent comme toutes les causes que nous venons d'étudier en déterminant la stagnation. Ainsi, cet état singulier que j'ai appelé *urèthre pudique*, les sujets ne pouvant uriner dès qu'il y a quelqu'un près d'eux. Il y en a même qui s'arrêtent d'uriner, chez qui le jet d'urine se suspend immédiatement, lorsqu'un bruit rapproché se produit pendant qu'ils urinent. C'est évidemment là l'exagération d'un réflexe, dont le point de départ est une impression extérieure, bien éloignée de l'acte de la miction, et dont le résultat est la contracture de l'urèthre. C'est un premier dégré d'irritabilité nerveuse excessive.

Chez les hystériques on rencontre souvent de la rétention d'urine, lorsque l'état de contracture de l'urèthre domine la puissance de la vessie. Tous les auteurs qui se sont occupés de cette névrose, en citent des faits; MM. Briquet, Charcot, etc. — Ici la stagnation ou la rétention d'urine sont sous la dépendance immédiate de la névrose générale, aussi voit-on brusquement les troubles des mictions cesser ou reparaître.

Ici le rôle du chirurgien se borne à vider la vessie, s'il y a surdistension en prenant toutes les précautions pour éviter l'altération des urines. C'est en s'adressant directement à la maladie générale, l'hystérie, qu'on rétablit la fonction de la miction.

Le tabes dorsalis, s'accompagne de troubles fonctionnels des voies urinaires à toutes les époques de son évolution. Et souvent ces troubles spéciaux apparaissent dès le début de la maladie. Dans le cas qui nous occupe, l'urèthre seul est contracturé. — Je vous ai dit (p. 122) combien il est facile de prendre pour un rétrécissement, à un premier examen, cette contracture de la portion membraneuse de l'urèthre. Ici encore on voit la miction devenir normale au moment où on le prévoit le moins. Quelquefois la vessie reprend brusquement son action et même avec exagération, et d'une stagnation d'urine le malade passe brusquement à l'incontinence active. C'est-à-dire que les envies d'uriner deviennent très fréquentes; qu'à chaque envie la miction se fait facilement et complètement, souvent avec douleur vive en finissant d'uriner. — J'ai vu ce spasme de la vessie de la fin de la miction très violent, s'accompagner de douleurs très vives et de l'expulsion de sang par le méat.

Chez les ataxiques, mettez toute votre attention à faire le plus doucement, le plus habilement possible le cathétérisme. Il est indiqué quand la vessie ne se vide pas et que l'urine est altérée et surtout lorsqu'il y a rétention. Mais rappelez-vous que les urines de ces malades s'altèrent facilement, et que, chez eux, l'intoxication urineuse prend une forme très grave; les phénomènes généraux sont d'une grande violence. Aussi ai-je pour principe d'intervenir le moins possible. Il faut qu'il y ait envies fréquentes avec douleurs, et douleurs pendant les mictions, qu'il y ait stagnation d'urine avec incontinence nocturne, ce qui n'est pas rare chez les ataxiques, ou qu'il y ait rétention complète pour que je pratique le cathétérisme, dont le seul but ici est de vider la vessie. Aussi je choisis toujours la sonde en gomme la plus souple possible, et ayant la forme qui passe le plus facilement dans le cas donné, ce qui m'est indiqué par le premier cathétérisme, par la première exploration de l'urèthre.

Rappelez-vous, messieurs, que chez ces malades vous trouvez toujours un état de contracture de la région membraneuse et une élévation notable de la lèvre inférieure du col due à la même cause, que souvent le contact de l'instrument, si souple qu'il soit, sur cette région profonde de l'urèthre, provoque ici une douleur exagérée avec contracture plus énergique. Enfin j'ai observé chez plusieurs ataxiques cette sensation de besoin d'uriner, avec chatouillement à l'extrémité de la verge, provoquant les efforts involontaires d'expulsion, dès que la vessie est vide ou presque vide, sensation qui va en augmentant rapidement et qui détermine un état douloureux de contracture de l'appareil de miction, jusqu'à ce qu'il y ait une suffisante quantité de liquide dans la vessie, soit de l'urine, soit de l'eau boriquée tiède introduite par la sonde. C'est là un fait constant ou à peu près, dans les cas de stagnation d'urine due à l'élévation du col vésical ; j'y reviendrai à propos de ces cas. — Mais il est important de ne pas laisser se produire ces excitations pour uriner. Aussi faut-il, dès qu'elles se produisent, injecter très doucement dans la vessie de l'eau boriquée tiède. A mesure que le liquide y arrive, la sensation douloureuse d'envie d'uriner diminue, pour cesser complètement. On retire alors la sonde. — Il suffit ordinairement d'injecter quelques grammes d'eau tiède pour obtenir le repos absolu.

A la page 122, vous trouverez la relation d'un fait de contracture violente de l'urèthre, avec stagnation d'urine due à une myélite. Dans ce cas il a suffi d'une bougie à demeure pour faire cesser le spasme et la stagnation d'urine.

Je dois vous dire un mot de la stagnation due aux lésions traumatiques de la moelle, vous savez qu'on s'est vivement préoccupé de la stagnation et de la rétention d'urine, dans les cas de fracture de la colonne vertébrale. L'altération des urines qui survient dans ces cas a été la base d'une division des accidents dus à cette fracture. — On a même dit que cette altération des urines était due à la lésion de la moelle. — Dans ces faits, il y a paralysie de la vessie, avec persistance de la fonction de l'urèthre, et l'altération des urines, qui détermine des accidents généraux souvent mortels, s'explique très-bien par les cathétérismes répétés, sans lavage de la vessie avec les désinfectants.

Il est cependant possible que la lésion de la moelle modifie les phénomènes de nutrition et rende plus facile la production de la suppuration des parois de la vessie.

Messieurs, nous en avons fini avec toutes ces nombreuses causes qui déterminent la stagnation d'urine, en provoquant le spasme de la région profonde de l'urèthre, la vessie restant passive. — Vous avez vu que, dans tous ces cas, dès que le spasme de l'urèthre a cessé, la fonction complète de miction s'est rétablie, et cela, presque dans tous les cas, sans faire usage du cathétérisme, sans vider la vessie une seule fois par la sonde. — C'est là un des points pratiques importants de l'étude que nous venons de faire. — Rappelez-vous bien que, quand il n'y a pas rétention d'urine complète avec surdistension de la vessie et que la stagnation d'urine paraît due à une des nombreuses causes que nous venons d'étudier ensemble, avant de sonder, il faut faire disparaître la cause de contracture de l'urèthre.

M. Mercier, dans son étude sur la valvule musculaire du col vésical, indique, au nombre des causes de cette mauvaise disposition de la lèvre inférieure du col vésical, les faits précédents. Il est certain que longtemps prolongés et surtout se produisant à l'époque de l'adolescence, la contracture uréthrale peut avoir pour conséquence la disposition valvulaire de Mercier. — Mais, dans la grande majorité des cas, la saillie de cette lèvre inférieure du col vésical ne persiste pas après la disparition de la cause de la contracture. Aussi M. Mercier a-t-il remarqué que sa valvule se rencontre souvent chez les sujets qui ont ce que j'ai appelé l'urèthre pudique, c'est-à-dire qui ne peuvent uriner qu'étant isolés. — J'ai observé plusieurs fois la valvule musculaire chez des sujets depuis longtemps ataxiques, quoique relativement jeunes. — Dans ces cas, la cause de la contracture ne peut pas être enlevée complètement par la section de la valvule, comme cela a lieu dans les cas de prépuce étroit par la circoncision. Ce sont des causes persistantes qui finissent par déterminer la permanence de la déviation de l'urèthre due à la contracture de la région profonde. — Alors l'élévation du col persistant, les troubles fonctionnels de la miction persistent et nous avons les conditions de stagnation d'urines, identiques à celles dues à l'hyperthrophie de la prostate avec déplacement du col vésical en haut.

Mais, je vous le répète, sous l'influence des nombreuses causes de stagnation d'urine que nous venons d'étudier, ces conditions de troubles permanents de la miction sont tout à fait l'exception. — Aussitôt la cause détruite, les spasmes de l'urèthre cessent, la vessie se vide de plus en plus; son pouvoir contractile devenant de plus en plus complet. Comme il n'y a plus de cause agissant sur le col vésical et provoquant l'excitation réflexe du corps de la vessie, celle-ci se dilate très-bien et les envies d'uriner reparaissent à intervalles normaux.

Les parois vésicales, dans tous ces cas, conservent leur intégrité tant qu'il n'y a pas d'élévation du col de la vessie.

QUATRIÈME LEÇON

STAGNATION D'URINE VÉSICALE

DUE AU RÉTRÉCISSEMENT DE L'URÈTHRE

SOMMAIRE. — Progression de la stagnation, sa physiologie pathologique. — Rapport des parois vésicales avec le col vésical. — Faits de rétention prostatique concomitante.

Le rétrécissement de l'urèthre, si faible qu'il soit, détermine toujours de la stagnation d'urine. Au début, quand la paroi de l'urèthre a seulement perdu de sa souplesse, il reste en arrière de ce point malade une petite quantité d'urine. C'est là la stagnation d'urine dans l'urèthre qui augmente en raison même du degré d'étroitesse du rétrécissement, et de la dilatation en arrière, du canal qui en résulte. — Nous aurons à étudier ces faits à propos des stagnations d'urine locales. — Nous avons vu que le méat, en ne se dilatant pas avec l'âge, suffisant jusqu'à un certain degré de développement du sujet, devenait insuffisant à un certain degré de développement, et troublait les fonctions de nutrition en provoquant la stagnation d'urine. — Il en est de même des rétrécissements congénitaux observés surtout chez les hypospades, et dont je vous citais un cas où les troubles de miction avec stagnation d'urine ne se sont produits qu'à l'âge de seize ans. — Dans les cas de rétrécissement acquis, c'est l'étroitesse du point de l'urèthre affecté qui, augmentant peu à peu, vient troubler la miction et provoquer la stagnation. — Pendant l'évolution du rétrécissement, quand il est encore suffisamment large pour permettre la miction normale dans la vie ordinaire, si le sujet sort de ses habitudes de sobriété, augmente dans un temps court la quantité d'urine, alors nous voyons apparaître brusquement la difficulté pour uriner. On peut même observer, dans ces cas, la rétention complète, quoique l'étroitesse réelle du rétrécissement soit faible. — Il est vrai que l'excitation générale due à l'excès de boisson provoque une irritation locale du point rétréci dont le résultat est une diminution de calibre. — Il n'est pas rare de voir tous ces troubles cesser par le repos, le régime émollient, et le sujet continue à attendre le moment où son rétrécissement sera très étroit pour se soigner.

Quand on suit l'évolution des troubles de la miction, et de la production de la stagnation d'urine chez les rétrécis de l'urèthre, on voit qu'ils urinent en faisant un effort de plus en plus grand, qui est de plus en plus permanent, pendant tout le temps de leur miction; qu'ils ne sont pas toujours longs à commencer d'uriner, l'urine entrant facilement dans le rétrécissement. Mais qu'ils sont plus longs à établir le jet d'urine, lequel n'est maintenu le plus souvent que par l'effort. — Ils sont toujours très longs à finir d'uriner : le jet diminue très graduellement, et les coups de piston se répètent un grand nombre de fois. — Il semble qu'il ne puisse pas satisfaire le besoin provoqué par la présence de l'urine retenue dans l'urèthre, en arrière du rétrécissement.

Puis les difficultés pour uriner augmentent encore : les efforts violents deviennent la règle, bientôt ils ne provoquent la sortie que de quelques gouttes d'urine, quelquefois par petits jets saccadés, que déterminent des tractions énergiques sur la verge. Au moment où la traction de la verge cesse, il s'écoule un petit jet d'urine. — Chez certains sujets, ces manœuvres de traction de la verge, avec effort général concomitant, ne sont utiles que si le malade prend une position spéciale, tantôt c'est accroupi tantôt c'est à quatre pattes. Enfin la surdilatation vésicale arrivant à l'extrême, les besoins d'uriner sont incessants; chaque miction se fait avec tout le cortège de ces troubles fonctionnels, et, de plus, il y a souvent des douleurs, surtout en finissant : des élancements allant du col vésical à l'extrémité de la verge, avec sensation douloureuse de poids au-dessus du pubis. — C'est dans ces conditions que se produit l'incontinence d'urine, surtout lorsque le sujet est étendu au repos. — C'est ce que l'on appelle uriner par regorgement.

Voilà un tableau très écourté des troubles apparents de la miction chez les rétrécis. Mais voyons ce qui se passe du côté de la vessie, pendant que ces phénomènes s'accentuent peu à peu, quelquefois très lentement, assez pour que le malade s'habitue d'une façon insensible à ces difficultés pour uriner, et qu'il vous réponde très sincèrement : « J'urine bien lorsque que je ne fais pas d'excès. » Ce bien est souvent bien mauvais, comparé à l'état physiologique.

Dès qu'il y a une diminution de calibre de l'urèthre au niveau du rétrécissement, suffisante pour gêner le passage du flot d'urine chassé par la vessie, celle-ci agit avec plus d'énergie ; mais, l'étroitesse augmentant, alors la contraction vésicale devient impuissante à expulser tout le liquide et s'arrête avant que la vessie soit vide. C'est là la limite de contraction de la vessie, qui est de plus en reculée à mesure que l'obstacle au cours de l'urine s'accentue. Aussi chez tous les rétrécis, si on passe une sonde après la miction, on évacue une certaine quantité d'urine. Quantité qui est la même chez le même malade, après chaque miction, lors qu'aucune autre cause de stagnation d'urine ne vient se surajouter, telle que se retenir d'uriner, etc. La dilatation vésicale qui en résulte présente ceci de particulier, c'est qu'elle existe d'une façon uniforme aux dépens de toutes les parois supérieures de l'organe ; le trigone seul s'y participe pas. De plus, et c'est là un fait d'une grande importance, le rapport de ces parois vésicales, ainsi maintenues en distension, avec le col n'est point altéré. Ces parois restent plus éloignées du col, mais celui-ci n'est point élevé par rapport à elles, et la résultante de leur contraction tombe toujours dans son orifice, et j'ajoute y tomberait jusqu'à ce que la vessie soit vide, si elles avaient le pouvoir de se contracter jusqu'à ce degré ultime. En un mot, le rapport physiologique du col et des parois vésicales n'est pas modifié. — Si la vessie avait une puissance musculaire plus grande, elle continuerait à chasser l'urine dans l'urèthre, car la résultante de contraction de ses parois continuerait à tomber toujours dans le col. — Mais sa puissance musculaire est insuffisante pour lutter complètement contre le rétrécissement; elle est épuisée à un moment donné; c'est là, la seule raison de la stagnation d'urine.

Quand, par l'effort, les parois abdominales contractées compriment le globe vésical, celui-ci, ainsi appuyé, continue à se contracter un peu plus, il se produit, après une miction d'apparence complète, un nouveau jet dû à l'effort qui cesse avec lui, pour reprendre quand l'effort se renouvelle, si la vessie peut encore se contracter. — Ceci nous mène à vous parler des rétrécis qui n'urinent jamais qu'en faisant un effort maintenu pendant tout le temps de la sortie de l'urine; dès que l'effort cessé, l'urine s'arrête. — C'est un degré plus complet de perte de puissance de contraction de la vessie; la vessie ne peut plus se contracter sans être comprimée, appuyée par la contraction des parois abdominales. — Mais même à ce degré plus grand de troubles fonctionnels, le rapport physiologique des parois vésicales et du col n'est pas altéré. — Supposez que, dans ces conditions, il se produise brusquement une irritation de la région profonde de l'urèthre ou du col vésical, comme le contact d'un gravier, ou bien que la contraction de la paroi vésicale soit surexcitée et déterminée par un réflexe partant du rein ou des urétères, comme une colique néphrétique, alors, dans les deux cas, nous voyons la vessie se vider mieux à chaque miction; quelquefois même, elle se vide complètement. — J'ai observé des faits très démonstratifs. — Je traite par la dilatation temporaire progressive un rétrécissement placé à l'union du bulbe et de la portion membraneuse; j'étais arrivé au n° 13; la vessie ne se vidait pas complètement, ainsi que la percussion et la sonde me l'avaient prouvé. — Le malade, homme de quarante ans, est pris d'une colique néphrétique violente; les envies d'uriner sont alors très fréquentes : la miction est complète, pas de matité au-dessus du pubis, pas d'urine par la sonde passée immédiatement après l'acte d'uriner. — La colique se termine par la sortie de trois petits graviers uriques gros comme des têtes d'épingles, à surface très rugueuse. — Et l'état de stagnation d'urine reparaît tel qu'il était avant. —

Dans un autre fait de rétrécissement de l'urèthre, j'ai vu la stagnation d'urine cesser lorsqu'un gravier volumineux venait irriter le col vésical, ou s'y engageait; dès que le gravier était repoussé dans la vessie, l'état de stagnation se reproduisait. — Les mêmes faits se montrent chez les rétrécis toutes les fois que la région profonde de l'urèthre est le siège d'une irritation d'un autre ordre. Ainsi lorsque, dans le cours d'une dilatation, on n'a pas tenu compte de l'irritation de la région profonde de l'urèthre due justement à la sonde, nous voyons une excitation de vessie se produire; nous la voyons se vider plus complètement.

Ces faits, que je pourrais donner plus nombreux prouvent que le rapport physiologique du col et des parois vésicales n'est pas modifié, car les contractions des parois vésicales, étant plus complètes, chassent toujours l'urine dans le col et l'urèthre.

Messieurs, vous voyez que l'état de stagnation d'urine dans la vessie, dans les cas de rétrécissement, est la règle; et cependant vous n'avez peut-être jamais entendu parler d'une façon spéciale du traitement des stagnations d'urine dues au rétrécissement.

En effet, dès que que le rétrécissement est traité, dès qu'il a cessé, la stagnation d'urine due uniquement à lui, cesse ; la vessie se contracte peu à peu complètement, se vide ; ce serait commettre une faute, dans la très grande majorité des cas, que de surexciter la contraction des parois vésicales par des moyens directs.

Ce qui se passe pendant la dilatation temporaire progressive démontre comment la fonction se rétablit. Supposez que, au début, vous ne pouvez passer que le n° 6 ; dès que vous aurez franchi deux ou trois numéros, quand vous arriverez au 9, le malade vous dira spontanément : « J'urine beaucoup mieux, bien moins souvent. »

Si vous percutez la vessie, vous la trouverez moins dilatée après la miction qu'avant le traitement. Ainsi peu à peu, à mesure que l'urèthre s'élargit, la vessie se vide de mieux en mieux.

Après l'uréthrotomie interne, là où le calibre de l'urèthre est instantanément rétabli, il n'est pas rare de voir la vessie se vider complètement trois ou quatre jours après avoir retiré la sonde à demeure. En faisant la dilatation temporaire progressive consécutive, ou plutôt, comme je le dis toujours, en calibrant l'urèthre par le passage des cathéters Beniqué, jusqu'à ce que la dilatation de l'urèthre en arrière du rétrécissement ait disparu, on constate que la vessie est vide toutes les fois qu'on passe le cathéter après la miction. Et comme c'est là une condition mauvaise pour le cathéterisme, ai-je soin de recommander au malade d'uriner au moins une heure avant de se faire sonder ?

Le corollaire de ce fait, c'est la disparition rapide des mucosités provenant de la vessie dans ces cas.

Même lorsque la vessie est très distendue, que l'urine filtre d'une façon continue par le rétrécissement, qu'il y a incontinence par regorgement, lorsque le calibre de l'urèthre est rétabli, on voit les fonctions de la vessie se rétablir très vite. J'ai observé plusieurs faits de ce genre.

J'ai opéré des rétrécissements de l'urèthre sur des sujets de tous les âges, depuis un adolescent de seize ans, portant un rétrécissement congénital à la partie moyenne de la verge, jusqu'à des vieillards approchant et dépassant quatre-vingts ans. Dernièrement j'ai soigné un grand et beau vieillard maigre, de soixante-quinze ans, qui urinait toutes les demi-heures avec douleurs, surtout en finissant; la vessie était très distendue, les urines étaient chargées de pus. Le malade me dit qu'il urinait souvent depuis des années; que bien des fois il a été pris de difficultés très grandes pour uriner. Plusieurs fois on avait essayé de le sonder. Mais jamais on n'était arrivé dans la vessie.

Je trouve un rétrécissement à l'union du bulbe et de la portion membraneuse. Je ne peux le franchir qu'avec une bougie très fine en baleine n° 1. Peu à peu, après dix jours de soins, je passe le n° 6. Mais il est serré. Brusquement se produit un accès de fièvre; en même temps la plus grande facilité de miction due aux bougies cesse momentanément. La prostaste bien symétrique n'est pas très grosse. Cependant ces deux lobes latéraux sont saillants. Dès que l'état général est rétabli, je fais l'uréthrotomie interne. Je laisse la sonde à demeure quarante-huit heures. Le malade urine de suite très librement. La matité hypogastrique de la vessie n'existe plus après la miction, le cinquième jour. Je calibre l'urèthre en passant des bougies, puis des cathéters Béniqué jusqu'au n° 46. Le malade s'introduit facilement une bougie souple en gomme n° 22, et la fonction de miction est absolument complète.

Messieurs, si j'insiste si longtemps sur la stagnation d'urine due au rétrécissement de l'urèthre. Si je cherche à vous démontrer pourquoi elle cesse si vite, aussitôt le calibre du canal rétabli; si je vous ai montré que cela tient à ce que, dans ces cas, le rapport physiologique des parois de la vessie avec le col n'est pas troublé, parce que la ligne de contraction des parois vésicales tombe toujours dans le col, et que la vessie ne se vide pas, seulement parce que la contraction de ses fibres musculaires s'épuisait dans la lutte contre l'obstacle au cours du liquide dans l'urèthre : c'est pour arriver à vous faire saisir les différences complètes de toute nature, soit dans l'état anatomique de la vessie, soit dans les conséquences pratiques, entre la stagnation d'urine due au rétrécissement de l'urèthre, et celle due au déplacement du col vésical, lorsque le rapport physiologique entre les parois vésicales et le col n'est plus physiologique.

Lorsque, chez un sujet atteint de rétrécissement de l'urèthre, il se produit une excitation de la région profonde de ce canal, quelle qu'en soit la cause, nous avons vu les envies d'uriner devenir plus fréquentes, et la vessie se vider mieux. La persistance de cet état peut provoquer une disposition anormale, une véritable saillie de la lèvre inférieure du col vésical. — C'est là un obstacle qui arrête la petite bougie après qu'elle a franchi le rétrécissement de l'urèthre. C'est aussi un obstacle contre lequel le cathéter de l'uréthrotome s'arrête, si on n'y prend pas garde. — Cette disposition du col accompagnant le rétrécissement, Mercier la croit très fréquente, et c'est à elle qu'il attribue la rétention d'urine dans le cas de rétrécissement. Pour lui le rétrécissement seul ne peut pas déterminer la rétention d'urine. Cependant la pénétration de l'urine dans l'urèthre, dans la grande majorité des cas, jusqu'à la face postérieure du rétrécissement, lorsqu'il y a rétention d'urine, est indéniable. Elle est démontrée par la rupture de l'urèthre en arrière du rétrécissement et l'infiltration d'urine qui en résulte, et aussi par le fait de la sortie d'une petite quantité d'urine par-dessus l'extrémité filiforme de la petite bougie qui n'est engagée que dans le rétrécissement, au moment de l'accès douloureux de l'envie d'uriner[1]. Pour moi, cet état de contraction du col chez les rétrécis est rare. — Je ne l'ai observé qu'une fois sur vingt. Alors dans tous ces cas, la stagnation d'urine était relativement faible, jamais plus de 300 grammes. Les envies d'uriner étaient très fréquentes le jour et la nuit. Il y avait toujours douleur en finissant d'uriner et expulsion d'urine chargée de pus et de mucosités à chaque miction. Toutes les fois qu'à une tentative de cathétérisme la bougie s'arrêtait contre la saillie du col, les envies d'uriner devenaient plus fréquentes et plus douloureuses. Je suis convaincu que le développement de cette saillie du col vésical dans ces conditions est souvent favorisée par le contact irritant du bec de la bougie contre elle. J'ai même constaté des culs de-

1. Voir mon *Traité des opérations des voies urinaires*, p. 149.

sac, de vraies fausses routes sur la face antérieure de cette saillie du col. — Sous l'influence persistante de cette contraction du col vésical, celui-ci s'élève. Le rapport physiologique de la vessie avec lui s'altère de plus en plus et on arrive à avoir, avec le rétrécissement, la stagnation due à l'élévation du col vésical.

Cependant dans tous les cas de ce genre que j'ai soignés, une seule fois la vessie ne s'est pas vidée complètement après le rétablissement du calibre de l'urèthre, une seule fois la saillie de la lèvre inférieur du col a persisté, et le malade, âgé de quarante-cinq ans, n'ayant pas une prostate grosse, a été obligé de se sonder pendant près d'un mois, une fois tous les jours pour se vider la vessie. Après ce temps la vessie se vidait complètement.

Jusqu'à présent vous voyez, messieurs, que la stagnation d'urine due au rétrécissement, est un épiphénomène absolu de celui-ci.

A l'appui de ce fait, voici un cas très démonstratif. Je suis appelé à une certaine distance de Paris, près d'un homme de cinquante ans, qui urine par regorgement, le liquide s'écoule constamment, il est atteint d'un rétrécissement pénien, très étroit. Je fais l'uréthrotomie interne. Puis, la sonde mise à demeure, je vide très lentement la vessie d'où je retire un litre et demi d'urine. — La sonde est retirée après quarante-huit heures. Immédiatement chez ce malade la sensation spontanée d'envie d'uriner ne se produit pas; il faut qu'il la provoque. Toutes les cinq heures, il urine volontairement sans y être incité par l'envie. Souvent c'est sa femme qui lui fait penser à uriner. Pendant cette période où la compression volontaire de la vessie par les parois abdominales est indispensable à la miction, la vessie se vide incomplètement. — Après trois semaines les envies spontanée d'uriner se produisent et la vessie se vide. Ainsi, dans ce fait, la surdistension considérable de la vessie n'a modifié en rien les rapports physiologiques de ses parois et de son col. Seulement la contractilité des fibres vésicales a été lente à reparaître.

Dès que le calibre de l'urèthre a été rétabli, dès que l'inflammation avec dilatation de la section postérieure du canal en arrière du point rétréci a disparue, la vessie se vide complètement à chaque miction. Et cela a toujours lieu sauf dans les cas de saillie de la lèvre inférieure du col vésical, provoquée par une irritation longtemps prolongée de la région profonde de l'urèthre, due soit au cathétérisme, lorsque celui-ci est suivi d'excitation du col vésical, comme cela s'observe dans le cours de la dilatation temporaire progressive, soit à toutes autres causes. Vous savez que cet accident est une contre-indication de cette méthode de traitement. —

Vous remarquez certainement, messieurs, que chez les rétrécis, la prostate n'a plus son action si funeste sur les troubles de miction; à peine si je vous en ai parlé. Et si vous lisez ce qui a été écrit sur les troubles fonctionnels dus aux rétrécissement de l'urèthre, vous remarquez bien vite que la prostate n'entre jamais pour rien dans les causes de ces troubles. Il semble que le rétrécissement empêche le déplacement du col par la prostate, qu'il empêche la prostate de se développer. Tout à l'heure je vous ai parlé d'un rétrécissement très étroit chez un vieillard de soixante-quinze ans, qui a guéri de tous les troubles fonctionnels de la miction par l'uréthrotomie interne.

Sur le nombre très considérable de rétrécissements de l'urèthre chez des sujets de tout âge que j'ai soignés, je n'ai observé que deux fois après le rétablissement du calibre du canal, la persistance de la stagnation d'urine et même la rétention due à l'augmentation de volume de la prostate.

Dans le premier cas, il s'agit d'un homme de soixante-huit ans, syphilitique depuis sa jeunesse, ayant de temps en temps des étourdissements, de l'amblyopie, qui cessent par le sirop de biodure de mercure ioduré. — En 1875, il me fait appeler parce qu'il ne peut pas uriner, il y a rétention complète. — Je constate un rétrécissement à la partie moyenne de la verge, qui ne laisse passer qu'une bougie n° 6. — Le malade n'urine pas par-dessus cette bougie, lorsque, au moment de l'envie violente d'uriner, on retire la bougie, en laissant son extrémité effilée dans le rétrécissement[1]. — Je parviens à passer une petite sonde olivaire n° 7, qui laisse couler un filet continu d'urine. Je fixe cette petite sonde à demeure; on l'ouvre de temps en temps, lorsque le besoin d'uriner se fait sentir.

Ce malade, depuis fort longtemps, urinait très souvent sans douleurs; la nuit il se relevait de cinq à six fois, mais le matin en faisant sa toilette, il urinait coup sur coup un grand nombre de fois. Depuis un mois il avait de la douleur à l'extrémité de la verge, presque constamment, mais surtout en finissant d'uriner.

Le matin en faisant sa toilette, en raison de la dilatation de la vessie et des envies incessantes qu'il éprouvait, tous les mouvements qu'il faisait provoquaient des picotements dans la verge; ainsi en se brossant les dents.

1. Voir mon *Traité des opérations des voies urinaires*, page 149.

Après quelques jours, je parviens à passer le n° 9, et matin et soir je vide la vessie. Celle-ci se dilate très facilement, j'en retire jusqu'à 7 à 800 grammes d'urines. Je fais à chaque cathétérisme une injection vésicale d'eau phéniquée au millième, entre deux injections d'eau tiède.

Le rectum est maintenu vide par de grands lavements d'eau tiède, donnés matin et soir, avec un clyso d'un litre, et ma grande canule en gomme. — De temps en temps, je donne un verre d'eau de Pullna.

La prostate bien symétrique est dure, d'un volume moyen, mais surtout elle est très relevée en arrière du pubis.

J'apprends au malade à se sonder, il passe facilement une sonde à béquille n° 8, dont le bec est très peu relevé. Les sondes coniques olivaires, sont arrêtées en avant du col vésical.

A ma première visite, le malade se plaignant des troubles célébraux que j'indique plus haut, je me décidai à faire suivre un traitement antisyphilique, avant de faire l'uréthrotomie interne, qui était absolument indiquée. — Pendant ce temps, le malade se sondait matin et soir.

Après deux mois de ce traitement général, les troubles cérébraux ayant complètement disparu, je fais l'uréthrotomie interne. Tout se passe sans accident, je retire la sonde après quarante-huit heures, laissant la vessie pleine d'eau tiède. La sensation d'envie d'uriner étant complète, le malade cherche à uriner, mais il ne sort pas une goutte de liquide par le canal. Le malade continue à se sonder, matin et soir, mais il se sert de sondes à béquilles en gomme n° 16 à 17.

La vessie n'a pas perdu son pouvoir contractile, car

la sonde étant introduite le sujet étant couché, l'urine part en jet jusqu'à la fin de l'émission.

C'est bien là une stagnation d'urine due au déplacement du col vésical. — Le rétrécissement s'est surajouté, par simple coïncidence.

Depuis cette époque, ce malade continue toujours à bien vivre en se sondant deux à trois fois par vingt-quatre heures. — Il a eu de nouvelles manifestations de syphilis cérébrale qui ont cédé aux moyens déjà employés.

J'ai tenu à vous donner les détails de ce fait que je considère comme une exception.

Une seconde fois, j'ai observé un fait analogue. Il s'agit d'un vieillard de quatre-vingt-un ans, portant un rétrécissement très étroit à l'union du bulbe et de la portion membraneuse. — Je suis appelé près de lui par mon confrère le Dr Naudier de Lagny. Il y avait rétention d'urine; je parviens à passer une petite bougie. — Je fais l'uréthrotomie interne. La sonde retirée le malade a rendu spontanément pendant quelques jours une petite quantité d'urine à chaque miction, mais sans vider sa vessie, puis il n'a pas pu uriner sans la sonde, et cela dure depuis quatre ans. — La prostate était assez volumineuse, mais symétrique.

Chez un autre malade, âgé de soixante-neuf ans, j'ai vu la stagnation et même la rétention persister malgré le rétablissement du calibre de l'urèthre, mais ici le cas est tout différent. — Il s'agit d'une hypertrophie prostatique considérable avec élongation de la région profonde de l'urèthre existant depuis quinze ans. Le malade se sonde depuis quinze ans. Sous l'influence de manœuvres qui ont provoqué du sang, et aussi des cathétérismes incessants, faits toutes les deux ou trois heures depuis six mois, l'urèthre s'est de plus en plus rétréci à la partie moyenne de la verge. — Le malade se sert de sondes de plus en plus petites, il en est arrivé au n° 8 et même au n° 7. — Les mucosités ne sortent plus qu'incomplètement par un tel calibre. — Il y a des bourbillons phosphatiques qui oblitèrent à chaque instant la petite sonde et rendent son effet absolument nul. — Dans ce cas, je savais bien qu'après l'uréthrotomie interne, l'urine ne serait pas évacuée spontanément. — Le rétablissement du calibre de l'urèthre a eu pour but de passer des sondes plus grosses, et de pouvoir nettoyer la vessie des mucosités et des grains phosphatiques qui s'y produisaient, de faire des lavages de la vessie.

Ici l'affection prostatique est très antérieure, et le rétrécissement ne s'est produit qu'après.

Voilà les seuls faits de coïncidence de rétrécissement de l'urèthre, avec déplacement du col vésical dû à la prostate, que j'ai observés.

Ce que je vous ai dit de la saillie de la lèvre inférieure du col vésical nous sert naturellement de transition entre les stagnations dues au rétrécissement de l'urèthre, ou tout autre obstacle analogue au passage de l'urine dans l'urèthre, et celles dues à l'élévation du col vésical.

Je devrais peut-être vous parler maintenant de l'état anatomique de la vessie déterminé par les rétrécissements de l'urèthre ou les autres causes de stagnation d'urine, que nous avons étudiées, car toutes ces causes, nous pouvons les comprendre dans un même groupe, en raison de leur même nature d'action sur le corps de la vessie. Dans chacune d'elles, la caractéristique du coté de la vessie, c'est que celle-ci est passive; il n'y a que sa surdistension qui l'irrite. Aucun réflexe partant de la région profonde de l'urèthre ou du col vésical ne provoque la contraction de la vessie, n'en détermine l'excitation constante; si cela se produit, ce n'est jamais que momentané, lorsque la région profonde est le siège d'une complication, comme la suppuration plus abondante en arrière du rétrécissement dû soit à un excès, soit à une cause quelconque. — Mais, je le répète, ce sont des accidents passagers que des palliatifs généraux ou locaux peuvent faire cesser. — Et, de suite, la vessie reprend son état de passivité. La vessie ne se vide pas parce qu'elle cesse simplement de se contracter à un moment donné, quand sa puissance de contraction est épuisée dans l'effort qu'elle a fait pour lutter contre l'obstacle qui s'oppose au passage facile de l'urine. — Aussi l'obstacle uréthral étant enlevé, la vessie n'ayant plus à lutter, sa contraction complète se rétablit vite.

Dans les stagnations d'urine que nous allons étudier maintenant, nous voyons, au contraire, la vessie surexcitée, se contracter avec force, même sur la masse liquide, qui ne peut être évacuée par le col vésical, celui-ci n'étant plus ouvert par l'état de tension par contraction de la vessie.

C'est dans ces conditions si diverses des états physiologiques des parois de la vessie qu'il faut chercher les véritables raisons physiologiques des dispositions anatomiques si différentes des parois vésicales, dans les cas de stagnations d'urines dues au rétrécissement de l'urèthre et aux obstacles analogues, ou dans les cas dus à l'élévation du col vésical, dus à la cessation du rapport physiologique entre les parois vésicales et le col. En un mot, lorsque la ligne de contraction de la vessie cesse de tomber dans le col vésical avant que l'urine soit complètement évacuée.

CINQUIÈME LEÇON

STAGNATION D'URINE

DUE AU DÉPLACEMENT DU COL PAR RAPPORT AUX PAROIS VÉSICALES

SOMMAIRE. — Causes du déplacement du col par rapport aux parois de la vessie. — Stagnations dues à la prostate. 1° Période latente, sa physiologie pathologique et ses symptômes.

Messieurs, vous vous rappelez ce que je vous ai dit du mécanisme de l'évacuation de l'urine dans la miction normale (voir p. 31). La contraction des parois vésicales maintient ouvert le col vésical et y chasse l'urine jusqu'à ce que la vessie soit vide. — Alors la ligne, c'est-à-dire la résultante de contraction des parois vésicales, tombe toujours dans le col. Si le col est déplacé, sans que le corps vésical le suive dans son déplacement, la ligne de contraction de la vessie ne tombe plus dans cette ouverture interne de l'urèthre, et la voie de sortie de l'urine n'étant plus ouverte par la contraction de la vessie, il y a rétention d'urine. C'est ce que nous observons toutes les fois que le col vésical est déplacé d'une façon brusque par une cause quelconque :

ainsi dans les cas de prostatite aiguë, de congestion violente de cet organe dues à l'abus de l'aloès, à la constipation, etc. Lorsque le déplacement du col se fait lentement, la contraction des parois de la vessie agit d'abord d'une façon incomplète sur lui. — Elle ouvre le col pendant un certain temps, et elle cesse de l'ouvrir avant que la vessie soit vide; alors la quantité d'urine qui se trouve dans la vessie y reste à l'état de stagnation. Si, dans ces conditions, une des causes brusques dont je viens de vous parler vient augmenter l'élévation du col, de suite la contraction de la vessie perd de son action sur lui; et c'est ainsi que nous voyons souvent la rétention d'urine s'établir chez les sujets atteints depuis longtemps de stagnation d'urine.

Le rapport physiologique complet des parois de la vessie et de son col, condition indispensable de la miction complète, peut être détruit de deux façons : 1° le col est déplacé par rapport à la vessie, c'est le cas plus fréquent de beaucoup; 2° la vessie est déplacée par rapport au col.

Ce cas est relativement rare, mais il se présente : ainsi chez les obèses, dont le ventre tombe en avant; lorsqu'une hernie inguinale ou crurale ou une tumeur quelconque déplacent le corps vésical, ce dernier fait se voit assez souvent chez la femme, etc. ; les hernies de la vessie ; lorsque les parois supérieures de la vessie adhèrent par un de leurs points aux organes voisins ou aux parois de l'abdomen comme après la taille hypogastrique.

Stagnation d'urine due à l'élévation du col vésical

Tout ce qui peut provoquer l'augmentation de volume de la prostate, la congestion de cet organe, quelle qu'en soit la cause (l'hypertrophie due au développement de son tissu, la présence de corps fibreux, les calculs prostatiques), a pour action d'augmenter la longueur de la région profonde de l'urèthre, et par cela même d'élever d'autant le col vésical en arrière du pubis. — Toujours cela détermine de la stagnation d'urine, et toujours les causes occasionnelles qui viennent augmenter cette élévation du col rendent la stagnation d'urine plus considérable.

La valvule musculaire de Mercier élève le col vésical et s'accompagne toujours de stagnation d'urine, quoique peu abondante ordinairement, et même de rétention d'urine, ainsi que je l'ai observé.

Stagnation d'urine due à la prostate. — Il y a trois période distinctes dans les stagnations dues au développement de la prostate : 1° *la période latente; 2° la période d'excitation; 3° la période d'état; avec colonnes vésicales et stagnations locales d'urine entre ces colonnes.*

1° *Période latente.* — Elle comprend le temps pendant lequel la stagnation se produit. — Elle est souvent très longue, et il est bien difficile de déterminer l'époque de son début. — Les troubles de miction primitifs sont à peine ou plutôt ne sont jamais remarqués par le malade ; c'est une difficulté, une lenteur plus grande dans l'établissement du jet, lorsque le sujet s'est un peu retenu d'uriner; un effort initial de la miction plus grand que dans l'état normal; puis la contraction des parois abdominales se continue pendant tout le temps du jet; puis le jet n'est possible que par un effort qui facilite et rend plus complète l'action de la contraction des parois de l'abdomen. — La force du jet d'urine diminue en même temps que les forces mises en action pour le produire et le maintenir augmentent. Il arrive lentement à son maximum, et décroît de la même façon. — Les dernières gouttes d'urine que le coup de piston, chez le jeune sujet, chasse avec une certaine force, tombent de la verge. La contraction de l'urèthre, du col à l'extrémité de la verge, a son action amoindrie. Il arrive même que cette contraction du coup de piston, si manifeste chez le sujet jeune, disparaît. Le jet d'urine s'arrête, des gouttes d'urine tombent de la verge plus ou moins lentement, et on ne voit pas la petite secousse de la verge produite par la contraction simultanée de tous les muscles intrinsèques et extrinsèques de l'urèthre. — Enfin il arrive que la sortie de l'urine nécessite un effort constant, violent, qui provoque la sortie involontaire de gaz et de matières fécales par l'anus. Tous ces phénomènes de troubles de miction sont plus fréquents la nuit que le jour. Quand le malade est réveillé par l'envie d'uriner, il ne peut plus uriner étant couché; s'il avait cette mauvaise habitude, il est obligé de se lever. Puis cela ne suffit pas, malgré la position normale debout, même dans l'habitus assis, accroupi sur le vase, l'urine ne sort pas. Le sujet est obligé de marcher un peu; après un moment plus ou moins long, il sent que l'urine va pouvoir sortir et il urine. — Souvent, peu de temps après cette première miction, un nouveau besoin se fait sentir, qui nécessite plus ou moins les mêmes précautions pour être satisfait. — Chez certains sujets, la première période de sommeil, en se couchant immédiatement après avoir uriné, est assez longue, quatre, cinq, six heures. — Puis, après la première envie d'uriner satisfaite, les besoins se répètent à des intervalles rapprochés, quelquefois très rapprochés, toutes les heures et même plus, jusqu'à ce que la vessie soit revenue à sa limite de contraction habituelle. — Dans ce cas, le malade peut vider assez bien sa vessie dans la journée, en allant et venant; l'exercice musculaire de tout le corps favorise l'émission plus complète de l'urine. Après la longue période de sommeil, la vessie s'est distendue sans que le besoin d'uriner se soit produit; le sujet éprouve les mêmes difficultés pour uriner que s'il s'était volontairement retenu d'uriner. Il a, en effet, la vessie dans les mêmes conditions, et la difficulté est rendue bien plus grande par les troubles qui existent dans le rapport physiologique du col et du corps de la vessie.

Ce que nous voyons se passer la nuit, après quelques heures de sommeil paisible, ne se produit chez certain sujet que le matin, quand il est levé. Pendant qu'il fait sa toilette, il est pris d'envie d'uriner coup sur coup, souvent trois et quatre fois dans une heure. — C'est là un fait commun qui préoccupe bien moins que celui d'avoir à se lever la nuit, et qui cependant est absolument identique et dénote le même état des organes. — Ordinairement ces envies fréquentes d'uriner le matin, après le réveil, au moment des premiers mouvements, précèdent de quelque temps les envies rapprochées, après une période de sommeil de trois ou quatre heures. — Ces troubles de miction du début de la stagnation d'urine prostatique s'accentuent à mesure que l'affection qui les détermine se développe; aussi les voyons-nous à leur paroxysme à un certain moment. — Alors à la congestion prostatique de la nuit, due à la position couchée, qui, au début, suffit pour rendre plus difficile l'émission d'urine, s'ajoute la polyurie nocturne, que nous verrons presque constante à une période plus avancée de l'affection. — Il n'y a plus de période de trois ou quatre heures de sommeil; même au début de la nuit les sujets restent peu de temps sans uriner. — Presque toujours la miction dans la position assise en allant à la garde-robe est plus complète. Il y a des malades qui urinent en une fois, dans cette position, ce qu'ils évacuent en plusieurs fois lorsqu'ils urinent debout. — Dans la journée, les envies d'uriner sont moins fréquentes, la miction est toujours plus facile. — Mais souvent une cause occasionnelle suffit pour provoquer l'envie d'uriner et la rendre de suite très vive. Ainsi le sujet est assis depuis un certain temps; dès qu'il se lève il est pris d'envie. Si la vessie s'est un peu distendue pendant un long temps de repos dans cette position, l'envie devient de suite très violente et peut être suivie, comme celle du matin, de plusieurs mictions rapprochées.

Enfin le besoin d'uriner est douloureux, s'accompagne d'élancements dans la verge et surtout à son extrémité.

Il n'est pas rare de voir de la douleur à la fin de la miction.

Souvent ces douleurs du début et de la fin de la miction,

persistent même pendant tout le temps du jet d'urine. Alors elles existent pendant quelque temps et cessent pour reparaître après un intervalle plus ou moins long. — Presque toujours, elles sont dues à une excitation plus grande provoquée soit par un excès de table, de fatigue, un voyage, etc., une constipation plus grande. J'ai vu des malades chez qui un petit verre d'eau-de-vie suffisait pour les provoquer. Jusqu'à ce que les mictions soient constamment douloureuses. — A tous les degrés de ces troubles de miction, leur acuité peut être déterminée par des causes très variées. Le terme ultime de l'acuité ici, c'est la rétention d'urine complète. — A tous les degrés de la stagnation, une des causes variées dont j'ai à vous parler peut provoquer la rétention d'urine complète, avant que le sujet en soit arrivé à uriner souvent nuit et jour. Toutes ces causes agissent, soit en diminuant le pouvoir contractile de la vessie, soit en augmentant le degré d'élévation du col vésical ou même des deux façons à la fois.

Si, aux différentes époques de cette période latente de la stagnation d'urine due à l'élévation du col de la vessie, on sonde le malade après la miction, on constate que la vessie ne se vide pas. Au début, on ne trouvera de l'urine dans la vessie qu'à certains moments des vingt-quatre heures, le matin au réveil après la première miction. — Puis l'affection continuant à se développer, ce sera à un moment quelconque de la journée, mais on en trouvera toujours plus le matin, au lever, et cela jusqu'au moment où les envies d'uriner sont toujours fréquentes. — Alors la distension vésicale est arrivée à son maximum; la quantité d'urine rendue à chaque miction est très petite, mais il reste constamment en stagnation une masse énorme de liquide.

Tous ces troubles apparents de miction suivent, dans leurs progressions incessantes souvent très lentes, le degré de la dilatation vésicale dû à la quantité d'urine qui y reste. — Ils sont même soumis aux fluctuations de mieux ou de plus mal, répondant aux divers incidents qui agissent, soit en facilitant la miction, en permettant à la vessie de se vider plus à chaque évacuation, soit en rendant la miction plus difficile et, par conséquent, moins complète et plus fréquente.

Tous les sujets atteints de stagnation d'urine prostatique sont plus ou moins constipés. Si, en apparence, ils ne le sont pas, parce qu'ils vont tous les jours à la garde-robe et même plusieurs fois, ils le sont réellement, parce qu'ils ont constamment, même après les selles, le rectum plein de matières fécales; leur ampoule rectale en est dilatée. Aussi, après le premier lavement donné de façon à le faire garder pour imbiber les matières dures qui encombrent, les malades sont toujours étonnés de la masse énorme de leur garde-robe. Toujours, après une évacuation de ce genre, il y a un mieux notable. — Le même mieux se produit quand survient une diarrhée qui entraîne tout ce que contient le gros intestin. — Demandez à ces malades comment ils urinent quand ils ont la diarrhée? Tous répondent : « J'urine mieux et moins souvent. » Étant habituellement constipés, ils ont de temps en temps des évacuations diarrhéiques spontanées qui leur ont permis à tous de remarquer ce fait. — Mais cette amélioration n'est que momentanée ; l'intestin se remplit de nouveau et les difficultés et fréquences de miction reviennent ce qu'elles étaient. — L'état s'aggrave si la constipation s'accentue davantage. — Que de fois ne la voyons-nous pas être la cause occasionnelle de la rétention d'urine complète chez les vieillards dont la prostate est déjà volumineuse ! — Elle provoque dans certains cas, outre l'état spasmodique de l'urèthre, un déplacement en haut du col tel que le cathétérisme est impossible même avec les sondes à courbures les plus brusques, même avec la sonde presque droite à tout petit bec. — Il m'est arrivé de ne pouvoir sonder des vieillards à grosse prostate, atteints de rétention d'urine, qu'après avoir vidé le rectum ; il était facile de constater que, par l'évacuation de l'intestin, le col vésical s'était abaissé beaucoup. — La constipation agit aussi en augmentant beaucoup l'état de congestion de la prostate, et, par cela, son volume, ce qui est encore une cause de troubles plus grands de la miction et de rétention plus complète. — Toutes les causes qui, dans l'état physiologique, peuvent rendre la miction moins facile agissent ici avec plus d'intensité dans ce sens — se retenir d'uriner, uriner étant couché, les excès sexuels, etc. — De même les excès de table pendant lesquels le sujet sent moins facilement le besoin, en raison de l'animation et de l'action des boissons alcooliques qui, diminuant toujours la sensibilité organique, rendent bien plus difficile la sortie de l'urine. Du reste, c'est là peut-être la cause occasionnelle la plus fréquente de la rétention complète chez ces malades, généralement vieux. Aux différentes époques des fêtes de famille, nous sommes toujours appelé près de vieillards qui doivent leur rétention au dîner auquel ils étaient heureux d'assister.

Toutes les causes occasionnelles de spasmes de l'urèthre aggravent les troubles de miction et sont souvent la cause occasionnelle de la rétention.

L'*état des urines* pendant cette période latente de la stagnation d'urine prostatique n'offre rien de particulier; elles sont normales. Dans les moments de crise, de difficulté plus grande pour uriner, de mictions fréquentes plus ou moins douloureuses, elles se chargent de petites mucosités, en même temps qu'elles sont plus chargées en principes solides. — C'est dans ces moments-là qu'on voit se produire les premiers phénomènes généraux, les troubles digestifs : langue saburrale, bouche amère, renvois bilieux ou acides, inappétence, etc. — En un mot, un véritable embarras gastrique, avec sensibilité au froid, frissonnement facile, quelquefois accès de fièvre avec frissons violents au début. — Ces accidents généraux intercurrents sont le plus souvent facilement jugulés par un purgatif salin accompagné de boisson abondante, bouillon aux herbes ou thé très léger, — ou par un vomitif, de l'ipéca, de 1 à 2 grammes divisés en trois doses prises chaque vingt minutes, accompagné de boisson chaude non sucrée, — camomille, etc. — Il y a toujours évacuation d'une quantité de bile assez forte et un soulagement consécutif.

J'ai vu souvent l'état de stagnation latente reprendre son cours habituel après ces phénomènes généraux disparus.

Mais ces troubles généraux peuvent persister, et ils finissent par constituer un véritable état dyspeptique décrit depuis bien longtemps, et sur lequel on est revenu depuis quelque temps, le considérant comme nouveau. —

C'est surtout dans les stagnations dues aux rétrécissements de l'urèthre que ces états dyspeptiques sont fréquents ; cela tient à ce que chez eux les urines stagnent dans l'urèthre. Nous aurons à étudier cette question à propos des stagnations uréthrales.

Pendant ces stagnations latentes, les sujets sont très exposés à prendre une affection des voies urinaires supérieures sous l'influence des causes générales, telles que le froid, l'humidité, etc.

Je vous ai dit que les urines étaient normales en dehors des accès de troubles plus intenses de la miction, et je viens de vous montrer que les accidents généraux coïncident avec ces altérations de l'urine. Aussi doit-on conserver avec soin l'état normal des urines et ne pas donner à la légère les médicaments capables d'en modifier la nature, surtout en les rendant alcalines. L'excès d'acidité serait aussi nuisible, en rendant les mictions plus fréquentes et même douloureuses. — Chez ces malades dont les vessies restent ainsi distendues, qui contiennent une masse d'urine, il faut bien se garder d'y provoquer la précipitation des matières solides, qui feraient vite des corps étrangers, — calculs.

Nous arrivons à vous parler de l'état de la vessie. Le moyen absolu pour reconnaître la stagnation d'urine est de passer une sonde immédiatement après la miction : s'il s'écoule de l'urine, il y a stagnation. — Mais, comme je vous le démontrerai bientôt, il n'est pas indifférent de sonder ou de ne pas sonder le sujet dont la vessie reste dilatée après avoir uriné. — Il est très bon de choisir le moment où le sujet est dans les conditions les plus favorables pour vider la vessie pour la première fois. N'oubliez pas, messieurs, qu'il s'agit d'un sujet qui est encore dans la période latente de la stagnation d'urine due à la prostate, qui urine selon son état devenu habituel, qui n'est pas aux prises avec la rétention ou avec des difficulté très grandes de miction. Il faut donc recourir aux autres signes physiques de la stagnation d'urine.

La percussion permet de limiter, dans la plupart des cas, le volume de la vessie lorsqu'elle dépasse le pubis. Pour être bien perçue elle doit être recherchée en percutant des parties périphériques de l'abdomen vers le pubis. Ainsi on circonscrit l'espace ovalaire à sommet placé en haut qu'occupe la vessie distendue. Il n'est pas rare de trouver une matité plus étendue d'un côté que de l'autre; en effet la vessie est inclinée d'un côté, assez souvent à droite. Quelquefois, chez les sujets dont la cambrure des reins est exagérée et qui sont maigres, on voit la vessie à l'extérieur. Elle fait une saillie entre le pubis et l'ombilic; les parois abdominales sont comme soulevées et la percussion montre que cette saillie ovoïde est mate. Lorsqu'il y a rétention d'urine complète, cette saillie de la vessie, très nette, s'observe chez beaucoup de sujets; la main délimite facilement le globe vésical.

En général, lorsque la stagnation est assez considérable, la pression même faible au-dessus du pubis provoque la sensation du besoin d'uriner; cette pression même légère suffit pour provoquer l'accès douloureux d'envie d'uriner lorsqu'il y a rétention.

On pourrait croire que la matité hypogastrique est constante. Il n'en est rien. J'ai vu des sujets dont la vessie retenait plus d'un litre de liquide après la miction, chez lesquels la sonorité abdominale était complète jusqu'au pubis. Comme nous l'avons vu, la stagnation d'urine s'établit et augmente lentement. Le cul-de-sac péritonéal placé entre la paroi antérieure de la vessie et les parois de l'abdomen, au lieu d'avoir ses faces appliquées l'un à l'autre reçoit les intestins dès que la vessie est flasque quoique dilatée. Tous les efforts produits tendent à pousser les intestins dans ce cul-de-sac péritonéal prévésical, et, avec le temps, les intestins qu'il contient descendent jusqu'au pubis. De là l'absence de matité au-dessus du pubis. Il m'est arrivé plusieurs fois d'observer des malades chez lesquels on ne soupçonnait pas la stagnation d'urine parce que la matité sus-pubienne n'existait pas chez eux. J'ai même sondé un malade et retiré de sa vessie plus de deux litres d'urine, alors que l'on croyait ce malade atteint d'anurie sans rétention. Chez lui la sonorité de l'abdomen était complète jusqu'au pubis.

Vous devez donc, messieurs, être réservés et ne pas conclure à l'absence de stagnation, quant la matité vésicale n'existe pas; vous devez observer tous les troubles de miction dont je vous ai parlé.

Il y a des sujets chez lesquels on observe, au-dessus du pubis, une matité qui ne tient pas à la vessie dilatée. Mais si vous explorez avec attention, toujours en procédant de la périphérie abdominale vers le pubis, vous reconnaîtrez que cette matité est plus vague, et à contour moins exact; elle remonte presque à l'ombilic, en diminuant lentement. Dans ces cas la pression sus-pubienne, en raison du volume qu'aurait la vessie d'après la matité, provoquerait facilement la sensation du besoin d'uriner, ce qui n'existe pas. — Puis quelquefois elle n'est pas constante chez le même sujet. — Nous pouvons rapporter ce manque de sonorité à l'absence de gaz dans l'intestin et surtout à l'épiploon, et à la constipation. — L'autre mode d'exploration directe de la vessie se fait par le rectum. Le doigt introduit dans le rectum peut reconnaître la saillie de la vessie en arrière de la prostate. — Il est rare qu'à une première exploration il soit possible de constater ce fait. Très souvent la prostate est trop volumineuse pour que le doigt puisse dépasser son bord postérieur, ce qui tient à l'hypertrophie d'une nature quelconque et aussi à l'état de congestion dont elle est le siège. Presque toujours l'intestin très dilaté est plus ou moins rempli de matières fécales ordinairement dures, qui gênent l'exploration avec le doigt. Aussi faut-il vider l'intestin par de grands lavements, et cela pendant plusieurs jours; alors la congestion prostatique peut avoir assez diminué pour que le doigt puisse atteindre le fond de la vessie. Le doigt étant contre le fond de la vessie, les parois abdominales étant relâchées, chez le sujet assez maigre, en déprimant la région hypogastrique avec une main, le doigt qui est dans le rectum sent très bien la distension du bas-fond de la vessie et une espèce de fluctuation.

Du reste, l'augmentation de volume de la prostate seule, même lorsque le doigt ne peut pas dépasser son bord postérieur pour toucher la vessie, est un état qui coïncide si souvent avec la stagnation d'urine, qu'on peut le considérer comme en étant un signe physique, surtout lorsqu'il existe les troubles de miction que vous connaissez, sans altération des urines.

État de la vessie et du col. — Dans cette période latente de la stagnation d'urine prostatique, si on examine avec la sonde coudée la vessie et son col, voici ce que l'on trouve[1]. — Les parois de la vessie distendues ne présentent pas de saillie, il n'y pas de colonne. La vessie est dilatée aux dépens de ses parois antéro-postérieures et latérales d'une façon uniforme. Le col de la vessie est élevé au-dessus du trigone, le bec de la sonde coudée ordinaire, de Mercier, retourné en bas accroche le col vésical saillant au-dessus du fond de la vessie. De même, du côté de l'urèthre, on constate un allongement de la région profonde de l'urèthre et une élévation du col, à ce que le pavillon de la sonde est plus ou moins incliné en bas entre les jambes du sujet pour atteindre la vessie. — Souvent en entrant dans la vessie il y a le soubresaut de la sonde, produit par le passage du talon de l'instrument sur la lèvre inférieur du col vésical.

Mais, messieurs, ce qu'il importe de bien retenir, c'est que, pendant cette période latente de la rétention, la surface vésicale est unie; il n'y a pas de colonnes; de plus les parois vésicales sont souples, les différentes tuniques glissent bien les unes sur les autres, il n'y a pas de sclérose. — La vessie, en tant que parois, est exactement dans les mêmes conditions anatomiques que dans la stagnation due au rétrécissement de l'urèthre. Physiologiquement, elle cesse de se contracter, la puissance contractile de ses fibres étant épuisée contre l'obstacle, exactement comme s'il s'agissait d'un rétrécissement de

(1) Voir *Examen du col de la vessie*, in *Traité des opérations des voies urinaires*, p. 414 et suivantes.

l'urèthre. Dans le cas de rétrécissement, lorsqu'une cause vient rendre plus complète la contraction de la vessie, le rapport physiologique des parois et du col n'étant pas troublé, pendant cette contraction plus complète la vessie continue à chasser le liquide dans l'urèthre, et la vessie se vide un peu plus qu'à l'ordinaire.

Dans le cas d'élévation du col vésical, les conditions ne sont plus les mêmes; lorsqu'une cause vient provoquer une contraction plus complète de la vessie, le col étant toujours au même niveau par rapport au corps vésical, le rapport physiologique complet du col et du corps de la vessie n'existe plus. Quand la vessie est revenue à son degré de stagnation, ses parois n'agissent plus sur le col, ne l'ouvrent plus, et les parois vésicales se contractent sur une masse liquide incompressible, de là les douleurs de la fin de la miction. De là aussi une des causes de la production des colonnes vésicales.

Dans ces vessies qui ne se vident jamais sans que le sujet en ait conscience, les pierres peuvent se développer. En raison de l'élévation du col vésical elles en restent constamment éloignées. Elles restent au-dessous de lui dans l'excavation inférieure de la vessie. — Elles passent inaperçues jusqu'au jour, où, dans un mouvement, dans un habitus du corps, elles viennent toucher le col vésical et l'irriter. Si l'excitation du col vésical n'est pas grande, tout rentre facilement dans le statu quo antérieur. Mais si l'irritation du col entraîne du sang et que l'excitation persiste, grâce au contact permanent de la pierre sur le col, en raison d'une cause quelconque; si surtout les urines se chargent de pus, de muco-pus, deviennent alcalines, alors la nature irritante des urines se surajoute à l'action des pierres sur le col. L'excitation directe ne se produit pas seulement sur le col vésical, mais aussi sur toute la surface interne de la vessie. — Les pierres d'origine acide (urique ou oxalique) se recouvrent d'une couche plus ou moins rugueuse de phosphate ammoniaco-magnésien, ce qui rend leur contact sur la paroi vésicale plus irritant encore. Il en résulte un état de contracture complet de la vessie, de toutes les parois vésicales par excitation immédiate de la surface muqueuse et par excitation du col vésical. — On voit alors la vessie, non seulement se vider complètement, mais il peut y avoir épreintes vésicales sur les corps étrangers, avec les efforts d'expulsion, la vessie étant vide. — Chez les sujets qui ont été atteints de stagnation d'urine, qui ont un état spasmodique violent de la vessie dû à la pierre et à l'altération des urines, on voit la stagnation d'urine reparaître, quand les causes, la pierre et l'altération des urines, ont disparu. Alors le rapport physiologique du corps et du col vésical propre à l'élévation du col chez le sujet se rétablit. Nous avons relaté un fait type de ce cas (Voy. p. 19) et nous l'avons observé sur bien des sujets. Chez eux, après avoir débarrassé des pierres leur vessie, celle-ci ne se vide plus.

Dans le traitement de la stagnation, c'est la production des colonnes et de tout l'état anatomique des parois vésicales qu'elles entraînent qu'il faut éviter.

Pendant cette période latente de la stagnation d'urine il est encore temps d'éviter les colonnes vésicales; elles n'existent pas encore. Je sais bien que le sujet a pu avoir, à différentes reprises, de ces accès de douleurs en urinant, et de fréquence plus grande de miction, pendant lesquels les colonnes ont pu commencer à se produire; mais l'état sclérotique des parois n'existe pas; la vessie peut encore se dilater très suffisamment. Ici, les mêmes causes, qui provoquent la contraction plus énergique de la vessie, en diminuent aussi le degré de dilatation; mais toutes ces causes n'ont pas encore agi d'une façon permanente.

SIXIÈME LEÇON

STAGNATION DUE A L'ÉLÉVATION DU COL

PÉRIODE D'EXCITATION

SOMMAIRE. — Deuxième période de la stagnation prostatique. Période d'excitation. Physiologie pathologique. — Troubles organiques dus à l'acte de vider la vessie. — Mécanisme de l'hémorrhagie après les premiers cathétérismes. — Excitation vésico-uréthrale, la vessie étant vide. — Formation des colonnes. — Sclérose de la vessie. — Terminaisons de la période d'excitation. — Excitation vésico-uréthrale, consécutive, de plus en plus grande. — Rôle des calculs prostatiques.

Sous l'influence des causes qui viennent de temps en temps troubler l'état de quiétude du sujet atteint de stagnation d'urine prostatique latente, il arrive à un moment que l'accès d'excitation d'envies fréquentes pour uriner, de difficulté plus grande de la miction avec douleur à la fin et expulsion de sang après l'urine, ne cesse pas et constitue l'état permanent. — Ou bien, et c'est peut-être la terminaison la plus fréquente dans cet état de stagnation latente d'urine, brusquement le sujet est pris de rétention complète d'urine, sous l'influence, des mêmes causes occasionnelles, quelquefois en apparence des plus bénignes, comme se retenir d'uriner, ou bien une excitation génésique même peu prolongée, un léger excès de table, un voyage, etc.

Dans ces deux cas, les antécédents ne sont autres que tous les phénomènes de troubles de miction que nous venons de vous décrire dans les leçons précédentes. L'état de dilatation de la vessie que le palper, la percussion abdominale et le toucher rectal font facilement reconnaître, ainsi que l'état de gonflement congestif de la prostate, etc., montrent suffisamment qu'on est devant la fin d'une stagnation latente d'urine due à la prostate. — Le cathétérisme, en permettant de reconnaître qu'il n'y a pas de rétrécissement de l'urèthre, que l'obstacle au cours de l'urine n'est autre que l'élévation du col vésical due à l'augmentation de volume de la prostate, vient compléter le diagnostic. — En effet, le cathétérisme devient absolument nécessaire. Il faut faire cesser l'état d'angoisse dû à la rétention complète ou à l'état d'excitation vésicale si voisin dont nous venons de parler. — Alors commence la deuxième période de la stagnation d'urine prostatique.

Le cathétérisme doit être fait avec le plus grand soin, en se soumettant d'une façon absolue aux règles que j'ai données dans mon *Traité des opérations des voies urinaires*. — Le malade, dans l'habitus couché propre au cathétérisme, a le sacrum sur une surface résistante, une planche. La sonde doit être conduite d'une façon très observée pour reconnaître exactement quand son bec est dans l'orifice du collet du bulbe. Puis on explore avec soin la région profonde, pour reconnaître de suite la déviation de l'urèthre latérale ou la saillie brusque de la lèvre inférieure du col vésical, ou l'élongation simple de cette région profonde de l'urèthre, sans saillie dans la cavité de l'urèthre. Par le fait même de cette augmentation dans la longueur de cette partie du canal, le col se trouve plus élevé derrière le pubis.

Les sondes en gomme coudées (à béquille), les sondes bicoudées ou à grande courbure et à béquille peuvent être utiles, et peuvent arriver, bien conduites, dans la vessie. — Mais le chirurgien doit être prévenu que le bec de ces sondes, arrêté contre une saillie interne dans la région profonde du canal, provoque facilement un écoulement de sang, quelquefois abondant, même lorsqu'il n'y a pas encore fausse route et peuvent, quand elles sont conduites avec trop de force, faire des fausses routes plus ou moins profondes, selon l'état des tissus touchés par le bec, et cela d'autant plus facilement que la sonde est plus petite et plus rigide. — Ainsi prenez toujours de grosses sondes en gomme.

Vous pouvez aussi chercher à pénétrer dans la vessie par le cathétérisme à la suite de Maisonneuve, ou celui sur conducteur (Voy. page 22, *Traité des opérations des voies urinaires*). Mais ces moyens qui vous permettent de vider la vessie ne vous donnent aucun élément de diagnostic sur la disposition intérieure de l'urèthre.

Les sondes en métal, qui sont bonnes dans ces cas, sont les sondes à grandes courbure de Gély. — La sonde à petit bec très peu long, à courbure très arrondie, à diamètre moyen, que je vous montre. Cette sonde est presque droite, son bec, par son dos très arrondi, glisse facilement sur les obstacles de la paroi inférieure de l'urèthre, sur le col vésical. Par sa saillie très faible son bec dilate moins le canal et pénètre plus facilement dans les déviations latérales de la région prostatique. C'est une sonde dont je me sers depuis longtemps avec succès dans les rétentions d'urine dues à la prostate. — Elle a peut-être l'inconvénient d'obliger à abaisser beaucoup la verge pour que son bec arrive au col. — Mais à moins de cas extrême d'élévation du col vésical, elle y arrive facilement. Les sensations de résistance fournies, à la main qui la conduit, par son bec, sont bien plus nettes que celles données par les autres sondes coudées ou par celles à grande courbure en métal. — Dès que la sonde à grande courbure de Gély est arrêtée, je me sers de cette petite sonde à petit bec.

La sonde à grande courbure doit être grosse, n°s 21 à 23. — Son indication est générale dans les cas dont nous nous occupons, mais une saillie brusque et assez forte de la lèvre inférieure du col, une élongation de la région profonde du canal qui porte le col très haut derrière le pubis, sont des obstacles qu'elle ne peut pas franchir; dans ce second cas, surtout, souvent la courbure de l'urèthre, en avant du col vésical est brusque. Mais elle est la sonde qui franchit le plus facilement la déviation latérale due à la saillie d'un des lobes de la prostate.

Je ne puis, messieurs, m'étendre plus longuement sur le cathétérisme dans ces cas de stagnation ou de rétention d'urine. Je viens de vous dire les particularités spéciales à ces cas, et je vous renvoie pour les manœuvres à mon *Traité des opérations des voies urinaires*.

Nous avons à poursuivre notre étude de la physiologie pathologique de la stagnation d'urine prostatique.

Voyons maintenant ce qui se passe du côté de la vessie et de l'urèthre pendant que la vessie se vide, et quand elle a été vidée par la sonde? Quels vont être les troubles de miction?

Tous les moyens plus ou moins indirects qui peuvent rétablir la miction complète, tant qu'on est devant une stagnation d'urine prostatique latente, sont ici insuffisants. — Il faut faire cesser les excitations incessantes pour uriner, avec sortie d'une petite quantité d'urine, mictions toujours accompagnées et suivies de douleur violente dans toute la verge, surtout à l'extrémité. Si on met la main sur l'hypogastre, dans ces cas, on sent le globe vésical dur, c'est-à-dire contracté après l'émission de l'urine, et cela tant qu'existent les douleurs, exactement comme dans les accès de besoin d'uriner de la rétention d'urine. — Cette irritation violente de la vessie distendue a ici les mêmes inconvénients et les mêmes dangers consécutifs que dans le cas de rétention complète.

Lorsque la rétention est complète, l'indication de faire cesser la distension de la vessie est absolue.

N'oubliez pas, messieurs, que ce fait de vider la vessie est ici le début de phénomènes nombreux qui peuvent modifier absolument les conditions de l'émission de l'urine chez le sujet; que ce cathétérisme évacuateur est suivi d'une série de troubles physiques dans l'appareil d'expulsion de l'urine, capables de déterminer les accidents les plus graves, si on agit sans prendre les précautions nécessaires pour les conjurer ou les atténuer.

Vous voyez un malade atteint de stagnation d'urine pour la première fois, dans votre cabinet. Il est venu chez vous parce qu'il urine souvent, parce qu'il souffre en urinant. En raison de la nature de ces douleurs, il se croit atteint de la pierre. Vous reconnaissez par le palper, par la percussion de l'hypogastre et par le toucher rectal qu'il s'agit d'une stagnation d'urine due à la prostate. Ne voyant que l'indication d'évacuer l'urine, vous le sondez, vous videz la vessie, et cela, ne sachant pas ce qui va se passer, je dirai presque ce qui se passe toujours après avoir vidé une vessie dans ces conditions. Vous renvoyez le malade chez lui sans le prévenir de ce qu'il pourra éprouver. Selon le degré de dilatation de la vessie, au moment du premier cathétérisme, vous serez appelé près de votre malade de six à quinze heures après, vous le trouverez souffrant *de la rétention d'urine*. Presque toujours, sous l'influence des efforts violents pour uriner, il s'écoulera un peu de sang par le méat. A ce premier cathétérisme, la sonde, en passant dans la région profonde de l'urèthre, si habilement conduite qu'elle soit, provoque souvent la sortie d'un peu de sang, qui s'arrête tant qu'il n'y a pas d'efforts, mais qui reparaît avec les accès douloureux d'envie d'uriner. Même lorsqu'il n'y a pas de sang à ce premier cathétérisme, ces efforts violents consécutifs pour uriner, peuvent en provoquer l'émission.

Ainsi après une opération que le malade a souvent reculée volontairement le plus possible, à laquelle il ne s'est soumis que contraint par la douleur, mais cependant urinant mal, il est vrai, mais urinant, immédiatement après cette sonde tant redoutée, il se voit avec des accidents plus graves. Il n'urine pas et il perd du sang.

Messieurs, ce qui se produit dans ces cas de surdilatation vésicale arrivée à la période d'excitation douloureuse, peut se produire chez le sujet qui est encore dans la période de stagnation latente; vous découvrez chez ce malade que sa vessie ne se vide pas, immédiatement vous la videz par la sonde, et dans un nombre d'heures variable, quelquefois après avoir uriné plusieurs fois, quelquefois de suite, la rétention d'urine peut se produire. Ou bien le sujet est dans un moins bon état qu'avant; au lieu, par exemple, d'uriner toutes les deux heures, il urinera toutes les heures et même beaucoup plus souvent. Il y a évidemment des cas où le cathétérisme évacuateur amène une amélioration immédiate; mais, dans la stagnation latente par élévation du col dû à la prostate, ils sont les moins nombreux.

Le fait de vider complètement la vessie par la sonde est presque toujours suivi de troubles fonctionnels de miction plus graves que ceux qui existaient avant.

Lorsque ce premier cathétérisme a pour but de faire cesser la rétention complète, le malade n'est pas étonné d'être sondé à nouveau pour uriner, et le sang qui peut sortir de l'urèthre n'a pas autant d'action sur l'esprit du malade. Mais si on a noté la quantité d'urine retirée la première fois, on voit que cette quantité diminue au sondage suivant, que la rétention avec tous ces accès douloureux se produit, la vessie étant bien moins dilatée. Et c'est l'acte d'avoir vidé la vessie qui est la cause de cette diminution dans la capacité de cette poche. Car chez un malade, type de vieille stagnation d'urine due à la prostate, dont le col vésical était assez élevé pour que je ne puisse pas l'atteindre avec une sonde quelconque, j'ai fait l'aspiration avec l'appareil de M. Potain. J'ai dû la répéter pendant trois jours ; à chaque fois, les phénomènes de rétention se produisaient après un temps un peu moins long. Et je retirai de la vessie une quantité d'urine de moins en moins grande, exactement comme si j'avais sondé. En même temps, je vidai le gros intestin par des lavements et j'appliquai des sangsues au périnée. Après trois jours, je pus engager une sonde dans le col vésical qui s'était abaissé. — Dans les cas ou le cathétérisme a été fait chez un sujet qui urine encore, le même fait s'observe ; la rétention existe avec une quantité d'urine moindre que celle retirée quand on a vidé la vessie la première fois.

Le fait d'avoir évacué complètement le liquide contenu et stagnant dans la vessie détermine une diminution de la dilatabilité des parois vésicales. — Ajoutons que plus on a vidé rapidement la vessie, plus cette diminution de capacité est grande.

Les efforts violents pour uriner de la rétention d'urine, se répétant ainsi plusieurs fois par vingt-quatre heures, ont aussi pour action d'augmenter la congestion de la prostate et du rectum. Il en résulte un déplacement plus grand du col vésical, qui rend les causes de la rétention plus complète et une excitation plus grande du col vésical ; de là sensation d'envie d'uriner plus fréquente. — C'est ce qui se passe dans la prostatite aiguë, qui, en irritant le col vésical, provoque un état de spasme de la vessie tel qu'il y a rétention d'urine avec très peu de liquide, ou même des mictions impérieuses et incessantes, la vessie se vidant.

Comment la vessie se dilate-t-elle moins après le premier cathétérisme? Cet organe est arrivé à une dilatation très grande peu à peu; quelquefois il y a des années que la vessie a commencé à ne pas se vider. — Les parois se sont laissées distendre, et à chaque miction elles ne revenaient qu'à leur limite de contraction, en évacuant une partie du liquide, le trop plein de la stagnation. Mais peu à peu la limite de contraction de la vessie s'est de plus en plus reculée, le trop plein étant la quantité d'urine entre cette limite de contraction et la tension de la paroi vésicale a de plus en plus diminué. — De là les mictions plus fréquentes et moins abondantes. — Il arrive un moment où l'excitation pour uriner est incessante. — C'est l'état le plus proche de la rétention d'urine; pour nous c'est le même. La vessie se contracte incessamment, elle chasse quelques gouttes d'urine, mais après elle continue à se contracter sur la masse liquide qui la dilate, sans en expulser une goutte; de là ces douleurs vives après la miction, rappelant tout à fait celles produites par une pierre. — Lorsque la rétention existe, les accès douloureux dus à la tension par contraction de la vessie sur la masse liquide sont les mêmes; seulement ils sont plus fréquents et plus énergiques. — Dès qu'une sonde est dans la vessie, l'urine s'écoule, le malade subitement éprouve un bien-être complet. Si, le premier jet violent d'urine passé, lorsque le liquide ne fait que tomber de la sonde, on bouche celle-ci et on attend, après quelques instants l'envie d'uriner se produit, on débouche la sonde, le liquide sort encore en jet. On répète cette intermittence de l'émission d'urine, et ainsi on arrive à vider la vessie. — A chaque fois que l'envie d'uriner se produit, la vessie a été tendue par sa propre contraction. — Sa tunique musculaire a donc repris son pouvoir contractile, son activité; ses éléments anatomiques, ses fibres longtemps distendues puis surexcitées dans leur état de distension reviennent donc rapidement sur elles-mêmes. — Mais l'urine continue à venir des reins. La vessie, dans l'espace de quelques heures, va recevoir la même quantité d'urine dont elle était pleine au moment du premier cathétérisme. — Le col vésical n'a pas changé sensiblement de place pendant l'évacuation de l'urine par la sonde. Et pour que de l'urine puisse sortir par l'urèthre, il faudra que la vessie arrive au degré de dilatation qu'elle avait avant le premier cathétérisme. L'état des fibres musculaires ne le permet plus; elles se sont rétractées, et leur distension ne peut pas se faire dans un temps court. — Ajoutons à cela un état presque inflammatoire des parois vésicales dû à ce retrait rapide de toutes ses tuniques, qui rend le degré de l'ancienne dilatation encore plus difficile; et cependant il est nécessaire pour qu'un peu d'urine puisse entrer dans l'urèthre. — De là la rétention après le premier cathétérisme. — De là la diminution de la dilatation possible de la vessie, et la rétention complète persistante.

Cet état des parois vésicales n'est certainement pas sans action sur le col et la prostate; le col est plus excité, la prostate est plus congestionnée, comme je vous le disais tout à l'heure. Cette surexcitation de la région profonde de l'urèthre agit d'une façon réflexe sur la paroi vésicale et en surexcite la contraction. C'est là une cause de rétraction de la vessie, qui est faible immédiatement après le premier cathétérisme, mais dont l'intensité augmente dans les jours qui suivent. Il semble que les causes de rétraction de la vessie s'accumulent.

Lorsque la tunique musculaire de la vessie revient si rapidement sur elle-même pendant la et les premières évacuations de l'urine par la sonde, comment se comportent les autres tuniques de cette poche? La tunique muqueuse, en raison de la nature de ses éléments anatomiques, n'en suit pas le retrait. Ces deux tuniques, la muqueuse et la musculaire, glissent l'une sur l'autre, grâce à l'état de non-altération de la celluleuse qui les sépare. La muqueuse se fronce, fait des plis plus ou moins saillants dans la vessie vide. C'est à cette différence si considérable des rétractions des tuniques vésicales que sont dues les hémorrhagies des parois de la vessie, si fréquentes après les premiers cathétérismes, dans les cas de stagnation ou de rétention. Civiale signale et insiste sur la fréquence de ces hémorrhagies. Depuis longtemps, j'en ai déterminé le mécanisme. — Dans mon *Traité des opérations des voies urinaires* (1er fascicule paru en 1869, p. 152), après avoir décrit les moyens d'évacuation de l'urine et insisté sur les précautions à prendre pour vider très lentement la vessie, je dis : « En vidant immédiatement la vessie, les parois sont d'abord à l'état de flaccidité. La couche musculaire, recouvrant sa tonicité et sa contractibilité, revient sur elle-même plus vite que la muqueuse, qui reste flasque. Par ce retrait rapide, cette couche musculaire réduit à la dimension normale le calibre des vaisseaux qui la traversent, avant que la circulation de la muqueuse se soit appropriée au nouveau volume de l'organe; ainsi elle devient une barrière à la circulation de retour de la muqueuse; celle-ci se congestionne à mesure qu'elle se rétracte, ses vaisseaux sont gonflés. Le sang s'en échappe et il forme des foyers apoplectiques dans la trame de la muqueuse, en même temps qu'il suinte à la surface de la paroi vésicale : tel est le mécanisme de l'hémorrhagie et celui de la cause de la cystite parenchymateuse observée à la suite de la rétention d'urine, quand on a vidé trop rapidement la vessie. » En effet, messieurs, quelle que soit la cause de la stagnation ou de la rétention, vider rapidement la vessie peut provoquer l'hématurie des parois vésicales. Mais c'est surtout dans les cas qui nous occupent actuellement que ces hémorrhagies sont à craindre. — Vous voyez que le mécanisme de cette hémorrhagie tient essentiellement à la rétractilité rapide de la tunique musculaire.

Le sang peut venir aussi de la région prostatique et du col vésical. Vous savez avec quelle facilité le passage d'une sonde, même très habilement conduite, provoque du sang venant de ces points de l'urèthre très gonflé par la congestion. Certainement le sang de la prostate pouvant facilement, dans beaucoup de cas, remonter dans la vessie, peut être aussi l'origine de l'hémorrhagie après la rétention.

L'irritation intime des éléments anatomiques de la paroi vésicale, l'irritation simultanée du col et de la région prostatique, où nous voyons presque toujours une augmentation momentanée des phénomènes congestifs pendant la période des premiers cathétérismes, si surtout pendant cette période on ne combat pas énergiquement la congestion de ces organes, peuvent déterminer dès le début un état de spasme de la vessie et de l'urèthre, se traduisant par une sensation de douleur, d'élancements allant du col à l'extrémité de la verge, avec sensation très vive d'envie d'uriner, pouvant même provoquer l'effort involontaire d'expulsion de l'urine, et *tout cela au moment où la vessie est vide*. Cet état momentané d'excitation de la vessie et de l'urèthre s'accompagne souvent à ce moment d'émission de sang.

A mes débuts dans la pratique, ces symptômes, au moment où la vessie est vide, m'ont fait conclure à la présence d'un corps étranger dans la vessie. Car si on retire la sonde, ils persistent tous pendant un certain temps ; et ils ressemblent absolument à ceux produit par la pierre, qui irrite le col vésical à la fin de la miction. — Comme ces derniers, ils cessent quand on injecte un peu d'eau dans la vessie avant de retirer la sonde, exactement comme si on avait mis de l'eau pour éloigner les parois vésicales de la pierre, ou pour permettre à celle-ci de rester éloignée du col. — Mais j'ai examiné trop souvent des malades ayant présenté après une stagnation ou une rétention d'urine ces phénomènes, leur vessie étant vide, sans trouver trace de corps étrangers dans la vessie, pour me laisser aller maintenant à conclure vite. Cette douleur et cette sensation d'envie impérieuse d'uriner ne sont évidemment dues qu'aux spasmes des parois de la vessie.

Souvent ce n'est pas dès le début que ce fait se présente ; c'est après quelques jours, lorsque l'urèthre est habitué au passage de la sonde, lorsque la congestion de la prostate a diminué. Alors, quand elle persiste, je crains beaucoup une cause d'irritation siégeant dans la prostate et agissant par réflexe sur la paroi vésicale comme des calculs prostatiques, etc.

Vous voyez, messieurs, combien le fait de vider la vessie, change brusquement l'état des voies urinaires. Combien il se produit, malgré tout, de causes d'excitation de la paroi vésicale qui en modifient le calme organique. — Souvent, même en vidant très lentement la vessie la première fois, les dernières parties d'urine qui sortent sont mêlées de sang, ce qui indique bien la facilité avec laquelle la surface vésicale le laisse s'échapper.

Du côté de la prostate, ce premier cathétérisme est toujours suivi d'une excitation momentanée assez grande qui agit d'une façon réflexe sur la vessie, comme je vous l'ai dit. J'ai observé plusieurs fois dans ces conditions une hypersécrétion abondante de la prostate, formant des dépôts muqueux et muco-purulents, épais et filants dans l'urine. Voici un de ces faits caractéristique. — Un malade, âgé de cinquante-six ans, se plaint d'uriner souvent, d'avoir de la douleur en finissant d'uriner; il a tous les signes de la stagnation d'urine. — Par la sonde, je retire de la vessie plus d'un litre d'urine. Malgré ma recommandation de rester près de moi, en raison des accidents ordinaires qui suivent ce premier cathétérisme, il retourne chez lui, à quelques lieues de Paris. Trois jours après, j'arrive chez lui. Il est très effrayé par la quantité de mucosités purulentes qui sont dans son vase. Il urine à chaque instant avec douleur quelques gouttes d'un liquide louche. Je lui passe une sonde en gomme; par elle, il sort une urine claire, un peu rouge-jaune, mais limpide jusqu'à la dernière goutte. Je touche la prostate, une légère pression du doigt sur elle fait sortir par le méat des mucosités purulentes assez épaisses. Le malade se décide à venir à Paris, où je le soigne en mettant ses organes de miction dans le repos le plus absolu et en faisant cesser la congestion de la prostate par les moyens de traitement que j'ai à vous décrire. Après quinze jours il reprend la vie commune en se sondant trois fois par vingt-quatre heures.

Après le premier cathétérisme, ce malade ayant la vessie distendue, grâce à des efforts violents, expulsait à chaque instant une petite quantité d'urine qui, se mêlant aux mucosités prostatiques, arrivait trouble à l'extérieur. Ici les liquides de la région profonde de l'urèthre ne refluaient pas dans la vessie, comme cela arrive souvent. Cet état d'irritation de la prostate a certainement encore eu pour conséquence d'exciter la vessie, d'en provoquer la rétraction, et d'en diminuer la dilatabilité.

Sous l'influence de ces irritations intimes des tissus de la paroi vésicale, de ces états d'irritation de la prostate et du col vésical, la vessie ne se dilate plus autant, et elle est incessamment incitée à se contracter de plus en plus. Il se passe dans les tissus de la paroi de la vessie un véritable travail irritant, dont le résultat est du côté de la musculaire, l'hypertrophie des faisceaux musculaires, dont l'action est de comprimer la masse liquide et d'ouvrir le col vésical. Chez le sujet atteint de stagnation d'urine due à l'élévation du col vésical arrivé à la période d'excitation, les contractions violentes des parois de la vessie se continuent après l'émission de la petite quantité d'urine qui peut sortir. De même chez le malade, après le premier cathétérisme, si on ne met pas de suite les organes de la miction dans le repos le plus complet, les contractions vésicales vont reparaître dès qu'il y aura suffisamment d'urine, et même elles seront plus fortes, en raison de l'état nouveau des parois de la vessie et de l'irritation nouvelle de la prostate et du col vésical. Alors les faisceaux de la tunique musculaire deviendront plus actifs; de là l'augmentation rapide de leur saillie du côté de la vessie. Ainsi s'établissent ces colonnes vésicales qui prennent cette disposition demi-circulaire, en fer à cheval, dont le centre d'action est le col vésical, très bien décrites par M. Jean. En même temps que ces faisceaux saillants de la tunique musculaire se développent, il se produit un état sclérotique plus ou moins complet des parois vésicales.

Les fibres de la tunique musculaire ne glissent pas aussi bien les unes sur les autres pour permettre à la vessie, soit de se dilater autant qu'avant, soit de revenir complètement sur elle-même. Le tissu lamineux qui en sépare les faisceaux devient plus dense et évolue vers l'état fibreux. Il en est de même de la couche celluleuse de la vessie, qui est l'intermédiaire entre la musculeuse qui se dilate et se contracte, et la muqueuse qui, passive, se développe ou se fronce sur elle-même, selon que la vessie se dilate ou revient sur elle-même. — Cette couche celluleuse est envahie par le travail sub-inflammatoire, qui modifie l'état de son tissu lamineux en le sclérosant. — De là l'adhérence de plus en plus intime de la muqueuse aux saillies de la musculaire dont nous venons de parler. — C'est en effet au niveau de ces colonnes musculaires que les adhérences de la muqueuse commencent. Il en résulte que la muqueuse ne glisse pas, en ce point, sur la musculaire, et que les espaces plus

(1) Jean, *Rétention incomplete d'urine*, 1879.

ou moins profonds limités par ces colonnes se trouvent constamment tapissés par la même partie de la muqueuse, ainsi fixée ainsi adhérente à la musculaire. — De là les altérations des parois vésicales au niveau de ces loges, dues à la stagnation locale d'urine dont nous nous occuperons bientôt.

Enfin, dans ces vessies dont les parois ont subi les premières atteintes de la sclérose, après la stagnation ou la rétention d'urine dues à l'élévation du col vésical, nous voyons que la dilatation ne se produit plus par l'extension uniforme de toute les parois supérieures de la vessie, c'est-à-dire des parois antérieures, postérieures et latérales. Toutes ces parois, normalement, se distendent uniformément en même temps, le trigone seul ne participe pas à ce mouvement d'ampliation. Maintenant là où les colonnes sont développées, c'est-à-dire au segment moyen de la vessie, ces colonnes constituent une véritable cravate, étroite en avant au point fixe du col, plus ou moins large en arrière sur la face postérieure de la vessie, selon le nombre et la hauteur des colonnes, qui brident le corps de la vessie et en arrêtent la dilatation à leur niveau. Aussi existe-t-il toujours dans ces vessies, quand l'état de sclérose ne s'est pas généralisé, une ampoule supérieure ou plutôt une dilatabilité plus grande en haut, que limite en bas les colonnes en fer à cheval; et quelquefois une ampoule inférieure qui se fait aux dépens de la partie inférieure de la paroi postérieure au-dessous des colonnes; c'est ce qui constitue l'arrière-fond de la vessie au delà du trigone. Ces vessies n'ont plus une cavité régulièrement ovoïde ou en poire, comme dans l'état sain.

L'état de sclérose de la vessie, qui détermine une augmentation considérable de l'épaisseur des parois surtout aux dépens de la couche musculaire, rend impossible le retrait complet de la cavité vésicale. Les fibres musculaires ne reviennent plus complètement sur elles-mêmes. De là une véritable stagnation d'urine, même lorsque la vessie se dilate peu.

L'irritation des tissus de la vessie, dont la conséquence est la sclérose des parois vésicales, finit par provoquer une altération analogue du tissu cellulaire ambiant qui tapisse la surface externe de cet organe. Il n'est plus à larges mailles lâches permettant le glissement de la surface vésicale sur les organes voisins; il devient de plus en plus fibreux, serré. Si la dilatation de la vessie n'était pas arrêtée par les altérations intimes de ses tissus propres, cette gangue fibreuse suffirait pour la rendre impossible. — Quand on veut isoler la vessie des tissus qui l'entourent, on est obligé de se livrer à une véritable dissection, comme s'il s'agissait de dénuder les faisceaux musculaires du grand fessier. — Vous savez qu'à l'état sain les lames de tissus cellulaires qui sont en contact avec la vessie s'enlèvent avec la plus grande facilité.

J'ai vu des vessies sclérosées, chez des sujets gras, où l'état du tissu cellulaire ambiant était devenu tellement organisé, fibreux, que les lobes graisseux étaient partout retenus comme adhérant à la surface vésicale.

Messieurs, je viens de vous décrire les altérations des parois vésicales consécutives à la stagnation ou à la rétention d'urine se produisant pendant cette période d'excitation qui nous occupe. Mais elles ne se développent pas à ce degré extrême dans tous les cas. Soit que, par suite de la surdistension exagérée, la vessie ait perdu sa tonicité musculaire, ce qui la met dans un état d'atonie qu'aucune surexcitation ne réveille ; soit que le rapport physiologique des parois de la vessie et du col ait été rétabli avant que l'irritation intime des parois vésicales et l'excitation du col et de la prostate aient provoqué les altérations dont le terme le plus élevé est la sclérose.

En effet, dès que la tension par contraction de la paroi vésicale, agissant sur le col, l'ouvre et peut y chasser complètement l'urine, la lutte des parois vésicales cesse, l'irritation intime des tissus de ces parois s'arrête ; et la vessie, tout en conservant les colonnes déjà produites avec les cavités ou dépressions qu'elles limitent, reprend sa fonction. Le malade urine. — Les cas où la miction se rétablit complètement sont les moins nombreux, presque toujours la vessie ne se vide pas complètement. De plus il y a des colonnes et entre elles des cavités dans lesquelles l'urine stagne. Enfin les causes qui ont provoqué l'augmentation de volume par congestion de la prostate peuvent facilement se renouveler, en raison même de la reproduction des accidents similaires antérieurs. Car ces malades, qui ont vu reparaître la possibilité d'uriner, mais qui ne vident pas leur vessie, se trouvent à nouveau dans les conditions de stagnation d'urine latente. De plus, chez eux, il y a des colonnes et surtout des cavités vésicales qui peuvent être la cause de nouveaux accidents, ainsi que je vous le dirai en vous parlant des stagnations d'urines vésicales locales.

Bien souvent, après l'excitation violente due à ce degré de stagnation si rapproché de la rétention, ou même après celle-ci, on arrive à faire cesser les phénomènes d'irritation intime des parois vésicales, celles-ci conservent la propriété de se dilater, mais leur contraction n'a aucune espèce d'action sur le col. La miction par l'urèthre est matériellement impossible. Alors le malade se sonde plus ou moins souvent, selon le degré de dilatation possible de sa vessie. — Là encore il faudra tenir grand compte, dans les soins consécutifs, des colonnes et des cavités existantes sur les parois vésicales, exactement comme dans les cas précédents.

Messieurs, ce sont là trois états de terminaison des accidents aigus de la stagnation ou de la rétention due à la prostate, et par suite à l'élévation du col qu'elle détermine. Le premier, la guérison complète, le rétablissement absolu du rapport physiologique des parois et du col vésical, sans trace de colonne et de dépression vésicale est tout à fait l'exception.

Le second, le malade urine, sans vider sa vessie, le rapport physiologique n'est qu'incomplètement rétabli, il y a persistance des colonnes et cavités, est fréquent.

Le troisième, la vessie se dilate, mais ne peut se vider que par la sonde. Le rapport physiologique du corps et du col vésical est perdu, et il y a persistance des colonnes et des cavités.

Enfin il y a l'atonie de la vessie.

Pour moi, pratiquement, les colonnes vésicales et les cavités qu'elles limitent existent dans toutes les vessies, qui ont subi la stagnation d'urine jusqu'à l'excitation extrême avec ou sans rétention, toutes les fois que le cathétérisme a été nécessité par cet état. — L'action immédiate de ces cavités, entre les colonnes, dans lesquelles la même urine séjourne constamment, s'y altérant, est d'irriter la paroi vésicale, de provoquer des excitations de la vessie se traduisant par des mictions ou des sondages plus fréquents, et par des états douloureux au moment de la fin de la miction incomplète, et au moment où la vessie se vide complètement par la sonde, — exactement comme au début de la période d'excitation.

L'urine, toujours la même, qui reste dans ces cavités vésicales, et cela lorsqu'on vide la vessie avec la sonde, s'altère ; ce n'est plus qu'une masse de muco-pus, contenant des cristaux de phosphate ammoniaco-magnésien, quelquefois agglomérés, ou des phosphates terreux en voie de formation. Cette matière finit par constituer des petites pierres qui occupent ces loges. Souvent ces pierres phosphatiques, ainsi fixées, ont pour noyaux des grains uriques plus ou moins gros, quelquefois assez volumineux pour qu'une partie de leur surface émerge de la petite cavité entre les colonnes ; alors cette partie saillante et libre, seule, n'est pas recouverte de cristaux de phosphate ammoniaco-magnésiens. — Il n'est pas rare de trouver des vessies, qui ont subi la stagnation terminée par rétention d'urine, présentant sur différents points de leurs parois de petites pierres ainsi fixées dans ces cavités. — L'irritation qui en résulte se traduit par une diminution considérable dans la dilatation possible de la vessie ; de là les excitations, les envies fréquentes, les douleurs vives à la fin de la miction. L'action intime de ces calcaires ainsi fixés dans ces loges a pour résultat une contraction plus complète des parois vésicales, qui arrivent jusqu'à permettre la miction complète. Mais quand toutes ces pierres logées ont été enlevées, la vessie reprend ses conditions de contraction antérieure et ne se vide plus.

J'ai rencontré plusieurs cas de ces pierres disséminées dans ces loges, entre les colonnes, sur la paroi vésicale. En 1873, je suis appelé près d'un malade âgé de soixante-deux ans, atteint de rétention d'urine; tous les antécédents d'une longue stagnation latente due à la prostate, à l'élévation du col vésical, existent. Je vide la vessie en prenant toutes les précautions; et par les soins que nous décrirons bientôt, je fais cesser les accidents aigus. Le malade se guérit; la vessie se dilate jusqu'à 400 grammes d'eau. Il urine seul, mais incomplètement. Tous les soirs, en se couchant, il passe une sonde et, la vessie vide, il dort cinq heures avant que l'envie d'uriner se produise. Je lui avais prescrit de faire des injections de lavages dans la vessie avec de l'eau tiède et de l'eau phéniquée au millième, toutes les fois que l'urine contiendrait des mucosités ou qu'il y aurait des mictions plus fréquentes. Ces soins ont été souvent négligés. En 1876, je suis rappelé. La vessie contracturée ne reçoit que 60 grammes d'eau tiède et se vide à chaque miction. Celle-ci très fréquente est accompagnée de douleurs vives, et suivie d'élancements jusqu'à l'extrémité de la verge qui persistent pendant deux et trois minutes.

Avec le brise-pierre explorateur, je trouve sur les parois de la vessie des frottements calcaires. Mais je ne peux rien saisir avec mon instrument; je me mets en devoir de dilater la vessie. Quand je peux injecter 100 grammes d'eau, ma sonde sent une pierre mobile, que j'enlève de suite. Puis en dilatant davantage la vessie, une nouvelle pierre devient libre, puis une troisième, que j'enlève successivement par la lithotritie. — Lorsqu'il n'y a plus de calcaire, la vessie reprend son état antérieur; elle ne se vide plus et de nouveau il faut employer la sonde au moins une fois par jour.

Rétention par atonie vésicale complète. — La stagnation ou la rétention par élévation du col vésical due à la prostate peut-elle, en raison de la distension exagérée de la vessie qu'elle détermine, provoquer l'état d'atonie complète des parois vésicales? — La tunique musculaire peut-elle perdre complètement son pouvoir contractile sous l'influence de cette surdistension dans ce cas? Je crois le fait possible; j'ai observé des faits qui semblent permettre de répondre par l'affirmative. — Mais je n'ai vu ces malades qu'après les premiers accidents aigus de la rétention; j'ai constaté que leurs vessies avaient complètement perdu le pouvoir de se contracter, qu'elles étaient à l'état de bonnet de coton. Pour les vider, il fallait prendre les précautions que j'indique dans mon *Traité des opérations des voies urinaires*, page 386. Aucun excitant, direct ou indirect, n'a pu réveiller la contraction vésicale, ces vessies recevant l'urine se distendaient; la sensation vraie du besoin d'uriner ne se produisait pas. Les malades savaient qu'ils devaient se sonder parce qu'ils éprouvaient une sensation de poids et de tension au-dessus du pubis; un d'eux se sondait matin et soir, à heure fixe, sans y être incité par une sensation quelconque.

Comme nous le verrons à propos du traitement, on peut, dans certains cas déterminés, exciter la vessie pour en provoquer la contraction complète; mais alors la vessie a toujours conservé sa tonicité; ses parois ne sont pas à l'état de membranes inertes. Elles se contractent sans revenir tout à fait sur elles-mêmes.

Excitation consécutive de plus en plus grande de la vessie. Je vous ai dit qu'il y avait, dès les premiers cathétérismes, une excitation du col vésical qui agissait en provoquant la contraction de la paroi vésicale, que c'était une des causes de la diminution immédiate de la dilatation possible de la vessie. Habituellement, lorsque la congestion de la prostate diminue sous l'influence du traitement, et que la sécrétion catarrhale de ses éléments glandulaires, toujours irritante, a disparu, l'excitation des parois vésicales due au col vésical cesse et la dilatation de la vessie n'en est plus troublée. Mais s'il y a des cavités glandulaires de la prostate qui continuent à suppurer, si surtout il existe des calculs prostatiques ou des cavités glandulaires enflammées, l'irritation du col persiste en s'accentuant, et la vessie, sous leur influence, s'excite de plus en plus, se dilate de moins en moins. Elle arrive à être dans un état de contraction douloureuse qui provoque les accidents les plus graves.

Lorsqu'il s'agit d'une suppuration des cavités glandulaires de la prostate, par le toucher rectal on fait sortir par le méat le muco-pus accumulé; il en résulte un soulagement de courte durée. Mais, à la première miction, ces cavités peuvent se remplir d'urine, ou bien le muco-pus se reproduit dans la cavité glandulaire et les causes d'excitation reparaissent. Si le sujet ne peut pas uriner sans la sonde, le calme dû à l'évacuation par le toucher rectal dure un peu plus. Mais dans ce cas, presque toujours, la lèvre inférieure du col vésical est très élevée, et la moindre augmentation de sa contracture rend le cathétérisme très difficile. Si, dans un moment de calme relatif, la vessie s'est distendue plus que d'habitude, ou si le malade a trop attendu pour se sonder, alors la sonde s'arrête contre la face antérieure de cette lèvre inférieure du col. De là des tentatives répétées très irritantes qui viennent surexciter la vessie et l'état inflammatoire des éléments glandulaires de la prostate. La répétition de ces phénomènes chez ces malades finit toujours par déterminer, dans un temps court, les accidents généraux les plus graves.

Dans les cas de calculs prostatiques, presque toujours l'irritation du col est continue, et l'excitation de la vessie va croissant jusqu'aux accidents généraux les plus graves. — Voici un fait typique : Un malade d'une bonne constitution générale, âgé de soixante-cinq ans, est arrivé à la surexcitation de la stagnation d'urine. Les mictions ont lieu tous les quarts d'heure, et sont suivies d'élancements jusque dans l'extrémité de la verge. — La prostate est globuleuse, saillante dans le rectum, elle a cette consistance générale demi-molle due à la congestion. — La vessie très distendue remonte à deux travers de doigt de l'ombilic. — Par la sonde, il s'écoule plus d'un litre d'urine un peu foncée, mais non altérée. La vessie est vidée très lentement. Il n'y a pas de sang. — Le malade est sondé d'abord trois fois par vingt-quatre heures. Mais, après quatre jours les envies d'uriner devenant plus fréquentes, on met une sonde à demeure qui est changée tous les jours, elle n'y reste que quatre jours et on fait par elle des injections dans la vessie avec de l'eau tiède et de l'eau phéniquée au millième. — Chaque fois qu'on vide la vessie, il faut y injecter un peu d'eau tiède pour faire cesser l'envie douloureuse d'uriner.

Le rectum est maintenu vide par de grands lavements d'eau tiède, de temps en temps miellée ou glycérinée. — Dès le début on applique des sangsues au périnée, tout près de l'anus, cinq, mises l'une après l'autre ; quand une tombe, on met la suivante.

La prostate diminue rapidement de volume, son empâtement général disparaît, et le doigt, au lieu de sentir le tissu prostatique plus ou moins dur, perçoit très nettement dans les deux lobes latéraux des calculs qui frottent les uns sur les autres.

Chez ce malade, l'excitation vésicale a toujours été en augmentant ; la vessie se dilatait de moins en moins. Lorsque la sonde à demeure est retirée, l'urine s'écoule par l'urèthre ; mais à chacune de ces mictions très fréquentes, les douleurs sont vives. — La vessie ne reçoit plus que 60 grammes d'eau tiède ; de là les troubles généraux qui amenèrent l'issue fatale.

Vous le voyez, Messieurs, ces calculs prostatiques sont restés inaperçus dans la prostate jusqu'au moment où il a fallu intervenir directement pour faire cesser la stagnation d'urine. — Rien ne faisait prévoir leur existence. La prostate congestionnée donnait au toucher tous les signes de cette congestion, rien de plus. — Lorsque la prostate a diminué, par les moyens qu'il convient d'employer en pareil cas, dans le but d'abaisser le col vésical pour rétablir son rapport physiologique avec les parois de la vessie, alors les calculs ont révélé leur existence comme de véritables corps étrangers irritant les tissus et le col vésical.

Je considère comme d'un pronostic très grave la découverte des calculs prostatiques dans ces cas de stagnation ou de rétention d'urine. — Le changement brusque dans la fonction de miction, et l'excitation des parois vésicales qui nécessitent de fréquents cathétérismes ou la sonde à demeure, et surtout l'état d'irritation des éléments glandulaires de la prostate qui se produit toujours après les premiers cathétérismes, tout cela favorise l'action des calculs prostatiques comme corps étrangers irritant les tissus.

Il m'est arrivé plusieurs fois d'être consulté par des malades qui ne vidaient pas leur vessie, qui étaient encore dans la période de stagnation latente, chez qui, au toucher rectal, je trouvais des calculs de la prostate. Il n'y avait pas de congestion de la prostate. J'ai toujours conseillé les moyens qui conviennent pour maintenir constamment vide l'intestin, et le régime dont nous nous occuperons bientôt, insistant sur la nécessitée de ne provoquer aucune excitation de la vessie ou de son col. Dans ces cas l'abstention du cathétérisme évacuateur, dont je crois vous avoir démontré l'utilité dans la période de stagnation latente, est ici absolument indiquée, à moins qu'il y ait rétention.

J'ai aussi observé un vieillard qui se sondait pour uriner depuis longtemps sans en éprouver de gêne plus grande, qui avait des calculs prostatiques. — Il me demandait de provoquer la miction par l'urèthre. La crainte de surexciter la prostate et de provoquer l'action irritante de ces calculs, me fit refuser l'emploi des moyens que le malade réclamait. — Ce malade, depuis quatre ans, continue à se sonder, tout en suivant le régime qui convient à son état, et il n'a éprouvé aucun accident.

SEPTIÈME LEÇON

STAGNATION D'URINE

SOMMAIRE. — État des uretères et des reins dans les stagnations et rétentions d'urines. — État de la prostate et des voies séminales. — État des urines pendant cette période d'excitation de la stagnation d'urine. — Altération des urines dues aux mucosités. — Urines ammoniacales en masse. — Variations de la quantité d'urine.

Messieurs, nous devons rechercher comment se produisent les lésions des uretères et des reins, et les troubles fonctionnels qui en résultent, chez les malades qui subissent ou ont subi cette période active de la stagnation d'urine, ou la rétention complète due à une cause quelconque.

Tant que la stagnation est latente, qu'il n'y a pas d'envies trop fréquentes d'uriner, pas de douleur, en un mot pas d'excitation due à la surdistention de la vessie, celle-ci seule se distend, ses parois se dilatent et reviennent assez sur elles-mêmes pour chasser, à chaque miction, une assez forte quantité de l'urine. De là des mictions relativement peu fréquentes, et un état qui semble normal. Si, dans ces conditions, sans provoquer de surexcitation du col et du corps vésical, sans passer de sonde pour évacuer complètement l'urine, vous faites cesser lentement par les moyens indirects l'élévation du col; si par là vous rétablissez le rapport physiologique des parois de la vessie et de son col, la fonction de miction peut devenir complète, la vessie se vide, sans qu'il y ait de troubles apparents, et je crois volontiers qu'il n'y en a pas, du côté des uretères et des reins. Pas d'altération des urines, pas de troubles généraux, pas de phénomènes de néphrite, de polyurie, d'anurie plus ou moins grande etc.

Tout rentre dans les conditions normales, au milieu du calme physiologique le plus complet. — Dès que la période d'excitation commence, la vessie s'irrite, à chaque instant, elle est tendue par contraction. Pendant cet état voisin de la rétention, l'urine ne sort plus facilement des uretères. Les contractions de ceux-ci sont de plus en plus fortes; leur lutte devient plus grande à mesure que la rétention devient plus complète. De là, augmentation de l'épaisseur des parois des uretères due à leur tunique musculaire.

Mais la surdistension de la vessie devient excessive. Ses parois incessamment tendues par les accès de contraction, provoqués par le besoin presque continu d'uriner, ferment les orifices des uretères en appliquant avec force leurs lèvres antérieures contre les postérieures. L'urine s'accumule dans les voies urinaires supérieures, de la vessie à la surface des reins. Les uretères se contractent avec énergie pour chasser l'urine, jusqu'à ce que le pouvoir contractile de leur tunique musculaire soit annihilé par la poussée de l'urine accumulée. Dans ces conditions la tension de la masse liquide contenue dans les voies urinaires supérieures arrive toujours à égaler, et même à dépasser celle de la masse d'urine contenue dans la vessie. Grâce à cela les lèvres antérieures des orifices vésicaux des uretères sont repoussées en avant. Leur ouverture dans la vessie reste béante. La communication des uretères avec la vessie est rétablie; *mais celle de la cavité vésicale avec la cavité des uretères est créée.* Cette libre communication des cavités vésicales et uretérales, le passage facile des liquides de la vessie dans les uretères, le fait que la masse liquide contenue dans la vessie est la même que celle contenue dans les uretères est un fait d'une importance pathologique considérable.

Cette accumulation du liquide dans les voies urinaires supérieures, qui distend par sa tension propre les uretères et les bassinets, comprime également la surface interne du rein.

Cette compression peut rendre impossible le fonctionnement du parenchyme rénal et provoquer de suite les accidents si graves de l'urémie.

Lorsque la sonde vient vider la vessie, que les orifices des uretères aient conservé ou non leur fonction physiologique d'empêcher le reflux des liquides vésicaux vers les reins, les voies urinaires supérieures se vident. Comme les soins donnés ont pour but d'empêcher les accidents aigus de la rétention de reparaître, les voies urinaires supérieures sont maintenues relativement vides, aussi leurs parois reviennent sur elles-mêmes, leur cavités agrandies, dues à l'accumulation de l'urine, diminuent. La rétraction des parois qui en résulte n'est jamais complète, les uretères et les bassinets conservent un calibre, tantôt régulier, tantôt irrégulier, toujours plus grand qu'à l'état normal. Souvent, en effet, la tunique musculaire ne se rétracte pas d'une façon uniforme ; il semble que par place, par section, les fibres aient perdu de leur pouvoir contractile plus que dans d'autres. Il en résulte des successions de dilatations et de rétrécissements, qui constituent de véritables loges latérales, dans lesquelles l'urine séjourne, peut s'y altérer, et provoquer dans ces loges uretérales les mêmes altérations des parois et les mêmes accidents dus à l'urine stagnante que nous observons dans les loges vésicales entre les colonnes.

La compression de la face interne des reins, lorsqu'elle dure un certain temps, diminue notablement l'épaisseur de leur parenchyme et vous avez tous vu des reins réduits presque à l'état d'une coque. Mais ce n'est pas le cas habituel. Dans les stagnations d'urine et les rétentions, les deux reins sont également comprimés, et leur réduction aussi considérable déterminerait sûrement l'urémie. Ici la compression des reins y provoque une congestion dont le résultat est une néphrite parenchymateuse plus ou moins étendue (expérience de Charcot et Gombault, *Progrès médical*, 1878), caractérisée par la prolifération et l'organisation plus dense du tissu conjonctif. Selon l'étendue de cette néphrite, il reste une quantité plus ou moins grande de parenchyme rénal sain, qui satisfait plus ou moins complètement à l'élimination des matériaux normaux des urines, ou bien il peut se produire des abcès du parenchyme. Lorsque les orifices des uretères dans la vessie ont conservé leur pouvoir physiologique, les urines plus ou moins altérées dans la vessie, étant maintenues en dehors de la cavité des uretères, n'en altèrent pas les parois. Mais l'inflammation de la muqueuse vésicale qu'elles provoquent, ou celle due aux irritations intimes des tissus de la paroi vésicale, qui suivent le premier cathétérisme, se propage par continuité de tissu vers la muqueuse des uretères, et de là une altération analogue à celle des urines contenues dans la vessie. Cela est d'autant plus facile que les parois des uretères viennent d'être brusquement livrées à elles-mêmes, n'étant plus distendues ; qu'elles sont dans un état de rétraction semblable à celui qui se forme en même temps dans les parois vésicales ; qu'elles subissent une irritation intime de leurs tissus analogue à celle qui existe dans ceux de la vessie. Voilà encore une cause de l'altération des urines qui restent en stagnation locale dans les cavités latérales des uretères et de la pyélo-néphrite. Lorsque le retour des liquides vésicaux vers les reins est possible, le milieu vésical et le milieu uretéral n'en font plus qu'un. L'urine primitivement altérée dans la vessie, l'est de suite jusqu'aux reins ; son action s'étend sur toutes les muqueuses urinaires, les phénomènes de pyélo-néphrite sont presque inévitables.

Ainsi à la néphrite parenchymateuse dont nous venons de parler, se surajoute l'irritation de la surface du rein par l'inflammation et le contact d'urine altérée. Tout cela provoque, avec la plus grande facilité, des foyers suppurés dans les reins, communiquant ou non avec la cavité des bassinets. C'est là la pyélo-néphrite décrite par Rayer.

A ces causes locales de pyélo-néphrite s'ajoute celle

due à l'intoxication urineuse spontanée, due à l'absorption de l'urine par les parois des voies urinaires dépourvues spontanément d'épithélium, ou provoquée par les manœuvres chirurgicales dont la conséquence fréquente est la congestion et les abcès parenchymateux des reins. Lorsque, pendant les premiers moments d'excitation de la stagnation d'urine, après les troubles fonctionnels qui suivent les premiers cathétérismes, il ne s'est rien produit de grave du côté des reins, que rien n'a été apparent, il est bien probable qu'il y a eu cependant un premier degré de cette néphrite parenchymateuse plus ou moins étendue, et qu'une partie plus ou moins grande du tissu rénal a perdu sa fonction physiologique.

Ainsi chez le sujet qui a passé par la stagnation d'urine latente, quand il arrive à la période d'excitation, c'est-à-dire à ce moment où le cathétérisme est absolument nécessaire, immédiatement tout se transforme en mal dans son système urinaire. Des reins à la prostate, tous les tissus subissent des modifications dans leurs fonctions et dans leur constitution intimes. Presque tout d'un coup, tout est en jeu. Et de tout cela il en reste des traces constantes, plus ou moins développées : les colonnes vésicales et les cavités entre elles, l'état de sclérose de la vessie, l'état de sclérose des voies urinaires supérieures, les dilatations locales des uretères, les dilatations des bassinets, des altérations plus ou moins profondes et étendues du parenchyme rénal.

Tout cela, Messieurs, vous fait comprendre combien il faut chercher à faire cesser la stagnation d'urine par les moyens indirects qui abaissent le col vésical et rendent l'évacuation peu à peu de plus en plus complète, pour éviter autant qu'il est possible toutes ces altérations organiques dont je viens de vous parler, et vous fait penser déjà à toutes les précautions que doivent prendre les sujets qui portent ces altérations plus ou moins développées des voies urinaires, pour éviter ou éloigner les accidents terribles auxquels ils sont exposés. Ils doivent, comme vous le verrez, prendre des soins locaux spéciaux, et suivre une hygiène générale qui leur est propre pour vivre. Chez eux, la néphrite avec désorganisation gangreneuse du parenchyme rénal, dont on trouve les débris dans une urine rare, infecte, se produit avec la plus grande facilité; tant le terrain est bien préparé pour cela. C'est ainsi que meurent souvent ces malades, lorsque l'urémie, due à l'annihilation des éléments des reins par la compression ou la néphrite parenchymateuse, lorsque l'intoxication urineuse générale spontanée ne les tuent pas avant. Le froid seul suffit pour amener cette néphrite gangreneuse. Pendant les hivers rigoureux que nous venons de traverser j'ai vu plusieurs vieillards que je soignais depuis plusieurs années, depuis le commencement de leur période active de stagnation d'urine, depuis le jour où il avait fallu les sonder pour faire cesser la rétention complète ou cet état d'excitation de la vessie si voisin de la rétention complète, je les ai vus prendre brusquement, à la suite d'un refroissement, cette néphrite gangreneuse qui est mortelle.

Lorsque les reins et les uretères sont le siège d'une irritation plus intense, il y a toujours une excitation de la vessie plus grande, se traduisant par des envies d'uriner plus fréquentes. Aussi, quand brusquement, sans causes du côté de la prostate et du col vésical, il y a des mictions plus fréquentes et plus douloureuses, il faut rechercher si l'un des reins ou les deux reins ne sont pas pris.

Messieurs, ces pyélo-néphrites n'ont pas leur action limitée au parenchyme rénal. Le tissu cellulaire ambiant perd son organisation si lâche, qui permet d'isoler si facilement le rein. Ce tissu ambiant devient plus dense, plus fibreux, il se sclérose ; de là adhérence par son intermédiaire des lobes graisseux avec la surface même du rein. — Cette propagation de l'inflammation au tissu ambiant des reins, peut atteindre tous les degrés, soit qu'un foyer purulent du parenchyme se fasse à la surface de l'organe et y provoque une fonte purulente périphérique, soit que le phlegmon périnéphritique se produise au voisinage de l'organe malade, sans communication avec les foyers de son parenchyme. J'ai observé ainsi plusieurs phlegmons périnéphrétiques chez des sujets atteints de stagnation d'urine et de pyélo-néphrite intercurrente.

État de la prostate et des voies séminales

Messieurs, nous avons étudié les modifications organiques qui se produisent dans les parois vésicales, dans celles des uretères et dans le tissu propre des reins. Plusieurs fois j'ai déjà insisté sur les congestions violentes de la prostate, au moment des difficultés pour uriner à la fin de la période latente de la stagnation d'urine, et sur celles qui suivent les premiers cathétérismes. Je vous ai dit qu'il y avait souvent, à ce moment, des mucosités dues à l'hypersécrétion des glandes prostatiques, qui se mêlaient à l'urine, soit dans la vessie, soit seulement dans l'urèthre lorsque ce liquide y passe. L'irritation des éléments glandulaires, cause de cette sécrétion abondante plus ou moins chargée de pus, nous explique la production facile des cavités prostatiques glandulaires, qui se vident dans l'urèthre par un orifice étroit quand on les comprime avec le doigt dans le rectum, et des abcès de la prostate laissant après eux des cavités largement ouvertes dans l'urèthre, dans la vessie, ou plus rarement dans le rectum.

Ces abcès peuvent présenter tous les différents degrés d'acuité ou d'étendue : foyer limité, fonte purulente de la prostate, avec ou sans phlegmon suppuré périphérique. M. Paul Segond, dans son travail, en donne une bonne description[1].

Le voisinage, ou plutôt l'existence dans la prostate hypertrophiée et volumineuse de sinus veineux, rend ces phlegmons de la prostate graves, en raison de la phlébite fréquente de ces cavités veineuses, qui est l'origine de l'infection purulente.

Comment se produisent ces accidents prostatiques? J'ai vu trois fois des malades arrivés à la période d'excitation de la stagnation d'urine, chez qui, avant tout examen de l'urèthre, une légère pression du doigt sur la prostate gonflée faisait sortir par le canal une quantité assez grande d'un liquide blanc jaune, opalin, épais, contenant des grumeaux gros comme des têtes d'épingles,

1. Paul Segond, *Abcès chauds de la prostate et phlegmon périphérique*, Paris, 1880.

et des filaments muqueux. Au microscope j'y ai vu des leucocytes, des granulations brillantes qui disparaissent par l'acide acétique, et des sympexions de la prostate; j'y ai aussi observé, chez un malade, des spermatozoïdes. Chez deux de ces malades il y avait un peu d'écoulement par le méat en dehors de la miction. Chez le troisième, l'urine était chargée de muco-pus dans le vase; mais la sonde conduite dans la vessie n'en retirait que de l'urine claire. Ce liquide se chargeait donc de mucosités en passant dans l'urèthre.

Chez ces trois malades, après la pression du doigt sur la prostate, après l'évacuation par le canal des liquides retenus dans les cavités glandulaires, il y a eu un soulagement momentané, la miction a été plus facile et moins fréquente.

Le cathétérisme s'est fait très facilement, même avec la sonde conique olivaire. De plus le liquide évacué artificiellement par la pression du doigt n'était pas mélangé d'urine, ainsi les ouvertures de ces cavités glandulaires dans l'urèthre étaient petites.

Chez un d'eux, après la sortie de ce liquide d'hypersécrétion, le doigt constatait une diminution notable dans la tension de la prostate, et pouvait reconnaître les éléments glandulaires qui s'étaient vidés : c'étaient ceux du lobe gauche. — Chez les deux autres, la dépression observée après l'évacuation n'était pas très nette en raison de l'hypertrophie considérable existante. Quant aux quelques spermatozoïdes qui, du reste, étaient sans mouvement, quoique l'examen microscopique fût fait immédiatement, ils venaient forcément des canaux éjaculateurs, peut-être déjà enflammés.

Un de ces malades m'a affirmé que depuis longtemps il avait remarqué qu'il urinait mieux et plus abondamment quand il avait coïté.

Ces dilatations glandulaires n'ont pas toujours ce degré considérable, mais existent fort souvent à un degré moindre dans les grosses prostates, ainsi que le démontre l'examen anatomique.

Certainement la congestion habituelle de la prostate, qui est constante dans la stagnation, est une des causes de ces lésions glandulaires. Quand le traitement la fait diminuer, l'hypersécrétion se manifeste par la sortie spontanée plus facile des mucosités. De là ces écoulements prostatiques que l'on observe chez les malades après les premiers cathétérismes et qui quelquefois se continuent longtemps.

Voilà un terrain bien préparé pour faire des abcès. Il suffit d'une cause, soit un traumatisme, comme un cathétérisme violent, soit une congestion brusque produite par des excitations génésiques intempestives ou par une poussée hémorrhoïdale, soit l'irritation locale due à un topique porté dans la région prostatique, soit une injection plus ou moins vive poussée dans cette région, pour provoquer une inflammation aiguë de ces cavités glandulaires et des tissus circonvoisins.

Lorsque l'abcès ne se produit pas, ce qui est de beaucoup le plus fréquent, après la disparition de la congestion violente de la prostate, il y a une certaine diminution de capacité des cavités glandulaires ; mais il persiste une inflammation chronique localisée dans cette région du canal qui, à la première cause, peut devenir plus ou moins violente, et qui est le point de départ des accidents si fréquents observés dans les voies génitales proprement dites.

Toujours, chez ces malades, la région prostatique de l'urèthre est dilatée, et est limitée en arrière par la saillie brusque de la lèvre inférieure du col vésical. Pour peu que la sonde soit mal conduite, elle vient heurter la face antérieure de cette saillie ; de là une irritation qui réveille une inflammation de la prostate, et qui est aussi la cause occasionnelle des accidents observés dans les voies séminales.

Vous voyez, Messieurs, l'origine de ces orchites si fréquentes chez les sujets qui sont obligés de se sonder. Ils portent, au niveau de l'ouverture des canaux éjaculateurs dans l'urèthre, une inflammation chronique dont le résultat réflexe peut être l'épididymite, mais qui peut aussi se propager dans les canaux déférents jusqu'à l'épididyme.

Les causes occasionnelles de l'orchite sont ici très nombreuses; en tête se trouve les tâtonnement des cathétérismes, le bec de la sonde étant arrêté dans la région prostatique; les injections faites dans la région prostatique, par mégarde, lorsqu'on croit les yeux de la sonde dans la vessie, ou les injections poussées avec force par le méat jusque dans la région profonde de l'urèthre.

Mais il n'est pas rare de voir ces orchites se produire sans qu'il soit possible de les attribuer à un traumatisme. D'une façon générale, chez beaucoup de ces malades atteints de stagnation d'urine avec inflammation chronique de la région prostatique, lorsqu'il y a du malaise général, la sensibilité des bourses et des testicules est plus grande. Leur constipation s'accompagne souvent de douleurs dans les canaux inguinaux; on y observe un certain gonflement du cordon, que j'ai souvent vu cesser après l'évacuation complète des intestins. Or, il est rare que l'orchite apparaisse d'emblée dans l'épididyme, sans ces manifestations envahissantes le long du cordon, qui durent pendant un ou deux jours avant d'arriver à l'épididyme. Dans mon *Traité des opérations des voies urinaires* j'insiste sur cet envahissement progressif du cordon dans les orchites observées dans le cours de la lithotritie. Ici les conditions pathogéniques sont analogues.

Une fois l'épididyme envahie, le gonflement se fait ordinairement assez lentement; il va en augmentant pendant deux ou trois jours. Presque toujours les tissus du scrotum sont le siège d'un œdème plus ou moins généralisé, plus marqué au niveau du testicule pris. — Le gonflement général du testicule varie beaucoup; il peut être limité à l'épididyme dont on peut toujours explorer le contour; d'autres fois, il est complet, et il y a du liquide accumulé dans la tunique vaginale.

La douleur est rarement très violente, et n'offre pas ordinairement les irradiations habituelles dans l'orchite blennorrhagique, sur lesquelles M. Mauriac a justement insisté dans son travail. Dès que la tuméfaction est arrivée à son maximum, ce qui est très variable, la douleur même locale cesse, il faut toucher le testicule, le déplacer pour la réveiller. Le plus souvent la résolution se fera même assez vite. Mais il arrive que l'inflammation se localise en un point où l'empâtement des tissus du scrotum est plus marqué. C'est un abcès qui se produit. — D'autres fois, mais rarement, la douleur continue à être très vive, la vaginale est très distendue. La ponction, en évacuant le liquide qu'elle contient, amène de suite du calme. Il n'est pas rare de voir le liquide évacué chargé de pus ; cela m'est arrivé dans la proportion d'une fois sur quatre. Mais le plus souvent c'est le liquide limpide citrin qui s'écoule.

Plusieurs fois la suppuration de la cavité vaginale était complète et l'œdème inflammatoire des bourses surtout du côté malade était intense. — En même temps la fièvre était intense, et l'état général était des plus graves. J'ai dû ouvrir la vaginale y mettre un drain du point le plus déclive au sommet. — Et par ce drain on a fait quatre fois par jour des injections avec de l'eau phéniquée à 2 ou 4 pour mille. — Puis quand l'évacuation des grumeaux purulents a été complète, quand à sa sortie le liquide des injections a été clair, on a fait des injections avec de l'eau boriquée à 4/100. En même temps on appliquait sur les bourses des compresses imbibées d'eau phéniquée, ou d'eau boriquée dès que la peau s'irritait. Ainsi j'ai toujours vu guérir ces suppurations de la vaginale dues à l'état des voies urinaires.

Les abcès périphériques ne sont pas toujours localisés au pourtour du testicule ; j'en ai observé au voisinage du cordon dans les bourses.

Un autre fait qui m'a frappé, c'est la cessation brusque du gonflement de l'épididyme et du cordon, du jour au lendemain. — Dans un cas j'ai pu constater que cette marche rétrograde brusque coïncidait avec l'évacuation par l'urèthre de mucosités purulentes épaisses et abondantes.

Messieurs, j'ai pu faire l'autopsie d'un sujet qui est

mort au commencement de la résolution d'une orchite gauche provoquée par de fausses manœuvres de sonde dans la région prostatique. Le canal déférent était gorgé de pus, on en trouvait jusque dans les canaux de l'épididyme. Les tissus voisins du canal déférent étaient intacts, mais ceux qui enveloppaient l'épididyme étaient enflammés; on les séparait difficilement de l'organe. C'était tout à fait un phlegmon du tissu ambiant.

Ainsi là, comme autour du rein et de la vessie, l'inflammation des tissus voisins se produit. — C'est ainsi que se forment les abcès du scrotum assez fréquents dans ces orchites.

La propagation de l'inflammation peut se limiter aux vésicules séminales. — Je donne depuis plusieurs années des soins à un malade, qui, actuellement, a soixante ans; la première fois que je l'ai vu, il était atteint de stagnation d'urine à la période d'excitation. Depuis des années il est réveillé plusieurs fois la nuit par des érections qui, me dit-il, paraissent provoquées par l'envie d'uriner.

Quand par hasard il a une perte séminale spontanée, ne coïtant pas, ces envies d'uriner sont un peu moins fréquentes. — Sous l'influence du traitement, la fonction de la vessie se rétablit bien. — Un an après, les mêmes phénomènes de stagnation d'urine avec surexcitation pour uriner existent. Toujours les érections nocturnes fréquentes; souvent il est obligé de marcher pour les faire cesser afin d'uriner. Après ce second accident, la vessie se dilate moins bien, le maximum du liquide injecté est de 250 grammes, lorsqu'après la première crise le maximum était de 400 grammes d'eau tiède.

Les éjaculations spontanées ne sont plus suivies d'une diminution dans la fréquence des mictions, et leur produit n'est plus du sperme pur, mais c'est un liquide purulent contenant des spermatozoïdes, et il y a souvent de la douleur à la fin de la miction. A partir de ce moment, j'assiste à l'aggravation des troubles de miction. Une troisième fois, sous l'influence d'un froid humide, il y a rétention d'urine dont il est soigné hors de Paris. — Quand je le vois, l'excitation vésicale excessive persiste, les difficultés pour uriner deviennent de plus en plus grandes, les envies d'uriner sont incessantes et la nuit toujours accompagnées d'érection ; elles ont lieu plus souvent que toutes les heures. L'éjaculation spontanée ne donne plus de repos, le sperme est toujours purulent. — Je suis obligé de mettre la sonde à demeure, des sangsues au périnée. — A chaque fois qu'on ouvre la sonde, la vessie étant vide, il faut injecter un peu d'eau tiède pour faire cesser la sensation douloureuse d'envie d'uriner. — Toujours on continue les grands lavements d'eau tiède d'évacuation, donnés lentement avec ma longue canule en gomme, et une heure après chacun d'eux on injecte dans le rectum, matin et soir, un cataplasme liquide de graine de lin fait avec une solution de 2 grammes de bromure de potassium.

Après cinq jours la vessie reçoit facilement 200 gr. d'eau, les excitations de la vessie vide cessent. — J'enlève la sonde à demeure. — Le malade n'urine que toutes les heures et demie et sans douleur. — Pendant tout ce temps le malade boit du lait, de la tisane de graines de lin préparée à froid, mélangée par moitié avec de la décoction de queues de cerises. — En dehors de cela le malade mange suffisamment. Trois mois après cette forte crise, les douleurs en urinant et les envies d'uriner fréquentes reparaissent. La nuit elles sont toujours accompagnées d'une forte érection. Il y a deux éjaculations spontanées, toutes deux absolument sanguines. J'examine la dernière, qui est de la veille, au microscope. La tache brun rouge foncé empèse le linge exactement comme le sperme normal. Après avoir traité cette tache par dilution dans de l'eau bien filtrée, je vois au microscope des spermatozoïdes, des globules sanguins, des leucocytes et beaucoup de cristaux d'hématine. — Par quelques injections d'eau tiède et d'eau phéniquée j'arrive encore à dilater un peu la vessie, mais elle ne reçoit plus que 125 à 140 grammes d'eau tiède. Toujours le liquide de lavage de la vessie entraîne des petits grumeaux de muco-pus très compacts. — Je suis évidemment ici devant une inflammation chronique des vésicules séminales, survenue après les accidents aigus de la stagnation d'urine chez un sujet ne coïtant pas depuis longtemps et ayant des érections à la moindre surexcitation nocturne des voies génito-urinaires.

Devant ces excitations vésicales de plus en plus intenses, à chaque poussée inflammatoire du côté des vésicules séminales, à l'époque où l'éjaculation, à peine purulente, était encore suivie d'une amélioration dans les fonctions de miction, j'ai voulu essayer de comprimer avec le doigt les vésicules séminales pour les vider artificiellement. Au moment d'une crise, je l'ai fait; le liquide est sorti par l'urèthre, au moment de la pression, et pendant un très court instant après, le doigt n'étant plus dans l'anus. — Il y a eu un léger soulagement dans la sensation et la fréquence des envies d'uriner. Mais le malade éprouva un sentiment de malaise général et surtout un malaise cérébral tel, qu'il s'opposa à ce que je fisse de nouveau cette compression des vésicules séminales. Jusqu'à présent, chez ce malade, il n'y a pas eu d'orchite.

Il est bien probable que l'état des vésicules séminales ira en s'aggravant et que la vessie en sera de plus en plus contracturée.

J'ai observé un autre fait de suppuration des éléments glandulaires de la prostate, des vésicules séminales et des voies séminales se vidant par l'urèthre chez un malade âgé de soixante-cinq ans, atteint de stagnation d'urine pour laquelle il se sondait depuis cinq ans, quatre fois par vingt-quatre heures. — J'ai soigné ce malade pendant sept ans. Ce malade avait été opéré de la lithotritie en 1870. Le brise-pierre à cuiller s'étant engorgé, en le retirant on avait déchiré l'urèthre à la partie moyenne de la verge (c'est là le lieu d'élection de ces déchirures). Je vois le malade pour la première fois en 1873. Je dilate le rétrécissement et par la sonde de plus en plus grosse, jusqu'au 21, j'évacue de la vessie une quantité considérable de graviers rouges ronds (gros comme de la graine de choux). Le malade urina seul pendant quelque temps. Le soir, avant de se coucher il se passait une sonde pour vider la vessie. Mais les envies d'uriner devenaient de plus en plus fréquentes dans la journée. — Aussi bientôt il fallut vider la vessie matin et soir. Je remarquai que le col vésical s'élevait de plus en plus et, pour le franchir, on dut se servir d'une sonde coudée, au lieu de la sonde conique olivaire. —Bientôt, en 1875, il ne sortit pas une seule goutte d'urine sans la sonde. A partir de ce moment le malade se la passait quatre fois par vingt-quatre heures.

Lorsqu'il y avait un peu de difficulté de garde-robes, les grands lavements avec la longue canule n'étant pas pris régulièrement, lorsque le passage de la sonde était trop retardé ou lorsqu'il y avait de la surexcitation générale en raison de l'impressionnabilité facile du malade, la sonde s'arrêtait en avant de la lèvre inférieure du col; après des tâtonnements plus ou moins longs elle passait, ou si elle ne passait pas j'étais appelé. Il en résultait une irritation plus ou moins grande de la région prostatique qui d'abord cessait vite, puis fut suivie trois fois d'orchites à marche simple du côté gauche. Mais il restait toujours un écoulement muco-purulent qui tachait la chemise pendant quelques jours. Plusieurs fois le malade a été soulagé par l'évacuation brusque d'une quantité notable de matières muqueuses chargées de pus et gommant le linge. Ces évacuations spontanées ont eu lieu la nuit. Le malade les considérait comme étant des éjaculations. Je n'y trouvai pas de spermatozoïdes. Au commencement de 1880, la rétention d'urine étant intense, après avoir vidé la vessie, celle-ci ne se dilatant plus assez, pour que les envies d'uriner soient rares, je dus mettre la sonde à demeure, que je changeais tous les deux jours. Là encore, lorsque la vessie était vidée par la sonde, il fallait faire une injection de quelques grammes d'eau tiède pour faire cesser la fausse envie douloureuse d'uriner.

Après une purgation avec l'eau d'Hunyadi-Janos suivie de boissons abondantes, le rectum est maintenu constamment vide par les grands lavements matin et soir. Quatre sangsues sont appliquées l'une après l'autre en avant de l'anus. Puis, tous les soirs, un petit lavement à garder contenant 1 gramme de chloral.

Au toucher rectal la prostate symétrique est assez grosse, saillante, très sensible au contact du doigt. Mais après deux jours de sonde à demeure et l'application de sangsues, brusquement je la trouve presque petite, toujours symétrique et pas sensible. Par-dessus la sonde il était sorti une quantité notable de mucosités purulentes épaisses. Le malade éprouvait moins de douleurs, la vessie se dilatait mieux, et la sensibilité de la vessie vide avait diminué.

La sonde à demeure est retirée après huit jours; le malade recommença à se sonder lui-même, mais toutes les quatre heures.

A partir de cette époque, par l'urèthre, il y a constamment un écoulement de mucosités purulentes épaisses, tantôt compactes, tantôt filantes, que la contraction uréthrale chassait au dehors à des intervalles plus ou moins longs dans les vingt-quatre heures. La sonde conduite dans la vessie en retirait une urine claire, ne contenant jamais de ces mucosités.

Après des tentatives de cathéterisme un peu longues, faites par le malade, malgré l'emploi de sondes en gomme, à grande courbure et coudées, il se développa en deux jours une orchite du côté gauche. La douleur est violente dans le canal inguinal où le cordon est gonflé et dans le testicule. — Œdème du scrotum du même côté. La prostate est de nouveau dans son état de gonflement déjà observé et très sensible. Les envies d'uriner sont plus fréquentes. Bientôt le cordon et le testicule droits se prennent de la même façon.

La sensibilité de tout le scrotum, un peu œdématié surtout en bas est des plus vives.

Je remets la sonde à demeure, je couvre les parties d'un cataplasme, et, trois fois par jour, on les onctionne avec un onguent belladoné, 4 d'extrait pour 30 d'axonge.

Au septième jour, lorsque les orchites sont presque indolentes malgré le volume des parties, il n'y a plus que la partie inférieure du scrotum, à droite et à gauche, de douloureuse au toucher, et il commence à sortir par-dessus la sonde des quantités de mucosités épaisses. Lorsque je change la sonde, l'urèthre étant vide, le contact du doigt sur la prostate fait sortir par le canal beaucoup de ces mucosités épaisses filantes, et on perçoit très bien la diminution de volume de l'organe. Le calme de la vessie étant rétabli, je retire la sonde. Alors, de temps en temps, la contraction de l'urèthre expulse de ces mucosités; et du soir au matin je fus tout étonné de constater la diminution presque complète du gonflement des testicules et des cordons. Il y a eu pendant la nuit une expulsion très abondante de ces mucosités purulentes épaisses. Il ne restait que deux points indurés dans le tissu du scrotum adhérent aux épididymes et placés de chaque côté et en dehors. Il se forma à chacun de ces deux points un petit abcès, qui, ouvert, se guérit rapidement sans traces de petits trajets fistuleux.

Les expulsions spontanées de ces mucosités ont continué à se produire et à amener un certain soulagement, jusqu'au jour où il se développa un véritable phlegmon de la prostate, qui détermina l'infection purulente.

Messieurs, je me suis étendu longuement sur ce fait, parce qu'il montre bien la propagation de l'inflammation de la région prostatique de l'urèthre jusqu'à l'épididyme et la production des abcès scrotaux périphériques. Il vous montre aussi l'évacuation spontanée des liquides morbides sécrétés dans les voies séminales.

Enfin, Messieurs, dans ces deux faits, le premier d'inflammation des vésicules séminales seules, le second d'inflammation de toutes les voies séminales depuis les éléments glandulaires de la prostate, il y a une excitation réflexe de la vessie, dont l'intensité suit exactement les conditions de l'état pathologique de la prostate et des vésicules séminales. Et cela jusqu'au moment où l'irritation intense venant de ces organes étant constante, il se produit une véritable contracture permanente de la vessie toujours très grave en raison des accidents sérieux qu'elle finit par provoquer chez ces sujets, atteints de stagnation d'urine anciennes et des altérations de la vessie, des urétères et des reins qui en résultent.

État des urines pendant cette période d'excitation de la stagnation d'urine.

Messieurs, comme je vous l'ai dit bien souvent, le contact permanent, incessant, inévitable de l'urine avec les parois des voies urinaires vient donner aux altérations des tissus qu'elle baigne un caractère particulier, et réciproquement les altérations des urines dues soit aux phénomènes qui se passent dans les tissus qu'elles baignent; soit à l'état général qui provoque l'émission par les reins d'urine plus ou moins altérée, modifie les conditions des voies urinaires, dans leurs tissus, et dans leurs fonctions physiologiques. — Vous voyez combien il est utile de connaître les altérations des urines dans leurs rapports avec leur appareil d'expulsion.

Pendant la période latente de la stagnation d'urine, due à l'élévation du col vésical, les urines n'offrent pas d'altération, ni sang, ni mucus, ni pus. Elles sont acides à moins qu'un état général ne provoque l'alcalinité. Si elles contiennent de l'albumine ou du sucre, il faut en attribuer la cause à une affection du rein, néphrite parenchymateuse primitive ou provoquée par un état général et au diabète. Ici la stagnation d'urine est un phénomène indépendant; l'albuminurie et surtout le diabète concomitant rendent les conditions pathologiques générales de la période d'excitation plus graves, ainsi que je vous le démontrerai bientôt. Mais, pendant cette période latente, l'urine non altérée n'agit sur l'appareil qui la contient que par son accumulation de plus en plus grande. Elle distend les parois de la vessie. Elle distend les parois des uretères et des bassinets et comprime les reins dès qu'elle s'accumule dans les voies urinaires supérieures, dès qu'elle ne passe plus facilement dans la vessie, dès que la période d'excitation de la vessie commence.

Ainsi l'urine commence à agir simplement par sa masse retenue dans les voies urinaires.

Dès que la période d'excitation de la vessie commence les urines ne sont plus absolument limpides. Au moment des mictions fréquentes, incessantes et douloureuses, on trouve mélangés à l'urine des liquides prostatiques dont les efforts violents pour uriner provoquent la sortie. Il y a souvent du sang à la fin du jet à ce moment de l'épreinte douloureuse. J'ai vu souvent ces symptômes, si fréquents dans les cas de pierre vésicale, provoqués uniquement par la stagnation d'urine. Il peut arriver que par les moyens palliatifs indirects on fasse cesser l'excitation. Alors tout rentre dans les conditions antérieures de la stagnation latente. Mais ces accès aigus se reproduiront, et il faudra en arriver au traitement direct.

Lorsqu'on sonde pour la première fois, l'urine évacuée est transparente, d'une couleur foncée, jaune brun. Elle est acide, ne laisse rien déposer soit immédiatement, soit par refroidissement, s'il n'y a pas d'état général compliquant déjà la stagnation ou la rétention d'urine, comme la fièvre et un embarras bilieux plus ou moins aigu. Lorsque les parois vésicales reprennent rapidement leurs pouvoirs contractiles, dès cette première évacuation qui doit être faite très lentement, en prenant les précautions que je vous ai indiquées, presque toujours les dernières quantités de liquide sortent intimement mélangées de sang. J'ai vu les 300 derniers grammes d'urine d'une stagnation de 1200 grammes sortir étant chargés de sang. La vessie, chez ce malade, reprenait avec une très grande rapidité son pouvoir contractile.

Ce mélange intime du sang avec l'urine démontre bien que l'hémorrhagie vient de toutes les parois de la muqueuse vésicale.

Lorsque dans ces cas la vessie est vide, il peut arriver dès ce premier cathétérisme cette envie d'uriner avec effort d'expulsion et élancement jusqu'au gland, qui rend continue l'évacuation de sang. Alors il peut se former des caillots dans la vessie, qui seront évacués au cathétérisme suivant; ou bien l'hémorrhagie devenant plus abondante, les caillots seront volumineux, ne pourront pas sortir par la sonde ordinaire; il faudra procéder à leur évacuation.

Dans les efforts violents pour uriner, surtout lorsque la sonde n'est pas passée avant que l'excitation pour uriner ait reparu, il se fait une congestion excessive de la prostate; alors le sang peut provenir de la surface de cet organe dans l'urèthre et du col vésical; tantôt il est évacué à l'extérieur par le méat au moment même de l'effort pour uriner; souvent il remonte dans la vessie et s'y accumule en caillots.

Peut-on distinguer le lieu de l'hémorrhagie à l'examen des caillots? Le plus souvent les caillots sont en masse compacte plus ou moins informe, tantôt allongée, tantôt courte, et leur aspect ne fait venir à l'esprit aucune idée sur le lieu de leur formation. Il vous arrivera cependant de trouver de ces caillots, dont la forme générale est analogue à celle de tous les autres; mais, si vous les examinez plus complètement, vous verrez qu'ils sont formés d'une large plaque de sang coagulée, enroulée sur elle-même exactement comme une allumette en papier. J'en ai vu de larges comme la main qui se présentaient sous la forme d'un long boudin. — Cette disposition en plaque des caillots indique que le sang vient des parois de la vessie.

Les caillots peuvent être très effilés, longs et petits, présentant adhérant à leurs extrémités de véritable mucosités, semblables à celles qui viennent de la prostate. Ce point vous permet d'en conclure l'origine.

Il ne faut pas oublier que cette hématurie abondante avec caillots ne se produit pas toujours dès le début, après les premiers cathétérismes évacuateurs. Elle apparaît quelquefois au troisième ou quatrième jour, mais elle coïncide toujours avec une excitation plus violente de la vessie; il semble qu'elle soit toujours causée par la contractilité plus complète des parois vésicales. — Chez un malade qui urinait un peu par l'urèthre, deux cathétérismes par vingt-quatre heures ont suffi pour éviter l'excitation violente pour uriner pendant quatre jours, mais le cinquième jour, six heures après le cathétérisme, des excitations vésicales violentes se produisirent et il y eut une hématurie vésico-prostatique avec accumulation de caillots dans la vessie. — Je vide la vessie et je constate qu'elle est bien moins dilatée qu'habituellement, que ses parois se contractent plus énergiquement et plus complètement.

Lorsque les parois vésicales ne recouvrent pas leur pouvoir contractile, il n'y a pas d'hématurie. — Ainsi lorsque les parois vésicales flasques s'affaissent comme celles d'un bonnet de coton, quand on évacue l'urine, il n'y a jamais d'hématurie. — Comme depuis cet état de flaccidité complète, jusqu'à l'état de contracture des parois vésicales, la vessie étant vidée par la sonde, il y a tous les degrés intermédiaires de contraction de la tunique musculaire de la vessie, on comprend pourquoi, dans bon nombre de stagnations, après les premiers cathétérismes, on ne voit pas de sang dans l'urine. Mais la vessie peut, après quelques jours, reprendre brusquement sa contractilité perdue sous l'influence de la surdistension antérieure, alors se produit l'hématurie.

Le mélange continu du sang avec l'urine est une des causes déterminantes de la présence du dépôt jaune blanc, composé de muco-pus et d'épithélium dans les urines.

Lorsqu'il y a eu du sang, toujours ces dépôts muco-purulents se présentent plus vite dans les urines. J'observais dernièrement deux stagnations d'urines prostatiques terminées par rétention, en même temps. Je sondai les deux malades, pour la première fois, le même jour. Chez l'un, vieillard robuste de soixante-quinze ans, la vessie revint avec une grande rapidité sur elle-même, à peine si le jet qui sortait de la sonde a faibli. L'évacuation est suspendue depuis dix minutes que déjà la tension vésicale se produit, et l'urine sort de nouveau avec force. Je suspends trois fois l'écoulement de l'urine, à la dernière reprise d'évacuation, il s'écoule environ deux cents grammes d'urine, mélangée intimement avec du sang; jusque-là l'urine avait été normale. Il a la vessie vide; cette sensation de besoin d'uriner avec chatouillement dans la verge, cesse très vite par l'injection de 75 grammes de liquide. J'avais retiré de la vessie 1500 grammes de liquide. Après, le cathétérisme a été absolument nécessaire deux fois les premières vingt-quatre heures, puis trois. Le malade savait se sonder après huit jours.

Le sang de la fin de l'évacuation a existé aux trois premiers cathétérismes, puis il a disparu. Mais le troisième jours les dernières quantités d'urine évacuées étaient jaunes, laiteuses; c'était du pus, du mucus, des débris d'épithélium; alors j'ai prescrit les injections de lavage, avec l'eau phéniquée au millième.

L'autre malade est un homme de soixante-six ans, bien portant, adonné aux travaux intellectuels. Je le sonde et je constate une forte élévation du col. Il s'écoule deux litres d'urine; après le premier jet, le liquide tombe du pavillon; je suspends l'évacuation, j'attends plus d'un quart d'heure, l'envie d'uriner ne se fait pas sentir. Alors je débouche la sonde et le liquide s'écoule, en marquant par les alternatives de son faible jet les mouvements de la respiration ; la vessie se vide sans qu'il y ait une goutte de sang. Je sonde pendant cinq jours, matin et soir; toujours je retire la même quantité d'urine, 1500 grammes environ, sans qu'il y ait eu, entre temps, de l'excitation vésicale, et toujours les urines sont claires, et ne déposent pas dans le vase. Le malade se sonde, et le huitième jour, il n'y a pas l'aspect louche des dernières urines. Ainsi voilà le cas d'une vessie, qui avant la rétention complète, chassait toutes les heures, ou toutes les heures et demie son trop plein, exactement comme celle du vieillard de soixante quinze ans, mais qui, étant vide, ne reprend pas sa contractilité, sa paroi musculaire reste indolente. En même temps il n'y a pas trace d'hématurie ni d'altération des urines. Cela ne m'a pas empêché de montrer au malade comment il devra se faire des injections vésicales si les urines s'altèrent, ce qui arrivera plus ou moins vite.

Mais comment le sang cesse-t-il? car voilà des malades qui sont obligés de se sonder pour uriner ; à chacune de ces évacuations, ils ne prennent pas toutes les précautions pour éviter le retrait rapide des parois vésicales. A un moment, les parois vésicales ne s'excitent plus, l'envie d'uriner se produit, le malade se sonde, l'évacuation est faite, l'équilibre des différentes tuniques des parois vésicales s'étant rétabli, la musculaire se rétracte sans emprisonner du sang dans la muqueuse. L'excitation du col vésical ayant cessé, cette cause de la contraction vésicale n'existant plus, il n'y a plus de ténesme au moment où la vessie est vide. En un mot, le sang cesse lorsque le repos physiologique de la vessie et de son col est complet, lorsque l'un et l'autre ne sont plus incités que par la masse d'urine accumulée dans la vessie, lorsque toutes les autres causes de la contraction des parois vésicales et de l'urèthre ont disparu.

Aussi, lorsqu'après quelques jours de calme, il survient une nouvelle surexcitation due soit à un cathétérisme trop retardé, soit à une recrudescence de congestion de la prostate due à la constipation ou à toute autre cause, immédiatement il n'est pas rare de voir reparaître le sang dans les urines.

Je ne vous ai pas dit comment on reconnaît le sang dans les urines : les caillots et la couleur spéciale donnée à l'urine par le sang suffisent dans bien des cas pour se prononcer. Mais lorsque l'urine chargée de sang a séjourné longtemps dans la vessie, elle prend une teinte noirâtre, chocolat foncé, qui est aussi caractéristique.

Quand il y a peu de sang, il se forme sur les parois du vase un dépôt brun, ressemblant assez à celui produit par des cristaux uriques plus ou moins bruns. Mais en décantant le liquide il se passe dans ce dépôt un fait qui est caractéristique. A mesure que le liquide s'abaisse dans le vase, le dépôt fourni par le sang, peu abondant, non mélangé de mucosités, est entraîné seulement par le bord de la couche liquide. Lorsqu'il s'agit de cristaux, ou bien ils restent adhérents au vase, laissant le liquide s'en aller, ou bien, au moment où on incline le vase pour verser, ils tombent au point le plus déclive, sans attendre d'être entraînés par le bord de la masse liquide.

En tout cas le microscope seul permet d'affirmer la

présence du sang dans ces cas où il y en a très peu.

Messieurs, comme je vous le disais tout à l'heure, les dernières gouttes d'urine chargées de pus se présentent très vite quand il y a hématurie, dès le troisième jour après le premier cathétérisme. Dans les autres cas, ce dépôt de pus dans la vessie se présente aussi, mais plus tard, le cinquième ou le dixième jour, quelquefois il ne se produit que beaucoup plus tard; c'est dans les cas où les parois vésicales restent atones; ne se contractent pas avec énergie. Lorsque la stagnation d'urine se guérit complètement, la vessie se dilatant suffisamment et se vidant bien, sans qu'il y ait de surexcitation douloureuse, à cela se borne l'altération des urines consécutive aux accidents aigus de rétention. Mais dans la plupart des cas il n'en est pas ainsi. Les tissus des voies urinaires, ceux des parois de la vessie et des uretères, ceux des reins subissent les modifications de texture dont je vous ai décrit la physiologie pathologique. Alors on voit progressivement, dans les urines, des mucosités offrant des caractères spéciaux. — Les urines deviennent plus blanches, elles prennent la teinte opaline trouble que donnent quelques gouttes de lait dans de l'eau, ainsi que le dit M. Jean[1]. Elles sont plus ou moins acides au moment de l'émission, devenant assez vite alcalines à l'extérieur. — Au moment de l'émission par la sonde, on voit dans la masse d'urine des petits amas de mucus, blanc jaune, à contour bien déterminé, souvent très compactes, ayant assez bien l'aspect d'un bourbillon muqueux ou d'un crachat muqueux non aéré; j'en ai vu qui ressemblaient tout à fait à de ces petits crachats nummulaires qui

1. Jean, *loc., cit.*

viennent du larynx. Immédiatement, dès que le liquide est immobile, ces mucosités se déposent au fond du vase. Elles deviennent de suite le centre d'une altération consécutive des urines. Tantôt autour d'elles se forme un dépôt muco-glaireux qui tapisse le fond du vase, y adhère et constitue des masses filantes tombant en masses quand on décante les urines. Tantôt ces mucosités épaisses, nummulaires, adhérentes au fond du vase, sont la base, comme la racine, de filaments muqueux qui montent dans la masse d'urine en s'épanouissant, rappelant ces faisceaux de longs chevelus de certaines plantes aquatiques.

La masse de ces mucosités nummulaires est quelquefois assez compacte et dense pour que, au sortir de l'urèthre ou de la sonde, elle tombe au fond du vase, s'y fixe de suite et ne soit pas entraînée dans le mouvement tournoyant du liquide.

Ainsi, il suffit d'une petite masse de mucosités nummulaires, pour provoquer une altération considérable des urines dans le vase. Il ne faut donc pas, dans ces cas, conclure à une suppuration abondante de la vessie, d'après ces quantités de mucosités glaireuses trouvées dans les vases, un temps plus ou moins long après l'émission d'urine.

Si, au moment où ces mucosités nummulaires sortent de la vessie, on les examine au microscope, on les trouve formées d'un mucus plus ou moins farci de cristaux de phosphate ammoniaco-magnésien et de globules de pus.

Mais d'où viennent ces mucosités nummulaires? Comme je vous le disais il y a un instant, on les voit sortir ayant leur forme par la sonde. Mais lorsqu'on fait dans la vessie des injections, surtout des injections d'eau phéniquée au millième, il y en a toujours un certain nombre d'entraînées au dehors. — La solution d'acide phénique les concrète, les détache des parois vésicales. Après leur sortie, la vessie est moins irritée, se dilate mieux. Presque toujours cette plus grande dilatation, ce déplissement plus complet de la vessie est suivi de la sortie de nouvelles mucosités de même forme et de même aspect. Ainsi, elles viennent de la paroi vésicale, et d'après leur forme, elles viennent des cavités entre les colonnes.

Du reste, on les observe toutes les fois qu'il y a des colonnes, et par conséquent des cavités entre les colonnes, quelle que soit la cause de ces dernières. — Ainsi les vessies longtemps contracturées sur des pierres, qui n'ont jamais été le siège de stagnation, même quand elles sont libres des corps étrangers, lorsqu'elles ne sont plus irritées, elles présentent des colonnes saillantes, limitant des cavités. Dans ces conditions, les mucosités nummulaires dont nous nous occupons actuellement existent, ayant les mêmes caractères de forme et de composition, et sont bien souvent, si on n'y prend garde, l'origine d'une récidive de pierres phosphatiques; de même que, après les accidents aigus de rétention de la stagnation d'urine, nous voyons se former des calculs phosphatiques dans ces cavités vésicales. Faits dont je vous ai déjà parlé.

A un degré plus avancé, dans ces masses de mucosités nummulaires on trouve des grains calcaires formés soit de cristaux de phosphate ammoniaco-magnésien agglomérés, soit de grains de phosphate ammoniaco-magnésien terreux, accolés les uns aux autres. Il en résulte toujours une irritation plus grande de la vessie, des mictions plus fréquentes, plus douloureuses, dues au contact de ces mucosités calcaires avec les points de la paroi vésicale qu'ils occupent, ou à leur contact avec le col de la vessie quand elles deviennent libres. Toujours l'évacuation de ces mucosités, chargées de phosphate, est suivie d'un calme relatif. — Enfin ce sont de véritables petits calculs arrondis d'un côté, et de l'autre présentant des sillons et des mamelons; de là un aspect comme ratatiné.

Pendant cette évolution de formation des calcaires phosphatiques dans ces mucosités, il arrive que plusieurs étant libres dans la vessie se réunissent et constituent ainsi de ces filaments plus ou moins longs portant plusieurs noyaux de phosphate ammoniaco-magnésien.

Les mucosités peuvent venir des uretères. Vous n'avez pas oublié les altérations des parois de ces conduits dues à leur surdilatation pendant la rétention, les cavités latérales qui en résultent. Ces cavités sont le siège d'une stagnation locale d'urine, et dans cette urine il peut se produire exactement les mêmes altérations que celles que nous venons de vous décrire. Aussi ai-je vu plusieurs fois des manifestations douloureuses en tout semblables à celles des coliques néphrétiques, se terminer par l'évacuation de mucosités plus ou moins chargées de phosphate, arrivés aux différents degrés d'organisation calcaire. Là les masses muqueuses à contour assez net m'ont toujours paru plus grosses, et surtout plus allongées que celles qui viennent des loges vésicales.

Presque toujours, tant que les mucosités filantes abondantes ne se forment pas dans la vessie ou dans les uretères, la masse d'urine, au moment de l'émission, est acide, et cela même tant qu'il n'y a que des petites masses nummulaires isolées. Mais, pour que ces phosphates ammoniaco-magnésiens se soient formés dans les loges vésicales ou uretérales, il faut qu'il s'y soit constitué des petits milieux alcalins indépendants. En 1873, dans mon étude sur les incrustations calcaires des parois vésicales, j'insiste sur ces petits milieux alcalins, en des points isolés de la vessie.

Je ne veux point ici discuter la cause de cette alcalinité locale, c'est un fait clinique que je vous décris. L'action du germe sans lequel, pour M. Pasteur, la production des phosphates ammoniaco-magnésiens est impossible dans l'urine, peut-il limiter son action aux petites cavités des parois vésicales communiquant largement avec la cavité commune occupée par la masse d'urine, ou l'alcalinité locale est-elle due au mélange des chlorures provenant de l'inflammation des parois de ces cavités, avec la petite quantité d'urine qui y est en stagnation locale? Je penche vers cette dernière opinion.

Mais, Messieurs, je ne veux pas entrer dans cette discussion, qui nous éloignerait trop de notre but actuel, des données essentiellement pratiques, et vous verrez, à propos du traitement, que les moyens que je préconise satisfont l'une et l'autre théorie.

Messieurs, ces altérations des urines dans le vase, après l'émission, peuvent être produites par des mucosités venant non de la vessie, mais de l'urèthre et en particulier de la prostate. Vous vous rappelez ce que je vous ai dit à propos de cette congestion violente de la prostate qui suit le premier cathétérisme, et de ces hypersécrétions muqueuses abondantes qui existent alors souvent. Je vous disais qu'une sonde introduite dans la vessie n'en retirait que de l'urine saine sans mucosités, quand le vase dans lequel le malade avait uriné contenait des mucosités filantes très abondantes. Ces sécrétions prostatiques du début peuvent cesser assez vite, dès qu'on a mis dans le calme fonctionnel nécessaire l'appareil de la miction.

Mais il n'est pas rare de voir consécutivement des hypersécrétions prostatiques persister. J'ai vu de véritables cavités kystiques glandulaires de la prostate continuer à fournir des mucosités qui, sortant avec l'urine qui passe par le canal, vont être le centre de l'altération qui va se produire dans le vase. — Tantôt ces mucosités de la prostate remontent dans la vessie et il y a doute sur leur origine, quoiqu'elles soient plus épaisses, plus filantes, ne contenant pas de grains phosphatiques volumineux et souvent plus franchement purulentes. Tantôt, surtout chez les sujets qui ne peuvent pas uriner sans la sonde, elles ne pénètrent pas dans la vessie; elles s'évacuent par le méat sous forme d'écoulement et cela par masse à la fois. Dans les deux cas, le doigt dans le rectum, appliqué sur la prostate, fait sortir par l'urèthre ces mucosités plus ou moins purulentes. En comparant celles-ci, qui bien sûrement viennent de la prostate, avec celles retirées de la vessie par la sonde, il est possible de déterminer si ces dernières sont prostatiques ou vésicales.

La masse complète de l'urine contenue dans la vessie devient alcaline, soit par l'extension de l'alcalinité des petits foyers contenus dans les cavités entre les colonnes, soit parce que les urines arrivent alcalines par les uretères. Si rien n'est fait pour arrêter cette altération en masse des urines contenues dans la vessie, il s'établit immédiatement une irritation de toute la surface de la muqueuse vésicale, avec desquamation épithéliale et production de mucosités purulentes filantes dues, à la suppuration de la surface vésicale provoquée par l'altération des urines. Ces longues mucosités filantes dont nous avons vu la formation dans le vase d'urine, contenant les petites masses muqueuses nummulaires dont nous venons de vous parler, se forment dans la vessie, sont évacuées par la sonde, qu'elles bouchent souvent, ou par l'urèthre en y provoquant une irritation qui peut être très vive.

Dans ces conditions, l'urine ammoniacale contient toujours soit des cristaux isolés ou agglomérés de phosphate ammoniaco-magnésien, soit des grains de phosphate terreux et quelquefois les deux. Sur les parois du vase ces urines déposent des couches de phosphate qu'on détache sous forme de feuillet gris sale plus ou moins épais. L'état local de la vessie devient très grave; sa sensibilité devient excessive; la production des phosphates se fait dans toute la masse d'urine, sur toute la surface muqueuse, qui est dépouillée de son épithélium, pour être évacuée dans ces masses glaireuses. On trouve sur les parois, sur le col vésical et sur son pourtour de petites agglomérations de cristaux qui irritent incessamment. Quand cette desquamation épithéliale existe depuis un certain temps, il devient bien difficile de la faire cesser. L'urine n'est plus isolée de l'organisme, son absorption est possible, aussi se fait-elle facilement. De là les accidents d'intoxication urineuse spontanée. C'est dans ces conditions qu'on trouve à la surface du corps des furoncles qui suppurent indéfiniment, des eczémas humides qui se perpétuent. Les troubles gastro-intestinaux s'accentuent de plus en plus. Et les accès fébriles de l'intoxication se produisent avec la plus grande facilité.

Nous venons d'étudier les altérations apparentes des urines sans avoir recours à l'analyse chimique. Celle-ci n'y montre guère que les matériaux spéciaux dus à la présence du pus, et une diminution notable dans la quantité d'acide urique, ainsi que le dit M. Jean. Mais on peut y trouver une diminution notable dans la quantité de l'urée, quand les reins deviennent plus altérés, ainsi que je l'ai noté chez plusieurs de mes malades qui présentaient du reste des troubles généraux manifestement dus à l'urémie.

Après les premiers cathétérismes pendant cette période d'irritation de tous les tissus de l'appareil des voies urinaires, il y a augmentation notable dans la quantité d'urine des vingt-quatre heures, tout en tenant compte de la quantité des liquides ingérés qui, presque toujours, est elle-même grande : ainsi il y a jusqu'à plus de cinq litres d'urine par vingt-quatre heures. Habituellement il y a deux à trois litres, ce qui ne dépasse pas de beaucoup la quantité des liquides ingérés.

Si on sépare l'urine rendue pendant la journée, surtout lorsque le malade est debout, de celle rendue pendant la nuit, lorsque le malade est couché, on trouve toujours que la quantité d'urine rendue pendant la nuit est beaucoup plus grande que celle rendue pendant la journée. Souvent la quantité de la nuit est double de celle du

(1) Jean, page 73 et suivantes.

jour. De là les mictions plus fréquentes qui troublent le repos.

J'ai vu bien des malades ennuyés par leurs envies fréquentes d'uriner de la nuit, s'abstenir de boire les heures avant de se coucher et pendant la nuit. Mais ce moyen ne leur réussit pas, ils urinent presque aussi souvent, et la quantité d'urine nocturne ne baisse pas beaucoup. Il semble que les liquides, accumulés dans l'économie par les boissons prises durant la journée, ne s'éliminent complètement que la nuit. Un malade me disait : « Je ne digère mes boissons que la nuit. »

Cette abondance d'urine se continue tant que existe la surexcitation des voies urinaires qui suit les premiers cathétérismes. Quand le calme physiologique se rétablit, elle diminue pour cesser avec la guérison, c'est-à-dire avec un des états heureux de terminaison de ces accidents aigus. Elle reparaît quand les conditions d'irritation des voies urinaires se reproduisent.

Nous croyons qu'il faut rechercher la cause générale de cette polyurie dans l'irritation de toute la surface des voies urinaires et des parenchymes rénaux, due à la distension qui a existé et à l'état spécial des tissus de ces organes qui se produit après l'évacuation des liquides par le cathétérisme. Il est certain qu'une irritation localisée au col vésical ou à la région prostatique peut provoquer la polyurie, comme l'admet Lallemand, dans son *Traité des pertes séminales* (t. Ier, p. 190), et Mercier dans son *Étude sur les valvules du col* (2e édition, p. 132), lorsqu'il dit (à propos de ce phénomène de polyurie) : « Il rentre d'ailleurs dans cette loi d'observation journalière que toutes les fois qu'il existe de l'irritation à l'extrémité d'un canal excréteur, la glande d'où part ce canal participe à l'excitation et sécrète plus abondamment. » — Mais dans le cas qui nous occupe la localisation en un point seul des voies urinaires ne peut pas être faite.

L'abondance plus grande des urines la nuit que le jour est un fait qui se rencontre dans d'autres cas que les dysuries prostatiques. — Je l'observe actuellement chez une femme dont la paroi vésicale desquamée porte des îlots de plaques calcaires essentiellement formés par du phosphate tribasique de chaux... En même temps il y a de la pyélo-néphrite à gauche. Les urines dont la quantité a plutôt une tendance à rester au-dessous de la normale, sont toujours plus abondantes la nuit que le jour. — Ainsi elle rend un tiers de la totalité des vingt-quatre heures le jour et les deux tiers la nuit.

Messieurs, si on s'est occupé beaucoup de cette polyurie de la période d'excitation de la stagnation d'urine, je tiens à attirer spécialement votre attention sur les diminutions notables dans la quantité des urines de vingt-quatre heures qui se présentent pendant cette même période de la stagnation d'urine.

En pleine polyurie, s'il se produit un accès de fièvre dû à une cause quelconque, de suite il y a une diminution notable d'urine. J'ai vu aux premières manifestations fébriles, l'urine tomber brusquement de plusieurs litres, à quatre ou cinq cents grammes pour les vingt-quatre heures. — C'est là un fait d'un pronostic grave.

Toujours dans les accès aigus d'intoxication urineuse vous voyez la quantité d'urine baisser. De même, dès que les accidents aigus de l'intoxication sont jugulés, de suite la quantité d'urine se relève.

Chez les vieux urinaires, qui ont passé par l'état aigu de la stagnation d'urine, et qui depuis plus ou moins longtemps sont obligés à des soins spéciaux de ce côté, vous verrez toujours la diminution dans la quantité d'urine coïncider avec des malaises, des troubles généraux plus ou moins marqués. Toutes les fois qu'il se produit une inflammation localisée des voies génitales, comme l'orchite, de suite l'urine diminue de quantité. A une certaine période, certainement les reins ne peuvent plus éliminer suffisamment les matériaux azotés de l'urine, et on voit une alimentation azotée habituelle coïncider avec une diminution notable dans la quantité d'urine, qui disparaît dès que le malade se met au régime lacté. — Ceci arrive avec ou sans trouble urémique. Mais on peut dire que, quand il n'y a pas de manifestations symptomatiques de l'urémie, ils sont bien près de se produire.

En raison des altérations du parenchyme rénal produites par la rétention d'urine, et dont je vous ai parlé, on comprend facilement ces diminutions d'urine.

Voilà encore un état particulier de la fonction rénale qui devra être constamment surveillé chez les sujets qui, après les accidents aigus de la stagnation, n'ont pas recouvré leurs fonctions physiologiques complètes de miction.

Je ne manque jamais de leur faire observer que toutes les fois qu'ils ont de la fièvre ou des troubles gastro-intestinaux plus intenses, ils urinent toujours moins abondamment dans les vingt-quatre heures. C'est par ce moyen que j'arrive à leur faire observer leur quantité d'urine.

Messieurs, pendant les accidents fébriles qui surviennent chez ces sujets atteints de stagnation, les urines prennent habituellement un aspect particulier, qu'il n'est pas rare d'observer pendant deux ou trois jours immédiatement après le premier cathétérisme : elles ressemblent à du bouillon gras dense et dégraissé, elles ont une odeur forte, pas absolument ammoniacale, mais rappelant un peu de fétidité. Alors il n'y a jamais polyurie, toujours la quantité d'urine est faible, presque toujours elle est au-dessous de la normale. Quand les accidents généraux cessent, l'urine reprend son aspect ordinaire, n'a plus d'odeur et sa quantité augmente. Mais si les accidents généraux persistent, s'aggravent, l'urine conserve cet aspect de bouillon gras, son odeur s'accentue, l'état ammoniacal s'établit, et on a bientôt des urines putrides, celles-ci sont toujours en très petites quantité par vingt-quatre heures. Elles prennent alors l'aspect d'un liquide de macération cadavérique, dont elles répandent l'odeur, et contiennent des débris de parenchymes rénaux, résultat de la néphrite gangreneuse terminale. Quelquefois dans ce liquide putride infect, il y a des stries ou un peu de sang.

HUITIÈME LEÇON

STAGNATIONS D'URINES

SOMMAIRE. — *Troubles généraux dus à la stagnation d'urines.* — Période latente de la stagnation prostatique. — Stagnation due au rétrécissement de l'urèthre. — Période active de la stagnation prostatique. — État de la bouche et du gosier. — Urémie. — Coliques néphrétiques. — Mort subite par embolie. — Influence de l'état général : alcoolisme, albuminurie, diabète, ataxie, etc., sur la marche des accidents généraux et locaux.

Messieurs, nous arrivons à l'étude des troubles généraux provoqués par l'accumulation d'urine dans la vessie. Ils varient beaucoup dans leur intensité et dans leur forme selon le degré d'altération des urines, et aussi selon la période de la stagnation, c'est-à-dire selon le degré des lésions organiques des parois des voies urinaires et du parenchyme rénal, dues à la stagnation d'urine.

Pendant la période latente de la stagnation d'urine due à l'élévation du col vésical, les troubles généraux ne sont pas appréciables. Le plus souvent ils se confondent avec ceux de la constipation habituelle. Ce sont des embarras gastriques bilieux qu'une évacuation alvine fait cesser, en rendant, il est vrai, les mictions plus faciles plus abondantes et moins fréquentes. Il faut que la vessie soit très distendue et que l'excitation pour uriner se présente pour que les troubles du côté du tube digestif se manifestent. Ainsi, dans les accès d'envies d'uriner fréquentes avec douleurs en urinant, qui arrivent d'ordinaire plusieurs fois avant la rétention complète, il y a toujours un certain retentissement général, lequel prédomine toujours du côté de l'appareil de la digestion : la bouche est pâteuse, amère, la langue est large, saburrale, recouverte d'un enduit fuligineux gris, mais humide. Souvent il y a une exhalaison buccale plus ou moins désagréable ; mais là encore il suffit d'évacuer l'intestin pour que tout reprenne l'état habituel, du côté du tube gastrique et du côté des voies urinaires.

En même temps, il y a une sensibilité au froid plus grande, une certaine diminution dans le pouvoir de réaction générale. Mais cela ne va pas jusqu'à l'accès fébrile de l'intoxication urineuse, tant que les urines ne sont pas altérées, tant qu'il n'y a pas surexcitation par distension des parois vésicales.

Dans le cas de stagnation due au rétrécissement de l'urèthre, les troubles généraux spontanés ont toujours plus d'intensité. Les accès fébriles, signes d'intoxication urineuse, sont fréquents, et il n'est pas rare de voir des rétrécis qui, après ces accès de fièvre violents provoqués par un refroidissement, une fatigue, un excès quelconque, conservent des troubles digestifs chroniques caractérisés par de l'anorexie, des gaz buccaux, des renvois liquides, des ballonnements du ventre, des difficultés de digestion. Les auteurs spéciaux contiennent bon nombre de faits, où des malades, ne parlant pas de difficulté de leur miction, y étant habitués depuis nombre d'années, ont été soignés directement de leur dyspepsie sans aucun résultat, et qui ont été guéris lorsqu'on a fait disparaître le rétrécissement de l'urèthre; j'en cite un fait très remarquable dans mon travail sur l'uréthrotomie interne (1865). Depuis quelques années des faits nouveaux, publiés par MM. Herard et Peter, sont venus confirmer tous les anciens.

Ils n'est pas rare de voir les accidents généraux prendre, chez les rétrécis de l'urèthre, une intensité très grande. Les accès de fièvre de l'intoxication sont rapprochés; l'embarras du tube digestif est aigu, la perte d'appétit est complète, la bouche se sèche, l'enduit de la langue devient noir, surtout à la base, l'odeur buccale s'accentue. Il y a des alternatives de constipations et de diarrhées bilieuses fétides. Souvent l'état nauséeux existe en même temps. La peau devient de plus en plus jaune, bistrée, sèche ou enduite d'une moiteur visqueuse. Le sujet paraît sous l'action d'une altération organique infectieuse. Tout cela n'est que de l'intoxication urineuse qui peut disparaître rapidement dès que le calibre de l'urèthre sera rétabli, dès que les urines altérées, retenues dans le bout postérieur de l'urèthre, en arrière du rétrécissement, dans la vessie et même dans les voies urinaires supérieures, seront évacuées. Si les reins ne sont pas arrivés à un degré trop avancé d'altération, la guérison de tous ces troubles généraux aura lieu.

Mais pourquoi les accidents généraux dus à la stagnation d'urine causée par les rétrécissements de l'urèthre sont-ils aussi faciles et aussi intenses? Pendant la période latente de la stagnation prostatique, il n'y a jamais de ces accidents généraux persistants, mettant le sujet dans un état cachectique. Au moment de l'accès d'excitation pour uriner, il n'y a pas de fièvre, et nous voyons tous les jours des malades arriver à cet état de surexcitation pour uriner, si voisin de la rétention complète, sans qu'ils présentent de troubles généraux dénotant l'intoxication urineuse. Le malade dit : Je suis très bien, seulement je pisse souvent et difficilement. — C'est que, dans ce cas, l'urine n'est pas altérée. L'épithélium protecteur des parois des voies urinaires n'est détruit dans aucun point, et l'urine non altérée est maintenue isolée de l'organisme. Dans le cas de rétrécissement, les conditions des parois des voies urinaires et des urines ne sont plus les mêmes. L'urèthre, en arrière du rétrécissement, est dilaté, les parois de cette dilatation sont le siège d'une inflammation entretenue par la stagnation d'urine en ce point. De là un mélange d'urines, et de mucosités purulentes, de là une altération d'urines qui peut se continuer dans la vessie. Aussi rien n'est plus fréquent que de voir des urines chargées de muco-pus chez les rétrécis de l'urèthre. L'action de cette urine altérée sur les parois de la dilatation uréthrale, et sur celles de la vessie provoque la desquamation épithéliale. De là, la facilité de production des accidents généraux de l'intoxication urineuse chez ces malades. Disons de suite que l'inflammation des parois et l'altération des urines peuvent remonter jusqu'aux reins, par le même mécanisme que nous avons décrit (page 49) et provoquer les mêmes lésions rénales, mais ces cas de complications rénales sont, ici, relativement rares, comparés à ceux observés chez les prostatiques.

Ajoutons que ces troubles généraux si faciles, quelquefois si intenses, cessent dès que le rétrécissement n'existe plus, dès que l'on peut introduire des sondes volumineuses jusque dans la vessie. Au contraire dans les cas de stagnation prostatique, les accidents généraux apparaissent, se développent et prennent toute leur intensité après le premier cathétérisme, lorsqu'on a été forcé d'agir directement contre l'accumulation de l'urine dans les voies urinaires. C'est, en effet, à partir de ce moment, comme je vous l'ai démontré, que les urines s'altèrent, et que les parois des voies urinaires, vésicales et urétéro-rénales se modifient; que se forment les colonnes et les cavités vésicales, les dépressions latérales des uretères; que la substance rénale, déjà comprimée pendant la rétention, est le siège d'une congestion plus ou moins violente, ce qui provoque, en elle, la néphrite parenchymateuse due à l'organisation fibreuse de ses éléments conjonctifs, et tous les degrés possibles de la désorganisation de sa constitution anatomique.

Pendant cette période d'excitation de la stagnation prostatique, les troubles généraux observés procèdent d'une façon générale de deux causes primitives : 1° l'intoxication urineuse ; 2° l'urémie, l'insuffisance de l'excrétion rénale.

L'intoxication urineuse au début, après les premiers cathétérismes, prend toujours la forme aiguë. C'est le frisson plus ou moins violent, plus ou moins long, suivi du stade de chaleur et du stade terminal de sueurs plus ou moins abondantes, mais que nous devons rendre aussi profuses que possible. En même temps l'embarras bilieux existe toujours. Quelquefois vous observez l'accès fébrile avec vomissements incessants et diarrhée. Après la sueur terminale, il persiste un malaise général, la bouche mauvaise est sèche, l'enduit fuligineux devient noir, il n'y a pas de salive, l'haleine est fétide. En même temps il persiste de la sensibilité au niveau des reins. Les urines sont de moins en moins abondantes, et à la moindre sensation de froid, le frissonnement morbide reparaît.

Si l'on n'intervient pas énergiquement, les accès complets se répètent, le sujet arrive vite à un état de prostration générale, sans cependant perdre complètement les facultés mentales; et les complications parenchymateuses de l'intoxication urineuse, soit du côté des poumons, soit du côté du foie, des reins, quelquefois du côté du cerveau, mais toujours à marche rapide, viennent rendre la vie impossible, quand la mort n'est pas arrivée brusquement pendant l'accès fébrile aigu.

Cette terminaison rapide par l'intoxication urineuse dès le début du traitement de la stagnation d'urine est rare. Le plus souvent les premiers cathétérismes ne provoquent pas de fièvre, et l'intoxication chronique n'apparaît qu'avec les altérations d'urines et le nouvel état des parois des voies urinaires.

Cependant, lorsque la surdistension de la vessie dure plusieurs jours, le malade finit par avoir les accès violents d'envie d'uriner moins aigus, leur intensité diminue. Il y a un état de somnolence qui peut aller jusqu'à l'état de calme comateux; il faut attirer vivement l'attention du malade, soit en parlant haut près de lui, soit en le remuant un peu avec la main, pour obtenir qu'il observe votre personne et ce que vous lui dites. Quelquefois il y a quelques mouvements nerveux limités, soit à la face, soit à une main, en tout semblable à un tic. J'ai eu à sonder plusieurs malades dont la vessie était distendue depuis deux et trois jours. Je retirai une quantité considérable d'urine, en prenant les précautions de lenteur pour éviter la réaction vésicale et l'hématurie. Quand j'ai eu vidé la vessie, j'ai été frappé de la faible quantité d'urine secrétée dans les vingt-quatre heures qui ont suivi. Chez un de ces malades, l'urine des vingt-quatre heures qui a suivi l'évacuation complète était de 300 grammes. Ces conditions sont aussi mauvaises que possible et le plus souvent la mort est rapide. L'état comateux est certainement ici dû à l'urémie. Les reins fortement comprimés font peu d'urine, de là une diminution dans la violence des accès de besoin d'uriner pendant la rétention, et même leur cessation à un moment donné. La vessie ne recevant plus ou que très peu d'urine est moins exposée à se rompre, si la rétention est complète; mais les accidents généraux urémiques se produisent avec toute leur gravité.

Le plus souvent, on arrive à temps pour faire cesser cette surdistension des voies urinaires; la stagnation suit son évolution, les urines s'altèrent, les parois de l'appareil de miction subissent les modifications successives que nous avons décrites. Si rien n'est opposé à l'aggravation de l'état des urines et à l'inflammation de la muqueuse urinaire, alors se produit l'intoxication urineuse, soit aiguë et qui prend de suite la forme rapidement grave dont je viens de parler et que vous trouverez décrite plus longuement dans mon traité des *Opérations des voies urinaires;* soit chronique et le sujet prend un état général maladif dont j'ai maintenant à vous parler.

Disons de suite que la santé générale de ces malades, destinés à uriner toujours incomplètement, ou à ne pas pouvoir évacuer une goutte d'urine sans la sonde, est constamment menacée par ces accidents d'intoxication urineuse si on ne prévient pas avec soin les altérations de l'urine, et par l'urémie dès que leurs reins ne fonctionnent pas suffisamment. Ces deux causes d'accidents généraux, l'intoxication urineuse et l'urémie, sont presque toujours simultanées chez ces malades; de là la grande difficulté d'isoler les troubles généraux dus à l'une ou à l'autre. Mais il en résulte un ensemble que je vais essayer de vous décrire.

Presque tous les malaises généraux de ces urinants mal prostatiques, si légers qu'ils soient, sont dominés par une perte relative de l'appétit. Les liquides, lait, bouillon, consommé, sont pris facilement, même avec plaisir, les aliments solides ne sont pas acceptés, soit qu'ils produisent du dégoût, soit que le malade, essayant d'en prendre, ne puisse pas les avaler. La bouche est un peu pâteuse. La salive rare est épaisse. Les lèvres se collent l'une à l'autre. La langue blanche d'une façon générale et étalée n'a pas l'aspect sec, elle n'est pas recouverte d'un enduit épais, mais elle colle facilement au palais. Si le malade dort la bouche ouverte, elle est de suite sèche et rugueuse. Cet état cesse dès que le malade se passe du liquide dans la bouche. Cette absence de salive provoque une modification notable de la parole; à chaque instant les lèvres se collant l'une à l'autre, la langue s'arrêtant en contact avec les parois buccales. Le malade fait ce mouvement particulier de toute la bouche, bien connu, pour chercher de la salive qui ne vient pas. Les aliments solides dans la bouche, le malade les mâche, les tourne et retourne, mais ils restent secs, leurs fragments ne s'agglutinent pas les uns aux autres pour former une masse unique, ils restent disséminés, appliqués contre les parois buccales. Avec sa langue, le malade cherche à les réunir, quand il y parvient, le bol ainsi formé est sec et présenté à l'isthme du gosier il ne peut pas le franchir ; après quelques essais infructueux, il est rejeté. Ce même bol alimentaire fragmenté dans un liquide serait avalé sans difficulté. Ainsi l'absence de salive et par suite la sécheresse de la bouche et de l'isthme du gosier rend la déglutition du bol alimentaire difficile, sinon impossible. C'est certainement là une des causes de l'impression de dégoût pour les aliments solides chez tous ces malades.

Souvent ces malades ont des envies de vomir, des nausées et même des efforts de vomissements qui expulsent soit des matières muqueuses, soit des liquides venant de l'estomac. Quelquefois ils ont en même temps de la gêne dans la gorge. Les mouvements de déglutition à sec, la salive n'étant pas là, sont un peu douloureux. Ces nausées et ces vomissements, avant que j'en eus déterminé la cause, m'ont bien souvent fait craindre quelques complications plus graves du côté des reins, d'autant qu'il y a presque toujours, en pareil cas, de la sensibilité de ces organes. Si vous examinez la gorge, un premier fait vous frappe : la luette se sépare lentement de la base de la langue contre laquelle elle est collée. L'isthme du gosier est quelquefois un peu rouge, la luette longue est comme œdématiée ; j'ai vu cet œdème s'étendre au pilier. Sur la gorge il y a des petits filaments de mucus adhérents. Vous avez là la cause des nausées et des vomissements, que bien des fois j'ai arrêté avec un gargarisme astringent, en touchant l'isthme du gosier, et surtout la luette avec de la poudre d'alun ou en provoquant la sécrétion de la salive. Ces nausées et vomissements varient beaucoup; souvent ils n'existent pas, il n'y a que la difficulté de déglutition des solides, mais quand ils existent ils sont plus ou moins rapprochés et violents. J'ai vu un malade qui ne pouvait pas garder le lait, seul aliment qui lui était permis et qui le conserva et le digéra très bien, dès que j'ai eu fait cesser cette irritation de la base de la langue par la luette. C'est, là, l'état chronique de ce qui s'observe toujours pendant les accès aigus de l'intoxication urineuse.

En même temps il y a ordinairement de la constipation habituelle.

Par moment, sous l'influence des causes les plus légères, la plus fréquente est un léger refroidissement, les troubles gastriques s'accentuent, l'état bilieux reparaît, les accès fébriles se produisent. Lorsque le cathétérisme est indispensable, la moindre érosion de l'urèthre, si fréquente chez ces malades qui se servent toujours trop longtemps de la même sonde, même lorsqu'elle est rugueuse ou éraillée, on voit l'intoxication urineuse aiguë se produire.

Lorsque ces phénomènes généraux se répètent, un état fébrile peu intense devient permanent. Le pouls est toujours assez fréquent, avec des exacerbations le soir et la nuit, suivies de sueur ou d'une moiteur fatigante. L'aspect général du sujet se modifie, tantôt la peau toujours chaude prend une teinte jaune bistre plus ou moins marquée, tantôt c'est une pâleur générale avec l'aspect plus ou moins saillant des veines qui tranchent sous la peau par leur saillie et leur coloration foncées. En même temps il y a des lassitudes, des fatigues, des essoufflements faciles, des somnolences presque continues.

Lorsque cette pâleur générale persiste, il est bien rare qu'on ne voie pas apparaître des signes non douteux de l'urémie. Je viens de vous parler de la somnolence habituelle; elle devient quelquefois très intense. Dès que le malade assis n'a pas l'attention excitée, il s'endort. Pendant ce sommeil, il y a des mouvements nerveux brusques, soit localisés à la face, soit de tout le corps. « Dernièrement, chez un malade que j'ai sondé pour la première fois, il y a six ans, pour une stagnation de 1500 grammes d'urines dont il était atteint depuis longtemps, et qui depuis a continué sa vie active d'affaires en se sondant trois fois par vingt-quatre heures, cette somnolence avec mouvement nerveux précédait des hémorrhagies se produisant tantôt par l'estomac ou par l'intestin, tantôt par le nez, tantôt par la vessie; chaque fois l'hémorrhagie était suivie d'un mieux relatif. Ce malade avait cette pâleur générale dont je viens de vous parler. Les urines de vingt-quatre heures, recueillies, étaient de 1500 grammes, de ce blanc laiteux opalin, à peine acide, contenant quelques mucosités. L'analyse n'y trouva que 7 grammes d'urée. Il n'y avait pas de sensibilité des reins à la palpation.

« Ce malade n'avait rien changé à son régime alimentaire azoté ordinaire. Je le mis immédiatement au régime lacté absolu. Lait à discrétion, mais rien que du lait. La quantité habituelle absorbée a été de trois litres par vingt-quatre heures. Il a fallu quatre cathétérismes par vingt-quatre heures au lieu de trois. Mais les somnolences diurnes ont bientôt disparu, ainsi que les mouvements brusques nerveux pendant le sommeil; les hémorrhagies ont cessé et les forces générales ont paru s'améliorer. Après deux mois de ce régime, le malade a voulu revenir à son régime azoté; tous les accidents et les hémorrhagies ont reparu. Le retour au régime lacté a donné de nouveau un bon résultat. Voilà un malade dont les reins laissent passer les liquides sans permettre une élimination suffisante des matériaux azotés de l'excrétion urinaire. »

Ce fait d'urémie lente, bien franche, comme dernière étape des accidents dus à la stagnation d'urine, ainsi isolé de tous les troubles généraux de l'intoxication urineuse, est rare, mais il est typique. Il nous montre bien que l'urémie, à un degré plus ou moins grand, est la cause de ces états chroniques généraux observés chez les sujets arrivés à la période de la stagnation d'urine que nous étudions.

Sous l'influence d'un refroidissement, d'une fatigue, même sans causes appréciables, le malade est pris brusquement d'une douleur fixe dans un rein, rarement dans les deux à la fois, et le plus souvent dans le gauche. La pression au niveau du bord externe du carré des lombes, immédiatement au-dessous des côtes, au sommet de l'angle rénal provoque une douleur. Une main étant appliquée en ce point, et l'autre déprimant la paroi abdominale au niveau de l'hypochondre du même côté, on sent souvent le rein, pris entre les deux mains, et dont on peut plus ou moins délimiter le volume. Plus il est gros et plus il envahit vers le plan médian de la cavité abdominale. Ce volume exagéré, cette véritable tumeur que vous tenez ainsi entre vos deux mains, vous fait croire de suite à la pyélonéphrite avec hydronéphrose, mais il ne faut pas conclure trop vite. Vous savez que le tissu ambiant du rein, sous l'influence de l'inflammation chronique de l'organe, devient plus dense, que les lames du tissu lamineux qui lui donnaient de la souplesse deviennent fibreuses. Il en résulte une masse qui entoure le rein, y adhère, se déplace avec lui, et donne à la palpation l'idée d'une tumeur rénale considérable. Avant de conclure à l'hydronéphrose, recherchez s'il n'y a rien sur le trajet de l'uretère. Souvent votre attention sera attirée vers ce conduit, par les douleurs spontanées qui existent sur son trajet, et au niveau du canal inguinal. Au palper vous reconnaîtrez le siège précis du point douloureux, vous constaterez que la tumeur constituée par le rein et le tissu qui l'entoure, se continue en bas avec un prolongement ovoïde, sensible à la pression et mat. Ce prolongement, dont j'ai pu plusieurs fois observer la marche descendante vers la vessie, permet d'affirmer l'hydronéphrose, cause des douleurs de coliques néphrétiques. Le plus souvent tout cet état douloureux, qui s'accompagne toujours d'une réaction générale plus ou moins vive, se termine par l'évacuation brusque par l'urèthre, de pus quelquefois pur, ordinairement d'urines troubles contenant des bourbillons muco-purulents de volume variable. C'est là une terminaison heureuse.

La marche de ces accidents rénaux peut être tout autre. Le tissu périphérique s'enflamme, et on voit se produire le phlegmon périnéphrétique, qu'il faudra ouvrir. Ou bien la désorganisation du parenchyme rénal se produit, et la mort est inévitable comme terminaison de cet état d'infection putride avec suppression d'urine, dont je vous ai parlé à propos de la pathogénie des lésions des reins. Ou bien la cavité rénale se laisse dilater par le liquide purulent, l'hydronéphrose s'accentue, et, malgré les symptômes généraux graves, il reste encore une chance de conserver la vie : c'est d'ouvrir largement cette poche au niveau du bord externe du carré des lombes. Deux fois j'ai fait cette opération de néphrétomie et les malades vivent avec une fistule, mais ils vivent.

Avant de passer à d'autres parties de notre sujet, je tiens à vous dire que, pendant la période de diminution de la congestion de la prostate, que vous cherchez à obtenir par les moyens dont j'ai à vous parler bientôt, il peut se détacher des sinus veineux prostatiques un caillot ou des caillots dont la migration embolique peut amener la mort subite. Dans les cas de tumeur fongueuse du trigone vésical, on a signalé plusieurs faits de mort subite due à des embolies qui venaient des sinus prostatiques. Cela peut très bien se produire, sans qu'il y ait de fongus du trigone, la prostate étant seule le siège d'une congestion avec arrêt de la circulation dans ces sinus, et l'inflammation des parois des sinus provoquant facilement la coagulation du sang maintenu dans ces cavités.

J'ai observé le fait suivant : « Appelé près d'un homme de soixante ans, taillé en hercule, pour faire cesser une rétention d'urine, je trouve le col vésical tellement élevé en arrière du pubis que je ne puis arriver jusqu'à son niveau avec une sonde quelconque. Le simple contact explorateur des instruments sur la région prostatique donnait beaucoup de sang. La prostate énorme, globuleuse, tendue par le sang, faisait une énorme saillie dans le rectum. Le doigt ne pouvait pas la délimiter. Les deux membres inférieurs étaient complètement variqueux. Il y avait un varicocèle volumineux de chaque côté.

» C'est un des trois cas, jusqu'à maintenant, où je n'ai pas pu franchir par l'urèthre l'obstacle dû à la prostate. Je fis la ponction aspiratrice de la vessie avec l'appareil de M. Potain, je retirai un peu plus d'un litre et demi d'urine claire. Douze heures après, je fis une seconde ponction. Je répétai l'aspiration deux fois dans la journée du lendemain. Pendant ces quarante-huit heures l'intestin fut vidé par un purgatif salin et des grands lavements donnés avec ma longue canule, et j'appliquai six sangsues au périnée immédiatement en avant de l'anus, mise l'une après l'autre. Alors j'arrivai dans la vessie avec une sonde en gomme à grande courbure et à petit bec coudé. Je laissai la sonde à demeure, que je changeai toutes les vingt-quatre heures, pendant cinq jours. Frappé de l'abaissement considérable du col, la sonde arrivant bien plus rapidement dans la vessie et cela sans rencontrer d'obstacles, j'essayai de laisser le malade sans sonde, mais il n'urina pas et les efforts étant ici très dangereux, en raison de la congestion facile de la prostate, je mis à demeure une sonde en caoutchouc vulcanisé, qui entra sans difficulté dans la vessie.

La prostate avait beaucoup diminué, son tissu propre

était très reconnaissable et le doigt la délimitait malgré son volume.

Le malade, ayant un état général très bon, se levait une partie de la journée. Quand il vidait sa vessie par sa sonde, il n'éprouvait jamais l'excitation pour uriner, qui nécessite l'injection d'une petite quantité d'eau tiède. Par-dessus la sonde il ne sortait que très peu de mucosités. Il avait la sonde en caoutchouc vulcanisé depuis trois jours, par conséquent dix jours après la rétention.

En sortant de table, le soir à sept heures, il veut s'étendre sur son lit, éprouvant un léger malaise. Au moment même où il se met horizontal, il est pris d'une anxiété générale très courte et meurt immédiatement. »

J'ai pensé devoir rattacher cet accident à une embolie provenant des sinus de la prostate, bien que, chez un sujet aussi variqueux, d'autres origines d'embolies sont très possibles. Je crois que la diminution assez rapide dans la décongestion de la prostate, la circulation de retour de cet organe se rétablissant ainsi, a pu plus facilement entraîner un caillot.

Messieurs, j'ai tenu à attirer votre attention sur la possibilité de cette mort subite.

Influence de l'état général sur la marche des accidents généraux et locaux.

MESSIEURS,

On comprend très bien qu'il faut un organisme ayant des tissus sains, capables de réagir, pour supporter les premiers cathétérismes et les transformations successives qui vont se produire dans les parois des voies urinaires.

Aussi, toutes les fois que l'organisme entier est sous l'influence d'un état morbide général, rendant moins actif ou troublant les phénomènes de nutrition intimes des tissus, nous voyons se produire, et cela très facilement, les accidents généraux et locaux les plus graves; chez les sujets très affaiblis, souffrant depuis longtemps, ayant les tissus lâches et l'aspect général d'un état cachectique. Dans les cas de causes morbides générales mal définies, ne tenant qu'à la stagnation d'urine, aux envies fréquentes d'uriner, aux douleurs en urinant et à l'absence de repos qui en résulte, on voit quelquefois les forces remonter, les tissus reprendre leur nutrition active par le traitement direct de la stagnation. L'état de congestion si facile des organes du petit bassin dans ces cas se modifie heureusement, à mesure que l'organisme entier se tonifie.

Il n'en est plus ainsi lorsque les troubles nutritifs généraux sont dûs à ses états constitionnels chroniques. Ainsi chez les alcooliques, chez les diabétiques, chez les albuminuriques, etc., arrivés à la période de dénutrition, on voit les accidents locaux et généraux les plus graves se produire malgré toutes les précautions.

Il y a aussi tous les sujets atteints d'affections du système nerveux, entraînant des modifications notables dans les phénomènes nutritifs, qui se rapprochent de ceux que je viens de citer. A un moment donné, chez les ataxiques qui ne vident pas leur vessie, on voit se produire avec la plus grande facilité, et sans cause bien appréciable, une altération purulente persistante des urines. Chez eux aussi l'exploration directe de l'urèthre et de la vessie avec les instruments métalliques provoquent, plus facilement que chez tout autre, les accès aigus d'intoxication urineuse, prenant vite une forme grave.

Chez tous ces sujets les accidents locaux consécutifs aux mauvaises manœuvres des cathétérismes, la suppuration de la prostate, l'infiltration urineuse arrivent facilement; ils surprennent en raison de leur soudaineté.

Alcoolisme. — J'ai surtout ici à vous parler des particularités de la stagnation d'urine chez les alcooliques. La congestion locale de la prostate est toujours plus intense, l'état ballonné avec consistance demi-molle de cet organe est toujours plus marqué, même pendant la période latente de la stagnation. Ainsi que je l'ai observé plusieurs fois le passage dans l'urèthre, au niveau de la protaste, d'une bougie olivaire molle d'un calibre moyen suffit pour provoquer la sortie d'une quantité notable de sang. Au moment des excitations fréquentes pour uriner avec ou sans rétention, le moindre contact d'un instrument en gomme ou en métal, avec la région prostatique et le col vésical, suffit pour donner immédiatement une abondance de sang, qui n'est point en rapport avec la manœuvre faite. Les tissus peu résistants se déchirent au plus faible traumatisme : de là le sang et la facilité des fausses routes dans ces cas.

A toutes les causes de la congestion prostatique dans les stagnations d'urine dont je vous ai parlé, dilatation de la vessie par l'urine, stagnation de matières fécales dans le rectum, efforts habituels pour uriner et pour aller à la garde-robe, s'ajoutent chez les alcooliques la laxité des tissus et les troubles de circulation de la veine-porte dûs à l'état du foie — cirrhose à un degré quelconque. J'ai vu de ces cirrhotiques alcooliques chez lesquels, avec les bourrelets hémorrhoïdaux recto-anaux, existait un gonflement énorme de la prostate, qui paraissait remplir la courbure du sacrum. L'énorme tuméfaction qui en résultait était arrondie, ballonnée, presque molle; le doigt déprimait cette masse au point qu'il touchait. Chez ces malades le passage de la sonde donnait beaucoup de sang. J'ai constaté plusieurs fois des fausses routes dans la région prostatique dues à des tentatives de cathétérisme faites avec beaucoup de prudence. Toujours il s'écoulait d'une façon continue du sang par le méat.

Cet état des tissus de la prostate prédispose à la fonte purulente de cet organe, qui est ici toujours à craindre. Si l'urine baigne la région prostatique, elle pénètre avec la plus grande facilité dans les tissus, et on voit l'infiltration urineuse de la masse de la prostate, qui entraîne sa destruction et les accidents généraux les plus graves d'infection purulente. J'ai vu, chez un alcoolique qui avait une fausse route récente dans la prostate, la mortification des tissus due à l'infiltration d'urine s'étendre autour de l'anus et de là au périnée et aux bourses.

Déjà dans mon *Traité des opérations des voies urinaires* j'ai combattu la théorie de Muron. Vous savez qu'il prétend que l'urine doit être poussée avec force dans les tissus pour s'y infiltrer. Je crois avoir démontré au contraire que, chez les sujets dont les tissus sont lâches, l'urine pénètre dans leurs tissus, s'y épanche en les mortifiant sans y être poussée avec force. Messieurs, voici un fait très concluant : « Je vois un malade, vieil alcoolique, atteint de rétention d'urine due à un rétrécissement pénien. Six heures avant mon arrivée, des tentatives de cathétérisme avaient été faites avec des petites bougies assez rigides. La vessie, très distendue, l'urine s'écoulait goutte à goutte par regorgement. Mais le fourreau de la verge était très gonflé, rouge, la tuméfaction commençait au niveau du rétrécissement. En arrière de celui-ci, il n'y avait pas trace de cette tumeur urineuse caractéristique qui précède toujours la rupture spontanée de l'urèthre. Je constate une fausse route en avant du rétrécissement sur la paroi inférieure du canal. Je parviens à l'éviter et je conduis dans la vessie une petite bougie n° 3. Après avoir essayé de passer sans succès une petite sonde n° 6 à la suite de la petife bougie, je fixai cette dernière, et l'urine continua à couler par regorgement.

Je propose de faire de suite l'uréthrotomie interne et d'inciser largement le fourreau de la verge infiltrée, le malade et la famille s'y refusent, voulant avoir, avant tout, une consultation : celle-ci n'a lieu que vingt-quatre heures après. Mais alors l'infiltration d'urine s'étend à toutes les bourses et au pubis. Je fis alors immédiatement l'uréthrotomie interne, je mis la sonde à demeure. J'incisai largement sur toutes les parties envahies par l'infiltration. Mais l'infection putride rapide se fit malgré tous les moyens antiseptiques employés. »

Ainsi voilà une plaie située en avant d'un rétrécissement étroit, où l'urine n'a pénétré que par imbibition, et cependant elle s'est épanchée dans les tissus circonvoisins en s'y infiltrant.

La sonde à demeure si utile, si indispensable au début

de la période active de la stagnation d'urine, peut, chez les alcooliques, mettre à l'abri de l'infiltration urineuse; mais elle n'empêche pas la fonte purulente de la prostate, accident des plus graves en raison de l'infection purulente qu'elle détermine.

Lorsque ces accidents, qui suivent les premiers cathétérismes ont pu être évités, les conditions du sujet atteint de stagnation ne sont pas encore bonnes. La suppuration des parois vésicales s'établit vite, et les complications rénales, sont toujours plus rapides et plus graves chez eux.

Comme je vous le dirai à propos du traitement, il faut éviter le plus possible le cathétérisme et surtout le cathétérisme évacuateur chez les alcooliques dans la période latente de la stagnation d'urine. Les conditions nouvelles des parois de la vessie après l'évacuation, l'irritation intime des tissus de ces parois qui est inévitable, marche vite vers l'inflammation suppurative. Or, dans la période latente, en agissant par les moyens indirects capables d'abaisser le col, en diminuant le gonflement congestif de la prostate, on peut éviter ces accidents de suppuration de la vessie, surtout si, en même temps, on peut faire supporter au malade le régime anti-alcoolique par excellence, le régime lacté.

Albuminurie. — Comme vous le savez, Messieurs, l'albuminurie due à la néphrite interstitielle est assez souvent une conséquence de l'alcoolisme; lorsqu'elle existe, elle est évidemment une cause prédisposante de plus aux accidents les plus graves, chez le sujet qui est arrivé à la période active de la stagnation d'urine. Les accidents rénaux sont de même très à craindre, chez les sujets dont la néphrite interstitielle, véritable maladie de Bright, est due à une cause quelconque autre que l'alcoolisme. J'en ai observé plusieurs cas, et quelles que fussent les précautions minutieuses que j'ai prises pour éviter toute excitation des voies urinaires; malgré tout ce que j'ai pu faire pour maintenir le calme fonctionnel le plus complet de l'appareil de miction, je n'ai pas pu empêcher la suppuration de la muqueuse, et plusieurs fois l'anurie avec désorganisation des reins, dans un temps plus ou moins long après le cathétérisme nécessité par la rétention d'urine.

Diabétiques. — Les conditions spéciales de la nutrition intimes des tissus, qui les exposent, à la moindre cause, aux suppurations étendues avec gangrène des parties envahies, rendent très graves chez eux le cathétérisme évacuateur nécessité par la rétention d'urine. Le pus abondant dans les urines, ayant cet aspect de sérosité jaune louche caratéristique et toute particulière aux diabétiques, se produit immédiatement quand il n'existe pas même avant l'intervention avec la sonde. — On peut affirmer que le choc dû au premier cathérisme chez le sujet diabétique atteint de rétention d'urine est souvent suivi des accidents les plus graves, quelles que soient les précautions prises pour atténuer l'évolution des phénomènes d'excitation de l'appareil de miction en pareil cas.

Chez ces malades il arrive que la stagnation d'urine est provoquée par l'irritation à l'extrémité de la verge due au phimosis spécial, conséquence de la balanite diabétique. J'en ai observé plusieurs cas. En 1875, j'en ai communiqué un fait à la Société de médecine de

Paris. Vous savez Messieurs, combien l'intervention chirurgicale doit être évitée ici. Les faits de phlegmasie gangréneuse provoquée par la circoncision dans ces cas, entre autres celui-ci publié par M. de Bauvais en 1875, suffisent pour vous mettre en garde contre toute opération.

Il faut modifier la balanite pour les lavages fréquent de la cavité du prépuce aprés chaque miction. avec des solutions d'acide borique, et insister sur le traitement général du diabète.

Si ces moyens indirects ne suffisent pas pour faire cesser l'irritation de l'extrémité de la verge. S'il faut arriver au débridement du prépuce, on aura soin de soumettre le malade au traitement général avant d'intervenir.

Dans un cas tout récent de gangrène des bourses à la suite d'orchite chez un diabétique, j'ai obtenu un véritable succès en pansant avec une solution à 1 pour 1000, de sublimé. — Je me propose lorsque j'aurai à opérer un phianosis diabétique d'employer ce moyen.

Ataxiques. — La stagnation d'urine, allant même jusqu'à la rétention nécessitant le cathétérisme, n'est pas rares chez les ataxiques. Mais ici les conditions pathogéniques des troubles fonctionnels ne sont plus les mêmes, l'état des centres nerveux domine complètement, et tout est sous leur dépendance. C'est pour cela qu'on voit du côté de la miction les manifestations les plus opposées se produirent chez les mêmes sujets. Tantôt c'est la crampe vésico-uréthrale très douloureuse, avec contraction énergique de la vessie et de l'urèthre allant jusqu'à provoquer l'expulsion du sang par le méat, ainsi que j'en relate un fait page 102.... Tantôt c'est la dilatation vésicale avec stagnation d'urine, le malade n'urine que le trop plein et le plus souvent sans douleur. La vessie a perdu en partie son pouvoir contractile, mais arrivée à un certain degré de dilatation, elle peut encore agir sur l'urèthre et expulser un peu de l'urine qu'elle contient. Dans ces conditions il arrive quelquefois qu'il y a douleur à la fin de la miction, exactement comme cela se produit au début de la période d'excitation de la stagnation d'urine prostatique. D'autres fois la stagnation se complique d'incontinence, la vessie étant arrivé à un certain degré de dilatation, l'urine s'écoule par l'urèthre sans que le malade en ait conscience; cet accident se produit surtout la nuit. Tous ces troubles fonctionnel cessent, se reproduisent, alternent les uns avec les autres sans qu'il soit possible de dire à quelle période, à quel âge de la maladie, la rétention, ou l'excitation vésico uréthrale se produisent plus spécialement[1]. Ajoutons à cela les troubles trophiques qui entraînent les altérations de la vessie, décrites par M. Charcot, et la présence constante dans l'urine de pus souvent en grande quantité. — L'existence du tabes dorsalis chez un sujet n'empêche pas le développement de la prostate; les conditions de la stagnation d'urine prostatique peuvent parfaitement exister chez ces malheureux, ainsi que je l'ai observé.

Mais ce qui domine ici, c'est la facilité des accidents généraux, dus au cathétérisme. Lorsque l'excitation

1. La thèse de M. Guéffier a paru depuis que ces lignes sont écrites. Dans ce travail il est facile de reconnaître la difficulté qu'a eue l'auteur pour déterminer les époques de la maladie où apparaissent les troubles de la miction.

vésico-uréthrale existe, qu'il y a cette douleur de l'anus à l'extrémité de la verge à la fin de la miction qui est un signe fréquent de calcul vésical, il n'est pas possible d'affirmer qu'il n'y a pas calcul, et on est obligé d'examiner la vessie. Malgré toutes les précautions prises : préparation antérieure du côté du rectum, moyens antiseptiques rigoureusement employés, cathétérisme fait avec toute la délicatesse de main possible, il vous arrivera de voir, le plus souvent, se produire des accès violents d'intoxications urineuse. Ce sont là les cas les plus défavorable en raison de l'excitation vésico-urethrale. En dehors du cas qui nous occupe actuellement, lorsqu'on vide la vessie de l'ataxique par la sonde, il n'est pas rare de voir ce produire ces accès d'intoxications urineuses. Surtout lorsque la surexcitation vésico-uréthrale se produit au moment ou la vessie se vide, lorsque les urines sont altérées, qu'elles sont purulentes, qu'il y a des lésions trophiques de la muqueuse vésicale.

J'ai vu sur un sujet ataxique, dont la prostate développée était certainement la cause principale de la rétention d'urine pour laquelle j'étais obligé de le sonder deux fois par vingt-quatre heures, se produire les accès l'intoxications les plus violents que j'ai observés depuis le début de ma pratique. Il est vrai que ce malade était arrivé à une époque avancée de son ataxie, ou du moins ses tissus étaient déjà profondément modifiés, puisqu'il se fractura la cuisse droite, à la partie moyenne, devant moi, en se retournant dans son lit, immédiatement après le cathétérisme que je venais de lui faire.

Il est certain que les conditions générale de l'ataxie sont défavorables, et qu'elles ne permettent pas au malade de passer facilement la période de surexcitation vésico-uréthrale, qui suit immédiatement le premier cathétérisme de la stagnation ou de la rétention d'urine prostatique.

NEUVIÈME LEÇON

TRAITEMENT DE LA STAGNATION D'URINE PROSTATIQUE

SOMMAIRE. — Généralités. — *Stagnation d'urine latente.* — Maintenir le rectum vide. — Uriner debout ou assis sans efforts. — Urines abondantes. — Passages de bougie. — Dépression de la lèvre inférieure du col. *Stagnation d'urine active.* — *Rétention.* — Calme physiologique et organique de la vessie et de l'urèthre : Sonde à demeure. — Traitement de l'hémorrhagie vésicale. — Exclusion des excitants de la vessie. — Les calmants. — Mandrin de Dessault. — Quand peut-on enlever la sonde à demeure? — Terminaison des accidents aigus. — Etat chronique. — Connexions d'accidents cérébraux avec l'altération des urines. — Soins hygiéniques de la vessie. — Traitement de l'insuffisance rénale (*urémie*). — Opération destinée à rendre plus facile ou possible la sortie de l'urine.

MESSIEURS,

Ce que j'ai à vous dire, résulte immédiatement de ce que vous savez maintenant de la physiologie pathologique des stagnations d'urines prostatiques. — Évidemment le meilleur traitement est celui capable de faire disparaître l'élévation du col vésical, de rétablir le rapport physiologique entre le corps et le col de la vessie. Naturellement tous les moyens qui de près ou de loin peuvent surexciter les contractions de l'urèthre, et surtout celles de la vessie, avant que la résultante de contraction des parois vésicales tombe complètement dans le col de la vessie, doivent être écartés. Car ces moyens, quels qu'ils soient, auraient forcément pour action de maintenir, sinon d'exagérer, l'élévation du col.

Mais supposez, Messieurs, que nous puissions par un moyen quelconque, une manœuvre chirurgicale, ou un médicament, peu importe, que nous puissions, dis-je, ramener brusquement le col à sa place normale, rétablir par cela même le rapport physiologique du corps de la vessie avec le col. Nous serions de suite dans les conditions de la stagnation d'urine dues au rétrécissement de l'urèthre, ou de celles dues aux causes analogues (voir p. 186). Ce serait la cure radicale des stagnations d'urine causées par la prostate, je dirai presque des hypertrophies prostatiques, car les affections de cet organe, la prostate, se manifestent surtout par les troubles qu'elles provoquent dans les fonctions de la miction.

Malheureusement, Messieurs, nous ne possédons pas de moyens pouvant brusquement remplir cette indication thérapeutique. Nous ne vous proposons pas les opérations de section ou d'excision de la lèvre inférieure du col de Mercier. En raison de leur importance elles ne sont indiqués que dans les cas les plus graves, ainsi que nous le verrons.

Nous sommes obligés de nous adresser à des moyens détournés. Nous allons chercher à combattre l'obstacle dans tous ses éléments, dans toutes ses causes. Toujours nous le ferons en évitant toute espèce d'excitation soit de l'urèthre, soit de la vessie. Nous chercherons toujours le calme organique, le plus complet possible, de tout l'appareil d'expulsion de l'urine. Rappelez-vous combien de fois je vous ai dit en vous parlant des différentes causes de stagnation d'urine qui siègent de l'extrémité de la verge au collet du bulbe; « *Vous remarquerez, Messieurs, que la miction s'est rétablie, que la vessie se vide complètement à chaque miction, et qu'il n'a pas été nécessaire une seule fois de passer une sonde dans la vessie pour la vider.* » Messieurs, pour moi, l'idéal du traitement de la stagnation d'urine quelle qu'elle soit, c'est celui qui me permet de la guérir sans vider artificiellement une seule fois la vessie. Aussi, quand j'arrive près d'un malade qui est à la dernière période de la stagnation, dans cet état si voisin de la rétention, ou même lorsque la rétention existe, mon premier mouvement n'est pas de prendre la sonde et de cathétériser, il est de chercher s'il n'y a pas une cause de rétention extérieure, pouvant être enlevée sans entrer dans l'urèthre et la vessie. J'examine le prépuce, le méat, je touche le rectum, etc. Même chez les vieillards, il vous arrivera de tout guérir en agissant sur le prépuce, le méat. Chez eux, surtout, vous reconnaîtrez de suite s'il n'y a pas une accumulation de matières fécales dans l'ampoule rectale. Et il vous arrivera sûrement, ainsi que je l'observe souvent, de voir la rétention d'urine complète, cesser spontanément quand vous aurez vidé l'intestin. Souvent il faut vider l'intestin avec une cuiller. Ce n'est pas là une manœuvre bien agréable pour le chirurgien, mais en permettant à la vessie de prendre du repos, avant le cathétérisme, si celui-ci est nécessaire, on met les voies urinaires dans des conditions moins mauvaises. Le choc organique, l'irritation intime de tout l'appareil urinaire sera moins intense, et les conséquences en seront moins graves.

Traitement de la stagnation d'urine prostatique latente.

Messieurs, ici, rappelez-vous que le malade urine plus ou moins souvent. S'il est besoin de savoir si le canal est rétréci, bornez-vous à l'exploration avec des instruments qui ne laissent pas sortir l'urine. Bougies coniques olivaires, ou à boules, bien propres. Cette exploration n'amènera aucune altération des urines en stagnation dans la vessie. Et, de suite, faites converger tous vos moyens d'action sur l'état de la prostate. La première indication est de vider le gros intestin et de le maintenir constamment vide. Une des principales causes de la congestion de l'extrémité inférieure de l'intestin et de la prostate, c'est l'accumulation des matières fécales dans l'ampoule rectale et même au-dessus. Souvent l'intestin est tapissé de matières fécales anciennes, plus ou moins dures, et au centre est un vrai conduit qui laisse passer le trop plein quotidien. Que ces platras fécaux existent, ou qu'il y ait des masses fécales, la gêne produite sur la circulation de retour est la même. Que de fois il m'est arrivé de trouver au toucher rectal, et à la percussion du côlon des amas fécaux chez des malades, qui me soutenaient ne pas être constipés. Aussi ne vous arrêtez pas aux affirmations du malade, et à moins qu'il y ait une diarrhée constatée, prescrivez de suite le moyen qui doit maintenir le rectum vide.

Je fais prendre, matin et soir, un grand lavement d'un litre d'eau tiède (eau de guimauve, graine de lin, etc.). Le malade étant couché sur le côté droit, la canule en gomme très souple longue au moins de 20 centimètres, bien graissée, est introduite le plus haut possible dans l'intestin, au moins de dix centimètres, et on laisse arriver le liquide dans l'intestin très lentement. Le but c'est que le liquide imbibe les matières fécales dures, accumulées en masses ou en platras. Si le liquide arrive en jet dans l'intestin, il lave les matières sans les imbiber et les ramollir; il choque plus ou moins contre l'intestin, soit directement, soit en poussant des matières durcies, et il en provoque la contraction. Ainsi presque tous ces malades à qui vous conseillez pour la première fois le lavement ainsi donné, vous disent-ils : « Mais je ne peux pas garder un lavement. » Leur étonnement est d'autant plus grand, quand ils voient qu'ils peuvent recevoir et garder un temps très suffisant le litre complet. Quelquefois le lavement peut être pris couché sur le côté droit, avec la canule en os ordinaire le liquide entrant lentement, mais c'est l'exception; presque toujours avec cette canule le liquide, sortant de l'irrigateur même sans jet, ressort. Avec la longue canule en gomme, les conditions changent, le liquide est porté au-dessus de la prostate, et s'infiltre très bien dans le colon descendant et même au delà. La canule que je conseille est longue d'au moins 20 centimètres (souvent il faut en employer une plus grande) terminée par une grosse olive, elle a une ouverture terminale à bord très mousse. Elle doit être très souple dans sa continuité, mais d'un calibre ferme, pouvant s'incurver facilement en tous sens sans pouvoir se plier. Son pavillon évasé s'applique sur l'extrémité en étain du tube de l'irrigateur. La grande souplesse dans la continuité au-dessous de l'olive, que j'ai eu beaucoup de peine à obtenir, permet à cette canule de suivre les saillies et sinuosités de l'intestin en glissant sur lui, sans jamais le contusionner ou l'accrocher. D'une façon générale, l'olive ayant franchi l'anus, il faut diriger la canule en arrière et en haut vers la courbure sacrée. On peut mettre le médicament qu'on voudra dans ce grand lavement; j'ai une grande prédilection pour la glycérine, deux cuillerées à bouche, ou deux cuillérées de gros miel. Lorsque les matières sont très anciennes, il arrive que le premier grand lavement n'est pas rendu, mais le second amène la débâcle que le premier provoque le plus souvent.

Les malades et leur entourage sont toujours étonnés de la quantité considérable et de la nature sèche, des matières noires rendues. Mais le soulagement immédiat obtenu est toujours notable, les mictions sont de suite plus abondantes et moins fréquentes. C'est ce qui arrivait, du reste, depuis longtemps, toutes les fois qu'il y avait une diarrhée spontanée.

Les jours qui suivent ses premières évacuations, il sort avec chaque lavement des mucosités filantes glaireuses, souvent en masses assez fortes ou en grands et longs filaments comme des rubans. Quelquefois leur passage dans l'anus y provoque de la douleur. Avant d'être complètement blanches, elles sont chargées de grains noirs très durs de matières fécales, et peuvent présenter quelques stries de sang. Lorsque le toucher rectal et l'examen de l'abdomen, vous laisse croire à de ces vieilles accumulations de matières dans l'intestin, prévenez le malade de la possibilité de ces glaires dans les garde-robes, vous préviendrez ainsi de grandes inquétudes. Ne manquez pas de lui dire surtout, qu'il doit continuer les grands lavements et que toutes ces mucosités cesseronts après quelques jours. Ce qui arrive lorsque l'irritation de la muqueuse, due au décollement des matières immobilisées contre elles, aura cessée. Après quelques jours de ces grands lavements, on constate que le volume de la prostate à diminué, on reconnaît le tissu propre de cet organe. Si la congestion persiste, on se trouvera bien d'appliquer des sangsues au périnée immédiatement en avant de l'anus. Les sangsues sont mises l'une après l'autre, lorsque la première tombe on met la seconde, et ainsi de suite jusqu'à la dernière Le plus souvent quatre ou cinq sangsues suffisent; elles donnent un écoulement de sang peu abondant à la fois, mais durant de quatre à cinq heures, ce qui est très favorable à la décongestion du réseau veineux de la prostate.

Les bourrelets hémorroïdaux anaux sont fréquents chez les malades atteints de stagnation d'urine prostatique, et cela d'autant plus souvent que la stagnation arrive à sa période plus active, en raison des efforts fréquents pour uriner, et de la constipation. Les grands lavements, en maintenant vide le rectum, modifient toujours heureusement cet état de l'anus. Cependant quelque-fois il y a de la contracture anale qui persiste, qui maintient les hémorroïdes et provoque de la douleur au passage des matières. Mon maître Maisonneuve a observé ce fait chez les prostatiques, et il conseille avec juste raison la dilatation forcée de l'anus. Cette opération est habituellement suivie d'une amélioration notable de la miction. Son action est toujours très bonne contre les hémorroïdes.

Lorsque les grands lavements ne suffissent pas pour faire aller à la garde-robe, qu'il n'y a pas d'évacuation de matières pendant vingt-quatre heures, il faut de suite recourir aux purgatifs salins; de préférence au sulfate de soude, ou aux eaux purgatives salines. En dehors des indications de purgations complètes dont nous aurons à nous occuper, ici le but est d'avoir une évacuation facile. Aussi doit-on se borner à la dose qui suffit pour cela, un verre ou un demi-verre d'eau purgative, ou, ce que je donne volontiers : de six à dix grammes de sulfate de soude, mélangés avec deux à quatre grammes de bicarbonate de soude. Ce mélange dissout dans un verre d'eau est pris le matin à jeun.

Ces petites purgations répétées tous les six à huit jours jours, même lorsque les lavements agissent très suffisamment, ne sont pas sans utilité. En agissant sur le foie, en évacuant la bile, elles agissent heureusement sur la circulation veineuse du petit bassin; elles rendent plus facile le retour du sang par la veine porte.

Les états bilieux avec perte d'appétit, et plus ou moins d'embarras gastrique sont bien fréquents, lorsque la vessie ne se vide pas; de là l'indication de la purgation complète. Ici il faut toujours penser à l'excitation possible de la vessie et de l'urèthre sous l'influence de la purgation abondante. Pour l'éviter, aussitôt les verres d'eaux purgatifs pris à intervalle de vingt à trente minutes, lorsque les évacuations commencent, il ne faut pas oublier de donner à boire abondamment, de façon à ce que les urines ne deviennent pas rares sous l'influence de la perte de liquide par l'intestin. Je donne de préférence du bouillon aux herbes préparé avec du cerfeuil et de la laitue, ou une infusion légère de camomille.

Dans les affections des voies urinaires, en particulier dans le cas qui nous occupe, la stagnation latente d'urine prostatique, il n'est pas indifférent de donner tel ou tel purgatif. Avant tout nous voulons diminuer, même faire disparaître, c'est le but, la congestion de la prostate; et pour cela nous décongestionnons, par tous les moyens non irritants, le petit bassin. Cela nous suffit pour rejeter tous les drastiques, pour faire supprimer, si les malades en font usage, toutes les pilules contenant aloès, jalap, scammonée, etc. Je vais même plus loin, tous les purgatifs qui agissent sous un petit volume, je les défend. A tous je leur préfère les sels purgatifs sulfate de magnésie et surtout le sulfate de soude. Je n'ai pas besoin de vous rappeler que les drastiques congestionnent l'extrémité inférieure de l'intestin : on voit souvent des malades dont la cause occasionnelle de rétention d'urine, est un de ces drastiques et surtout l'aloès.

Tous les efforts quels qu'ils soient, et surtout ceux pour uriner ou pour aller à la garde-robe, doivent être absolument évités; ils agissent d'une façon active en congestionnant le petit bassin et surtout la prostate dont le réseau veineux est encore tout dilaté, à peine désempli par les moyens de traitement en usage. Aussi je mets toujours en tête de ma consultation. *Ne jamais faire d'efforts, soit pour uriner, soit pour aller à la garde-robe.* N'oubliez pas que cette recommandation, vous la faites à des malades qui urinent mal depuis quelquefois très longtemps, qui poussent pour uriner d'une façon inconsciente. Pour eux, ce qu'ils font, ou plutôt ce qu'ils faisaient avant les dernières surexcitations qui les ont incités à consulter, ils le considèrent comme l'état normal. Aussi faut-il insister près d'eux, pour leur faire bien comprendre qu'étant debout, ou mieux assis ou accroupi pour uriner, ils doivent relâcher tous les muscles du périnée, et laisser couler, laisser aller, sans jamais pousser. Souvent, lorsque ces malades atteints de stagnation d'urine poussent avec force pour uriner, pour activer le petit filet d'urine ou les gouttes qui sortent, à ce moment même jet et gouttes s'arrêtent; leurs efforts n'agissent exactement qu'en augmentant la congestion du petit bassin et en fermant l'urèthre.

La nuit, le malade doit toujours se lever pour uriner; si, dès qu'il est levé l'urine, ne s'écoule pas, le malade, sans insister, marchera un peu, et essaiera d'uriner sans faire d'efforts en laissant aller.

La nature des urines doit être très surveillée. Vous savez, Messieurs, que les urines fortement chargées de principes solides provoquent des envies d'uriner plus fréquentes et peuvent même exciter l'urèthre. Il n'est pas inutile d'éviter ces conditions de l'urine dans le cas de stagnation latente qui nous occupe. Il faut imposer des boisson abondantes, non excitantes, qui maintiennent la quantité d'urine même un peu au-dessus de la normale : telle que de la tisane de queue de cerise très légère mélangée par moitié avec de l'eau claire de graine de lin préparée à froid, ou tout autre boisson analogue. Mais on évitera soigneusement toutes les boissons qui peuvent ou augmenter l'acidité de l'urine, ou la diminuer. Il serait encore plus facile de lutter contre l'acidité que contre l'alcalinité; celle-ci serait absolument une très mauvaise condition. L'urine alcaline en stagnation dans la vessie nécessiterait, en dehors des troubles fonctionnels plus accusés qu'elle provoque, le lavage immédiat de la vessie pour éviter les accidents, graves en pareil cas, de dépôt de pus et de phosphates dans la vessie. Ce fait mettrait immédiatement le malade dans les mêmes conditions que la plupart de ceux qui ont subi la période d'excitation de la stagnation, ou qui ont eu la rétention complète, qui ont été sondé, et dont on a été obligé de vider la vessie. Ce que nous devons éviter par tous les moyens possibles.

Les boissons ne doivent pas provoquer la moindre surexcitation du côté des reins. La conséquence en serait immédiatement des envies plus fréquentes d'uriner et même de la douleur en urinant. J'ai vu quelquefois l'eau de Contrexéville provoquer de véritables accès douloureux d'envie d'uriner, dans ces cas de stagnation latente d'urine. Avec la tisane dont je vous parlais plus haut, la meilleure boisson est certainement le lait. Vous aurons bientôt à insister sur les avantages énormes qu'offre le lait, surtout dans les autres périodes de la stagnation d'urine. Mais dans cette première période, le régime lacté absolu, en faisant cesser toutes les causes de congestions locales provoquées par le régime trop azoté et les boissons plus ou moins alcooliques, ne peut que rendre service et être un adjuvant puissant, ainsi que je l'ai observé bien des fois.

En dehors du régime lacté absolu qui doit être prescrit, même dans cette première période de la stagnation d'urine, lorsqu'il y a des habitudes de boissons alcooliques antérieures, avec ou sans manifestation du côté du foie, il faut toujours imposer au malade un régime, où les mets excitants fortement épicés, fortement azotés ou acides, doivent être défendus, ainsi que toutes les boissons alcooliques quelles qu'elles soient. De même les farineux doivent être écartés. Le régime alimentaire doit être : des viandes rôties, des légumes verts non acides, et de l'eau et du vin; jamais d'acides organiques, jamais d'asperges, jamais d'alcool, jamais de thé ni de café.

Le plus souvent, sous l'influence combinée de ces différents moyens et du régime, il se produit une amélioration notable; les envies d'uriner sont moins fréquentes; la miction plus abondante est plus facile; et en même temps le toucher rectal permet de reconnaître que la congestion prostatique a notablement diminué. Le tissu de la prostate est reconnu, il est possible de juger de l'état réel de l'organe : si ses lobes sont symétriques, s'il y a réellement hypertrophie. On peut savoir s'il n'y a rien d'anormal dans le tissu de la prostate. Cependant la miction peut ne pas être complète, elle peut aussi se faire lentement, même avec un certain effort. Alors il faut agir sur l'urèthre, en faisant sur le périnée des frictions avec l'onguent contenant de l'extrait de belladone ou de jusquiame. En même temps, il faut passer des bougies dans l'urèthre; dans ces cas, souvent, si vous essayez de passer de suite une bougie volumineuse au-dessus du n° 20, vous trouverez une résistance dans la région profonde de l'urèthre, et il y aura du sang. Il vaut mieux commencer par un n° 13 à 15 et agir exactement comme dans la dilatation temporaire progressive des rétrécissements de l'urèthre. On retire la bougie dès qu'il y a chatouillement ou picotement, et successivement tous les jours ou tous les deux jours on passe une bougie de plus en plus grosse. Les bougies doivent être enduites d'un corps gras contenant un principe antiseptique; jusqu'à présent je me sers de cérat contenant de 20 à 40 centigrammes d'acide phénique pour 100 grammes.

Sous l'influence des bougies la sensibilité de l'urèthre s'émousse, les spasmes cessent, et les mictions sont plus rares, plus abondantes et plus faciles.

Il m'arrive bien souvent d'obtenir par ces moyens que la vessie se vide à chaque miction, sans jamais agir directement contre les parois vésicales.

Messieurs, c'est là le but que nous voudrions atteindre dans tous les cas de stagnations d'urine. En vous rappelant ce que je vous ai déjà dit de la physiologie pathologique de ces troubles de la miction, vous savez qu'il n'en est pas malheureusement ainsi. Mais quand vous arrivez près d'un malade qui est dans cette période active de la stagnation d'urine si voisine de la rétention, où même chez qui la rétention est complète, avant de sonder, pensez au service que vous rendrez aux malades, aux chances de terminaisons plus heureuses si vous pouvez le faire uriner sans passer la sonde. Si la guérison n'est pas complète, si vous n'arrivez, par les moyens indirects, qu'à faire cesser la surexcitation des parois vésicales causée par la rétention, même dans ce cas vous aurez donné au malade des conditions bien plus favorables à une guérison, qu'en le sondant séance tenante, dès le début.

Après tout ce traitement par les moyens indirects, si

on n'obtient pas que la vessie se vide, il faut intervenir directement. Le premier moyen qui se présente alors, est la dépression de la lèvre inférieure du col vésical. La vessie vidée, puis remplie d'eau boriquée tiède, on introduit le cathéter coudé en acier de Mercier ou un brise-pierre explorateur. On examine avec soin le col; on reconnaît si la lèvre inférieure de cet orifice s'élève brusquement en arrière de la prostate; le bec de l'instrument introduit dans la vessie, on reconnaît le degré d'élévation de cette lèvre inférieure au-dessus du trigone. Cela fait, on relève l'extrémité externe de l'instrument, en abaissant fortement son extrémité interne pour que celle-ci déprime énergiquement la lèvre inférieure du col. On produit ainsi une dilatation forcée qui porte surtout sur cette lèvre inférieure. Immédiatement après avoir retiré l'instrument, par une sonde en gomme on vide la vessie, on y fait des injections de lavage avec de l'eau phéniquée au millième et avec de l'eau boriquée; et on laisse la vessie pleine d'eau boriquée pour que le premier liquide qui va passer par l'urèthre ne soit pas de l'urine. Cette intervention active est peu douloureuse, et je ne l'ai pas vu être suivie de réaction locale, provoquant de l'excitation vésico-uréthrale. Presque toujours elle permet une miction plus complète, immédiate. J'ai vu la guérison durable être due à ce moyen : c'est lorsqu'il n'y a pas encore d'hypertrophie réelle du lobe moyen, lorsqu'il n'y a qu'un état de contracture du col, ayant résisté aux médicaments et aux passages des bougies.

Si la vessie ne se vide pas complètement, si les envies d'uriner ne sont pas fréquentes, si la miction est facile, non douloureuse, quoique incomplète, je comprends très bien qu'on recule l'intervention directe par la dépression du col, et qu'on se borne à continuer les soins indirects qui, en empêchant toute nouvelle congestion de la prostate, peuvent très bien amener une guérison de plus en plus complète. Mais lorsque la vessie ne se vide pas on est exposée à des accidents, si l'urine ainsi retenue s'altère par une cause quelconque. Il faut tenir les malades en garde contre ce qui peut arriver, et les prévenir que, dès qu'ils verront des mucosités dans les urines, même avant d'avoir des envies d'uriner plus fréquentes ou de la gêne en urinant, ils devront se faire sonder, et se faire faire dans la vessie des injections de lavage avec de l'eau boriquée et de l'eau phéniquée au millième. Ces soins hygiéniques de la vessie, nous aurons à nous en occuper bientôt, dans tous leurs détails.

Traitement de la stagnation d'urine active ou de la rétention.

— Messieurs, en vous décrivant la physiologie pathologique de la stagnation d'urine, je vous ai déjà parlé du cathétérisme à ce moment où l'excitation de la vessie est extrême (voir page 225 et suivantes).

Tous les moyens indirects pour faciliter l'évacuation de l'urine sont sans résultat. La sonde est nécessaire. Il faut faire cesser la douleur avec paroxysmes incessants, les efforts pour uriner qui rendent de plus en plus difficile l'écoulement normal de l'urine, et même rendent plus grandes les difficultés du cathétérisme. Alors vous entrez dans la période active de la stagnation d'urine. Vous devez avoir présents à l'esprit tous les accidents qui, immédiatement, peuvent se succéder, depuis ceux dus au cathtétérisme en général, jusqu'à la sclérose vésicale qui peut se produire rapidement si vous ne mettez tous vos soins à la prévenir.

La première indication à remplir, et celà avant tout, par tous les moyens que vous pouvez imaginer, s'ils sont meilleurs, bien entendu, que ceux déjà connus, c'est de : *Mettre la vessie et l'urèthre dans l'état de repos physiologique et organique le plus complet.* Vous commencez par vider très lentement la vessie ; dès que le jet par la sonde s'arrête, vous bouchez celle-ci, et vous attendez que le besoin d'uriner se reproduise pour laisser sortir l'urine, vous faites ainsi jusqu'à ce que la vessie soit vide. Ainsi vous prévenez la rétraction trop rapide de la tunique musculaire et vous pouvez éviter l'expulsion de sang à la surface de la muqueuse, les foyers apoplectiques dans la muqueuse et la celluleuse, et la cystite dite parenchymateuse. Lorsque la vessie est vide, même si cette sensation spéciale de besoin d'uriner avec picotements et douleur à l'extrémité de la verge ne se produit pas, injectez et laissez dans la vessie de l'eau boriquée tiède, en assez grande quantité, deux ou trois cents centimètres cubes.

Sonde à demeure. — Il faut immédiatement penser à l'évacuation de l'urine. Il y a ici deux modes d'agir, ou bien sonder le malade dès que le besoin d'uriner se fait sentir, ou bien mettre une sonde à demeure et vider par elle la vessie dès que le besoin d'uriner se produit. Je suis tout à fait partisan de la sonde à demeure, et voici pourquoi. Quand on ne met pas la sonde à demeure, il faut ou bien s'astreindre personnellement à être là, près du malade, au moment où le cathétérisme sera nécessaire, ce qui n'est pas toujours facile; si on arrive quand déjà les envies d'uriner se sont produites, on est à nouveau devant l'état douloureux, devant les efforts d'expulsion qui existaient avant le premier cathétérisme. Ce n'est pas là le repos physiologique et organique de l'appareil de miction, que l'on doit établir. Ou bien laisser près du malade un aide, capable de passer la sonde, dans le cas donné, aussi bien que vous; le malade, très souvent pris de crainte devant un nouveau venu, se contracte involontairement et la sonde s'arrête; l'hésitation dans le cathétérisme, qui en résulte, suffit pour augmenter la crainte du malade et par suite ses contractions de l'urèthre; on retombe encore dans l'état de surexcitation qui existait avant le premier cathétérisme. Avec la sonde à demeure, il vous est bien plus facile de répondre à l'indication du repos physiologique et organique complet. Si vous êtes arrivé dans la vessie avec une sonde en gomme au premier cathétérisme, vous la fixez. Si vous n'êtes arrivé qu'avec une sonde en métal, par elle, l'urine s'étant écoulée vous injectez de deux à trois cents grammes d'eau boriquée tiède dans la vessie, que vous y laissez. Puis vous passez une sonde en gomme coudée dans laquelle vous aurez placé et bien fixé jusqu'à son extrémité, un gros mandrin en métal, juste assez malléable pour être incurvé ou coudé. Par lui vous donnerez à votre sonde en gomme une courbure très accentuée, plus forte même que celle de la sonde de Gely, et vous la conduirez en suivant très exactement la face supérieure de l'urèthre avec son bec. Jusqu'à présent, même dans les cas où je me suis servi de la sonde droite à tout petit bec pour aller passer dans un col très élevé, jamais j'ai eu de la difficulté à mettre la sonde en gomme par le procédé que j'indique. Aussitôt que la vessie n'est plus distendue par l'urine, à mesure qu'elle se vide, la tension qui attirait le col en haut, s'atténue de plus en plus ; celui-ci descend. De là, la facilité relative du cathétérisme avec la sonde en gomme. Les sondes en gomme à grandes courbures à petit bec coudé, ou la sonde bicoudée en gomme de Mercier, mais avec un petit bec moins long que celui conseillé par Mercier, passe souvent très facilement sans mandrin, dans ces cas, comme je lai dit dans mon *Traité des voies urinaires.* — La sonde destinée à rester à demeure doit être souple, elle doit prendre toutes les courbures du canal, sans que son calibre s'affaisse, sans se plier, et pour franchir l'urèthre dans les conditions où nous sommes, il est bien rare que cette souplesse utile pour rester à demeure, ne soit pas nuisible, la sonde ne pouvant pas être exactement conduite en raison de sa souplesse. La sonde à demeure doit assurer l'évacuation de l'urine, sans aucune espèce d'effort; pour cela il faut qu'elle ne puisse pas quitter la vessie, et qu'elle ne puisse pas se boucher.

Dès que la sonde en gomme arrive dans la vessie, l'eau boriquée qu'on y a laissé s'écoule. De suite il faut, laissant la verge libre, sortir très doucement la sonde pour s'arrêter dès que le liquide ne s'écoule plus, puis on engage la sonde de 4 centimètres au moins, qui font saillie dans la vessie. Alors on fixe la sonde en plaçant sur elle à 4 centimètres du méat la ligature avec le coton, et on attache les deux chefs du coton autour de la base de la couronne du gland. Les longueurs de sonde, 1° celle saillante dans la vessie, 2° celle qui est entre le méat et la ligature de coton, assurent la liberté de l'élongation de la verge sur la sonde en cas d'érection, sans que le bec de la sonde sorte de la vessie. Lorsque, après cette élongation, la verge revient sur elle-même, ce retrait de la verge n'expose pas à la sortie de la sonde, la distance entre la ligature de la sonde et le méat ne peut pas être plus grande que de 4 centimètres, et dès que les deux fils de coton qui unissent de chaque côté la sonde et le gland sont tendus, à mesure que la verge se rétracte la sonde est naturellement poussée dans la vessie. Quant à l'objection de l'irritation produite par le coton autour de la base du gland et sur le frein, elle n'existe pas, si on a soin de ne serrer les fils de coton que juste ce qu'il faut pour que l'anneau qu'ils font soit plus large que la verge, et plus étroit que la couronne du gland; c'est là une manœuvre pratique facile à acquérir.

Lorsqu'on ne prend pas bien toutes ces précautions, la sonde peut sortir de la vessie, et la personne qui reste près du malade, s'empresse de vouloir l'y faire rentrer, en la poussant, sans y réussir; elle fait alors des injections qui reviennent en partie vers le méat, si la sonde n'est pas grosse, mais qui toujours provoquent une douleur dans la région profonde de l'urèthre. Ces injections prédisposent beaucoup à l'orchite. Chez les malades, dont la prostate volumineuse détermine une augmentation de la longueur de l'urèthre avec courbure de la région profonde toujours exagérée, il y a constamment une élévation très marquée de la lèvre inférieure du col au-dessus de la prostate, il y a la barrière si bien décrite par Mercier. Dès que le bec de la sonde quitte la vessie, il tombe en avant de cette barrière, se loge et s'arcboute contre le cul-de-sac formé par la face uréthrale de la prostate, et la face antérieure de cette barrière. Dans ce cas, souvent la disposition du bec coudé, faite pour franchir la saillie de la lèvre inférieure du col, ne suffit plus pour permettre à la sonde de rentrer dans la vessie, quand on la pousse. Vous éviterez, Messieurs, cet accident qui met à nouveau le malade dans les conditions de difficultés de miction, d'efforts pour uriner; vous satisferez à l'indication du repos des organes, en plaçant la sonde à demeure comme je vous l'ai dit.

La sonde en caoutchouc vulcanisée de bonne fabrication, bien souple, bien lisse, très élastique, du calibre intérieur le plus grand possible, sans que cela lui fasse perdre ses qualités de fermeté, de souplesse et d'élasticité, serait évidemment la meilleure sonde à demeure, si elle n'était pas absolument sujette à sortir spontanément de l'urèthre. Fixée autour de la couronne du gland, par le même moyen que la sonde en gomme, quand la verge se rétracte après l'érection, en raison de sa souplesse, elle s'infléchit entre la ligature du coton qui est sur elle et le méat, et poussée par la contraction de l'urèthre, elle est expulsée comme un caillot vermiculaire. Il suffit même souvent, que le malade tousse, ou fasse un effort, sans qu'il y ait eu élongation de la verge, pour que la sonde en caoutchouc soit expulsée du canal. Pour éviter le contact des draps avec la sonde, le meilleur moyen est de mettre sur les parties un grand abat-jour ou un chapeau. Ainsi le refroidissement facile causé par le grand cerceau qui embrasse tout le tronc est évité.

Nous sommes assurés que la sonde ne sortira pas de

là vessie, qu'elle est d'un qualité telle qu'elle ne se pliera pas, que son calibre ne s'applatira pas. Nous n'avons plus qu'à prendre les précautions voulues pour qu'elle ne se bouche pas. Pour cela, dans la chambre du malade, il faut qu'il y ait de l'eau boriquée et de l'eau phéniquée au millième tièdes. Et toutes les fois que le besoin d'uriner se fait sentir, on charge la seringue d'eau boriquée tiède, puis on ouvre la sonde en retirant le fausset. Dès que l'urine cesse de couler, on fait une injection d'eau boriquée dans la vessie. Cette injection agit toujours comme antiseptique, elle peut déboucher la sonde au besoin, elle en débarrasse les yeux des mucosités qui y restent. Enfin, lorsque cette sensation plus ou moins douloureuse d'envie d'uriner se produit à la fin de l'émission de l'urine, sensation dont le résultat réflexe est l'effort pour uriner, quoique la vessie soit vide, il faut injecter très doucement dans la vessie de l'eau boriquée tiède jusqu'à ce que toutes ces sensations douloureuses ou non de la fausse envie d'uriner aient cessé, jusqu'à ce que le malade dise : « je ne ressens plus rien ». Il est d'une très grande importance de ne pas laisser se produire cette excitation vésico-uréthrale de la fin de l'émission de l'urine par la sonde. En se répétant à chaque émission, elle aurait certainement pour résultat de provoquer le retrait de plus en plus grand de la vessie, de rendre par cela même les émissions plus fréquentes, la vessie se dilatant moins. L'excitation et même l'irritation des fibres musculaires, aussi souvent répétées, favoriseraient singulièrement la sclérose vésicale, avec colonnes, etc. Je tiens tellement à ce que le calme physiologique et organique de tout l'appareil de la miction soit complet, que je prescris à la personne qui reste constamment près du malade d'avoir toujours la seringue chargée d'eau boriquée tiède, d'injecter et de laisser dans la vessie une certaine quantité de cette eau boriquée dès que l'urine est sortie. Lorsqu'il y a la fausse sensation de besoin d'uriner, on injecte jusqu'à ce qu'elle cesse tout à fait; lorsque cette sensation n'existe pas, on injecte de 20 à 30 grammes et on les laisse dans la vessie.

Lorsque la sonde est bouchée par des mucosités, l'eau boriquée n'est pas toujours suffisante, elle n'a aucune action directe sur les amas muqueux. Il faut se servir de l'eau phéniquée au millième, qui crispe les mucosités, les détache de la vessie ou de la sonde, et en favorise immédiatement la sortie.

Toutes les vingt-quatre heures, je fais une injection complète, c'est-à-dire jusqu'à dilation de la vessie, jusqu'à sensation du besoin d'uriner, avec de l'eau boriquée. Dès que les mucosités existent et se reproduisent facilement, je fais trois injections complètes successives : 1° injection d'eau boriquée; 2° injection d'eau phéniquée; 3° injection d'eau boriquée et je laisse une partie de cette dernière dans la vessie. Ainsi le nettoyage de la cavité vésicale est plus complet.

La sonde doit être changée toutes les quarante-huit heures au moins; je sais qu'il y a des sondes en gomme qui peuvent rester plus longtemps à demeure sans s'altérer, sans que leur surface devienne notablement rugueuse. Nous devons savoir gré à M. Vergnes de cette bonne fabrication. Mais les conditions de l'urine qui baigne incessamment la sonde sont si variables, et nous ne savons pas si l'urine, qui d'abord n'a pas d'action sur la sonde, n'en aura pas à un moment donné en raison des changements qu'elle subit. Aussi je me sers de ces sondes qui s'altèrent moins que toutes les autres au contact de l'urine, et je les change toutes les quarante-huit heures. Je tiens trop à éviter toutes les causes qui peuvent surexciter la vessie.

A chaque fois qu'on change la sonde, à mesure que la congestion de la prostate diminue, on remarque que la longueur de la sonde à engager dans l'urèthre pour arriver dans la vessie diminue. C'est là un fait qu'il faut toujours rechercher; il indique que le col vésical s'abaisse, et que l'on va vers une solution favorable. On remarque aussi que l'introduction de la nouvelle sonde est de plus en plus facile, et pour les mêmes causes.

Dès que la sonde est à demeure, que la miction, ou plutôt la sortie jusqu'à l'extérieur de l'urine est assurée, sans qu'il en résulte la plus légère surexcitation vésico-uréthrale, il faut s'occuper de mettre en action tous les autres moyens indirects capables de diminuer la congestion vésico-prostatique.

Les grands lavements d'eau tiède seront donnés matin et soir : le malade étant couché, la longue canule en gomme engagée au moins de dix centimètres dans l'intestin, le liquide n'arrivant que très lentement dans l'intestin. Le rectum doit être constamment vide.

S'il y a de l'embarras gastrique, de l'état bilieux, il faut donner un purgatif salin, et de préférence du sulfate de soude, suivi de boissons abondantes.

L'application de sangsues au périnée, immédiatement en avant de l'anus, mises l'une après l'une, pour avoir un écoulement de sang durant longtemps de quatre à six heures, mais peu abondant à la fois, est souvent d'une très grande utilité. Il m'est arrivé souvent de répéter plusieurs fois l'application de sangsues.

Une des causes d'excitation vésico-uréthrale les plus fréquentes chez tous les sujets atteints de stagnation d'urines, ce sont des urines trop concentrées, trop peu abondantes. Presque toujours, après le premier cathétérisme nécessité par la rétention ou la période active de la stagnation, il se produit la polyurie décrite par M. Verneuil; mais après trois jours au plus, l'urine retombe à la quantité habituelle ou même à une quantité moindre par vingt-quatre heures.

Il est important de maintenir les urines abondantes, pour que les matériaux solides, très dilués, ne provoquent aucune excitation vésicale. Les meilleures boissons sont d'abord le lait; s'il est bien supporté, j'en fais immédiatement la seule boisson et le seul aliment. Le régime lacté est la meilleure base du traitement général. Son action heureuse sur le filtre rénal, en favorisant l'élimination des matériaux solides et l'abondance d'urine qu'il donne, doit le faire conseiller immédiatement.

Si le lait n'est pas accepté en raison du dégoût, ou s'il n'est pas supporté par l'estomac, alors il faut donner du bouillon bien dégraissé, du potage à la croûte de pain, une petite quantité de viande, des œufs, et dans la journée une tisane composée par moitié d'eau de graine de lin très claire préparée à froid, et d'une décoction de queues de cerises. Cette tisane est généralement très bien acceptée.

Pour calmer l'excitation vésico-uréthrale qui se manifeste par des envies fréquentes d'uriner, la vessie se dilatant peu, relativement à l'état de dilatation où elle était au moment du premier cathétérisme, et par la fausse envie, souvent douloureuse, lorsque l'urine est complètement écoulée, il faut faire usage des antispasmodiques locaux. Celui qui me donne les meilleurs résultats est la jusquiame. Une heure après que le grand lavement a été rendu, avec la longue canule en gomme et une seringue en étain se fixant bien dans cette canule, on porte très haut dans le rectum le petit lavement suivant :

Extrait de jusquiame de 7 à 10 centigrammes.
Eau................. 100 grammes.

Ou bien on associe la jusquiame au bromure de potassium, ou au chloral. Mais alors on incorporera ces médicaments dans un mucilage de graine de lin, ayant la consistance de sirop.

J'éloigne autant que possible l'opium ou ses dérivés; mais on peut s'en servir à très faible dose, associé aux autres calmants.

Avant tout, ici, à ce moment ultra-critique de la stagnation d'urine, il faut avoir présents à l'esprit toutes les modifications de tissus et les troubles fonctionnels consécutifs qui commencent à se développer avec une rapidité très grande, jusqu'à ce que le calme organique soit complet. Rappelez-vous, Messieurs, combien j'ai insisté sur les conséquences de ce premier cathétérisme évacuateur. Je vous ai démontré que tous les changements, si défavorables dans la disposition des parois vésicales, venaient surtout de l'état continuel d'excitation, où se trouve la tunique musculaire de la vessie; à tout prix, il faut la mettre dans le repos organique complet.

Et cependant, trop souvent, nous voyons, dans ces conditions, prescrire les médicaments dont l'action est d'exciter la contraction des fibres musculaires du corps de la vessie : la noix vomique, l'ergot de seigle, etc. C'est là une faute, parce que, dans ces premiers jours après le cathétérisme, l'emploi de ces médicaments peut provoquer l'accident que l'on doit éviter par tous les moyens possibles, je veux dire l'hémorrhagie par exsudation à la surface de la muqueuse vésicale; parce qu'en augmentant alors la contracture de la tunique musculaire on maintient une cause de congestion, non seulement de la paroi vésicale, mais de la prostate et du col de la vessie, ce qu'il est absolument nécessaire de combattre comme nous le démontre la physiologie pathologique de la stagnation d'urine; parce que l'irritation constante des fibres musculaires de la vessie met la paroi vésicale dans les meilleures conditions possibles pour le développement de la sclérose de ses tissus, ce que nous devons éviter à tout prix. Enfin parce que ces médicaments, en raison de ce que je viens de vous dire, ont pour résultat de produire une diminution de capacité de la vessie, qui nécessitera des envies d'uriner fréquentes, et même des sondages très fréquents, à chaque envie d'uriner, si le rapport entre le corps et le col vésical ne se rétablit pas complètement, ce qu'il est impossible de prévoir dans les jours qui suivent le premier cathétérisme.

D'une façon générale Messieurs, ne provoquez jamais

la contraction vésicale avant de vous être assurés que le col vésical est abaissé. Presque toujours, ainsi que je vous le dirai bientôt, lorsque les parois vésicales ne sont pas inertes, flasques, paralysées, lorsqu'elles ont conservé la propriété de revenir sur elle-même, lorsqu'on est dans les conditions dont nous nous occupons actuellement, c'est-à-dire obligé de calmer sans cesse la contractilité trop active de la tunique musculaire de la vessie, ce qui est de beaucoup le cas le plus fréquent dans la stagnation ou la rétention prostatique, quand le calme est complet que la sonde est enlevée, que le malade sait se sonder, qu'il essaie d'uriner seul sans faire le moindre effort, si le col vésical est abaissé si le rapport entre le col et le corps de la vessie est rétabli : alors il urine facilement, et il urine complètement si ce rapport du col et du corps de la vessie est redevenu complet.

Messieurs, vous arrivez près du malade. L'hémorrhagie vésicale, qui suit les premiers cathétérismes existe, vous devez immédiatement mettre l'appareil de miction dans les conditions du repos organique complet. Videz le gros intestin par de grands lavements, donnés comme je vous l'ai dit. Injectez très haut dans le rectum, celui-ci étant vide, un petit lavement de cent grammes d'eau contenant de l'opium, et ici la dose doit être forte. Si vous avez des craintes sur l'état des reins, employez le chloral dans un mucilage de graines de lin. En 1878 dans une leçon sur les hémorrhagies des voies urinaires publiée dans la *Gazette des hôpitaux*, j'insiste sur les heureux résultats de cette médication contre les hémorrhagies par transudation du sang à la surface de la muqueuse vésicale, dû à la contraction de la tunique musculaire. Puis il faut immédiatement vider la vessie des caillots qu'elle contient. Pour cela je passe une grosse sonde en métal ayant de grands yeux, une sonde évacuatrice de lithotritie, et par elle je fais dans la vessie des injections avec une solution concentrée de tannin. (Je prescris six grammes de tannin par litre d'eau distillée.) Cette solution agit très heureusement sur les caillots en les contractant et en les morcelant, ce qui en facilite la sortie. Elle agit aussi sur la surface de la muqueuse vésicale, comme un astringeant énergique, ce qui contribue à l'arrêt de l'hémorrhagie. Puis immédiatement il faut mettre la sonde à demeure, et la surveiller comme je vous l'ai dit. En y faisant soigneusement des injections avec l'eau boriquée, ou l'eau phéniquée au millième pour la maintenir libre, et tenir la paroi vésicale désinfectée ; ou même avec une solution de tannin si le sang réapparait. Les soins sont ici incessants, toujours les envies d'uriner sont fréquentes, et comme la fausse sensation de besoin d'uriner, la vessie se vidant et étant vide, est constante et que sa persistance peut ramener le sang, il faut près du malade une personne capable de faire, à chaque fois que la vessie est vidée, une injection d'eau boriquée tiède jusqu'à ce que le calme soit rétabli.

Enfin, Messieurs, il faut être toujours prêt à agir au moindre accès d'intoxication urinaire. Dès qu'il y a frisson on donne de la tisane de bourrache très chaude, additionnée d'un peu de cognac ou de rhum par petite tasse, toutes les dix minutes. On entoure le malade de boules d'eau chaude, on le couvre chaudement, mais non lourdement. Il faut provoquer une sudation abondante. L'accès aigu passé si l'état saburral persiste, ce qui est presque constant, le purgatif salin, suivi de boissons abondantes (bouillons aux herbes) suffira le plus souvent pour ramener un bon état général. Cependant, lorsque l'état bilieux persiste, je n'hésite pas à donner de l'ipéca, deux grammes en trois doses prises à dix minutes d'intervalle dans un demi-verre d'eau, et suivi d'eau tiède, ou d'eau de camomille en abondance. — Les vomissements et la réaction qui en résulte sont d'un très bon effet.

Mais, Messieurs, c'est là le traitement de l'intoxication urineuse, tel que je l'ai décrit dans l'introduction de mon traité des opérations, des voies urinaires, en 1869. Je ne l'ai jamais modifié en raison de son utilité réelle.

Certains faits peuvent faire prévoir les accidents d'intoxications urineuses. Ce sont les douleurs de tête caractéristiques; elles existent presque toujours pendant les accès, mais elles les précèdent souvent; le malade se plein d'avoir la tête serrée d'une tempe à l'autre. J'ai l'habitude de surveiller les garde-robes; quand elles sont foncés, noires, qu'elle répandent une odeur forte, pénétrante, ce que l'entourage du malade sait très vite reconnaître, l'état géneral plus marqué de l'intoxication urineuse existe déjà. Il y a un malaise plus ou moins marqué et la moindre cause, le plus léger refroidissement, ou le changement de la sonde peut déterminer l'accès aigu. Dès que les garde-robes ont cette odeur pénétrante, en purgeant le malade de suite l'état général se rétablit.

Puis vous pouvez donner du sulfate de quinine, vingt ou trente centigrammes chaque heure avec un bouillon ou du lait jusqu'à la dose maximum que vous devez déterminer, selon l'état du malade et surtout selon ses antécédents de paludisme.

Messieurs, vous avez certainement remarqué que je n'ai pas parlé de la difficulté de faire supporter la sonde à demeure. Depuis le début de ma pratique, j'ai été préoccupé de faire bien supporter la sonde à demeure; dans ma thèse, 1865, *De l'urétrhotomie interne*, je ne manque pas de dire les qualités que doit avoir la sonde qu'on laisse à demeure après la section du rétrécissement de l'urèthre. Je reviens plus longuement sur cette question dans mon *Traité des opérations des voies urinaires*. Maintenant dans la très grande majorité des cas, lorsque la sonde à demeure est indiquée, il est possible de la faire supporter, même longtemps. Je ne pense pas, à propos de la stagnation d'urine prostatique, passer en revue chacune des affections où la sonde à demeure est indiquée et vous dire les causes qui, dans chaque cas, peuvent la rendre insupportable. Mais rappelez-vous que la sonde à demeure est bien supportée quand elle est d'un calibre tel qu'elle n'est pas serrée dans un point quelconque de l'urèthre, quand elle est assez souple pour ne pas comprimer l'urèthre au niveau de ses courbures, quand elle n'a pas une élasticité qui l'oblige à se redresser, quand sa surface ne devient pas rugueuse, et c'est pour éviter cela qu'il faut la changer, et surtout quand les liquides de l'urèthre s'expulsent facilement jusqu'au méat entre la sonde et le canal; quand, en changeant la sonde, le chirurgien n'irrite pas l'urèthre par de mauvaises manœuvres. Et ici, lorsqu'il s'agit de changer une sonde à demeure ouverte aux deux bouts, le mandrin de Dessault vous rendra un réel service[1]. En un mot, quand on prend toutes les précautions capables d'éviter l'irritation du col et de la vessie. Comme instruments, nous avons maintenant des sondes en gomme souple, à surface ne s'altérant pas aussi vite qu'autrefois et nous avons la sonde en caoutchouc vulcanisé qui, si on en surveille bien la matière, rend de réels services. Nous sommes loin de l'époque où Mercier fit son mémoire sur le danger de la sonde à demeure. A cette époque on dilatait encore les rétrécissements par la sonde à demeure, souvent même on laisser à demeure une sonde en métal, et les instruments en gomme n'étaient pas aussi bons qu'aujourd'hui.

Dans le cas spécial qui nous occupe, je n'ai jamais vu la sonde à demeure ne pas être supportée. Voici pourquoi : je place une sonde souple, bien lisse ; et immédiatement je concentre tout le traitement vers ce but : maintenir dans le calme physiologique et organique le plus complet la vessie et l'urèthre. Le rectum est maintenu constamment vide. A chaque fois qu'on vide la vessie,

1. Dessault eut l'idée, pour changer la sonde à demeure, d'y introduire un mandrin métallique assez long pour occuper toute la sonde jusque dans la vessie, et pour se prolonger à l'extérieur d'au moins 30 centimètres. — Ce mandrin étant introduit dans la sonde jusque dans la vessie, par-dessus lui il retirait la sonde en le laissant dans l'urèthre. Puis s'en servant de conducteur, il conduisait sur ce mandrin qui était ainsi seul dans l'urèthre, la nouvelle sonde jusque dans la vessie. — Et retirait la tige métallique en laissant la sonde dans l'urèthre.

Au lieu d'un long mandrin métallique de 60 centimètres, difficile à transporter, j'ai fait faire par M. Collin ce mandrin en deux pièces se vissant l'une sur l'autre, — l'une a la courbure et la longueur d'une sonde métallique à grande courbure — l'autre est droite et est longue de 30 centimètres. — Quand la portion courbe de ce mandrin est placé dans la sonde à demeure jusqu'à la vessie, je visse la tige droite dessus et je change la sonde.

on ne manque jamais d'injecter par la sonde et de laisser dans la vessie la quantité d'eau boriquée nécessaire pour que la fausse envie d'uriner, l'excitation vésico-uréthrale cesse. La contraction de la vessie étant vide, répétée après chaque évacuation par la sonde, finit par surexciter ces organes, au point que la vessie ne se dilate plus, et l'excitation vésico-uréthrale finit par devenir incessante. Puis on agit sur la congestion locale, et au besoin on porte dans le rectum des lavements calmants. En un mot tous les moyens de traitement que je vous ai décrit concourent à faire supporter la sonde à demeure.

Quand, malgré tous ses soins, la sonde n'est pas supportée, qu'il y a de l'excitation vésicale incessante, bien souvent on est étonné de voir l'urine passer par-dessus la sonde. Alors on retire la sonde et le malade urine seul, même avec douleur et les envies d'uriner sont fréquentes. Il faut immédiatement chercher la cause de ce changement complet dans l'état physiologique de la vessie; du côté de la prostate, dans son tissu vous pouvez trouver des calculs, ainsi que j'en cite un fait, ou du côté des reins une néphrite; des calculs rénaux peuvent, comme ceux de la prostate, provoquer la contracture de la vessie. Chez les malades qui, pendant des années, urinent incomplètement et sont obligés de se sonder pour vider la vessie, lorsque la néphrite ultime, cette désorganisation rénale, qui se traduit par des débris de parenchyme gangrené dans l'urine, existe, on voit se produire cet excès de contraction de la vessie, avec miction complète. Il va sans dire que la sonde à demeure devenant ainsi brusquement inutile est retirée. On se borne à passer une sonde très molle de temps en temps, s'il est nécessaire de faire des lavages de vessie.

Heureusement ces cas de surexcitation vésicale dus à ces affections toujours très graves, et cela en raison même de la contraction douloureuse de la vessie qu'elles provoquent, sont rares.

Messieurs, la continuité des faits étant heureuse, une question se pose : quand doit-on enlever la sonde? C'est là un moment critique. Le calme de la vessie et de l'urèthre est complet. La vessie se dilate très bien jusqu'à 400 ou 500 centimètres cubes et même plus, on ne débouche la sonde que toutes les quatre ou cinq heures, l'envie d'uriner ne se produisant pas plus souvent. Les urines sont claires, il n'y a presque pas de mucosités, mais il en sort toujours entre la sonde et le canal par le méat. La fausse sensation de besoin d'uriner, la vessie étant vide, n'existe plus depuis longtemps. La longueur de la sonde à introduire dans l'urèthre pour arriver dans la vessie a beaucoup diminué. On reconnaît que les sondes coudées en gomme, et même que la sonde en caoutchouc vulcanisé pénètrent facilement dans la vessie. Il n'y a plus de spasmes de la région membraneuse ou du col vésical. Le toucher rectal nous démontre qu'il n'y a plus de congestion de la prostate. Tout est bien. Il faut retirer la sonde. Il n'y a plus de raison suffisante pour l'y laisser. A moins de condamner le malade à la toujours garder. Eh bien, Messieurs, vous allez ôter la sonde et vous ne pouvez pas savoir comment va se comporter la fonction de miction. Vous ne savez pas si le malade pourra uriner; et vous devez vous conduire exactement comme si le malade ne devait pas uriner une seule goutte par son urèthre. Ne dites jamais au malade : « Vous urinerez seul » ; ne lui dites même pas : « Vous urinerez seul mais incomplètement » ; dites-lui : « Je vous enlève la sonde et je vais de suite vous apprendre à vous sonder vous-même. » Le malade demande toujours s'il urinera seul, faites comme moi, dites-lui : « Cela se peut, mais ce n'est pas certain, en tout cas, vous devez savoir vous sonder ».

Avant de retirer la sonde, vous lavez la vessie avec de l'eau boriquée tiède, et vous la laissez complètement pleine de cette eau. La sonde retirée, si la sensation du besoin d'uriner persiste, le malade étant debout essaie d'uriner en laissant aller sans faire d'efforts ; si rien ne sort, ne laissez pas le malade s'impatienter, il arriverait de suite aux efforts violents, qui ne doivent plus être faits, et vous devez vider la vessie avec la sonde. Alors il faut, ou bien vous-même venir sonder le malade assez souvent pour qu'il n'y ait pas de crise de rétention, ou mieux, le malade a près de lui une personne en qui il a confiance, qui lui passe la sonde dès que l'envie d'uriner se produit. En général le malade se sonde très vite lui-même. Dès qu'il en a l'habitude, il reprend la vie commune, ayant toujours sur lui le nécessaire pour vider sa vessie.

Ce premier essai pour uriner n'ayant pas réussi, il peut arriver qu'une autre fois l'urine s'écoule librement par l'urèthre, et même en quantité assez grande pour que les envies d'uriner soient assez éloignées les unes des autres, la stagnation se réduisant à peu d'urine. Cela arrive progressivement dans les quelques jours qui suivent le retrait de la sonde. Mais si les envies d'uriner sont fréquentes, arrivent toutes les deux heures et à plus forte raison plus souvent, il faut défendre au malade de prendre l'habitude d'uriner sans la sonde. Il vaut mieux qu'il se sonde toutes les quatre ou six heures, plutôt que de se surexciter la vessie et l'urèthre, de se congestionner à nouveau la prostate par des essais trop fréquents de miction, qui finissent toujours par se faire avec effort, le malade étant toujours convaincu qu'en poussant l'urine sortira mieux. Mais le fait de pouvoir uriner un peu est utile, en ce qu'il permet au malade de faire cesser momentanément l'envie d'uriner, et peut, dans les différentes circonstances de la vie, lui rendre service, quand il est là, où il lui serait difficile de se sonder.

La vessie se vide beaucoup, soit à la première tentative de miction normale, au moment où le malade cherche à uriner l'eau boriquée que vous lui avez laissée dans la vessie en ôtant la sonde à demeure; ce sont là les cas heureux.

La miction se rétablit presque complètement, mais après elle il reste cependant toujours de l'urine dans la vessie. Le malade est revenu à la stagnation latente d'urine. Mais comme il a subi la rétention ou la période active de la stagnation, qu'il a eu la prostate congestionnée, que, pendant tout ce traitement des accidents aigus, la vessie a subi une irritation plus ou moins grande de ses fibres musculaires et même des autres éléments anatomiques de ses tuniques, qu'il y a prédisposition à la formation des colonnes, et par suite à celle des cavités, vous ne manquerez pas d'apprendre au malade à se sonder. Il aura à vider complètement sa vessie et à se la laver dans l'avenir. Il va sans dire que la miction doit être faite sans efforts.

Enfin il y a le cas heureux où le malade vide complètement sa vessie, ce n'est pas habituellement dès les premiers jours après la sonde à demeure, mais peu à peu, que la miction devient de plus en plus complète.

Pendant ces quelques premiers jours qui suivent la sonde à demeure, les grands lavements matin et soir doivent être donnés avec exactitude, l'intestin doit être maintenu vide, et les boissons doivent être abondantes; il faut que les urines continuent à être peu chargées de matériaux solides.

Vous devez remarquer, Messieurs, que je ne vous ai pas indiqué le temps pendant lequel il faut laisser la sonde à demeure. Il est impossible de le fixer en jours. Il faut laisser la sonde jusqu'à ce que le calme complet, but de tout le traitement pendant cette période aiguë des accidents, soit bien établi. Il faut aussi retirer la sonde dès que la contracture vésicale due aux causes rénales et prostatiques s'établit.

Messieurs, nous arrivons aux soins que doivent prendre les sujets qui ne vident pas leur vessie, et qui ont passé par cette terrible crise de la rétention ou de la période aiguë de la stagnation prostatique, ou bien dont l'urine s'est altérée sans qu'ils aient eu de surdistensions de la vessie. Il s'agit d'une véritable hygiène des voies urinaires, à laquelle les malades doivent se soumettre, s'ils veulent conserver une dilatabilité suffisante de leur vessie, et par suite la possibilité d'uriner le moins souvent possible et cela sans douleur. S'ils veulent aussi conserver une santé générale bonne.

MESSIEURS,

Il n'y a pas que les sujets qui ont subi l'évolution complète de la stagnation d'urine prostatique, depuis la stagnation latente jusqu'à la période active aiguë de la stagnation ou la rétention, qui doivent se soumettre aux soins hygiéniques de la vessie, dont nous avons à vous parler. Il y a tous les sujets dont la vessie ne se vide pas, et dont l'urine, pour une cause quelconque, s'altère. Ainsi, bien souvent après avoir débarrassé une vessie de la pierre par une des opérations, lithotritie, taille périnéale ou taille hypogastrique, vous verrez, que la vessie, n'ayant plus ses parois et son col irritées par la pierre, ne se videra pas; quelquefois même elle conservera après chaque miction une quantité considérable d'urine. En réalité, en raison de l'excitation antérieure des parois et du col vésical par la pierre, dans ce cas particulier, l'appareil de la miction est dans des conditions analogues à celles qui sont consécutives à la rétention. Les colonnes vésicales sont plus ou moins développées et les cavités qui les séparent existent avec tous leurs inconvénients.

J'ai observé des faits de vessie ne se vidant pas après la taille périnéale. En 1872, dans la *Revue photographique des hôpitaux* du Dr Bourneville, j'en ai publié un fait typique. La vessie était contracturée sur une pierre au point que les envies très douloureuses d'uriner étaient incessantes. La vessie débarrassée de la pierre par la taille périnéale, le malade, âgé de soixante-dix ans, dort vingt-quatre heures de suite. La cicatrisation se fait vite, et les envies d'uriner n'ont lieu que toutes les trois heures, mais la vessie ne se vide pas. J'apprends au malade à se sonder. La stagnation augmente, et, en 1873, j'insiste sur la nécessité de se sonder tous les jours et de laver la vessie.

J'ai observé aussi la stagnation d'urine après la taille hypogastrique, et, chez les deux malades que j'ai eu à soigner, il y avait adhérence de la paroi antérieure de la vessie à la paroi abdominale. Chez un de ces malades à un an d'intervalle, j'ai dû débarrasser deux fois la vessie de platras phosphatiques, qui lui provoquaient de vives douleurs et des envies d'uriner très fréquentes. Le fait de l'adhérence de la paroi antérieure de la vessie à la paroi de l'abdomen entraîne une stagnation d'urine persistante, difficile à soigner, la vessie se vidant mal et très difficilement même par une sonde en gomme. Chez ce malade, que j'ai lithotritié deux fois; lorsque, lui étant debout, on cherchait à vider sa vessie avec la sonde en gomme, à un moment donné, à mesure que l'urine sortait, il entrait de l'air par la sonde dans la vessie, exactement comme cela se passe lorsqu'on vide une carafe. Ainsi les parois vésicales, retenues par leur adhérence à la paroi de l'abdomen, ne revenant pas sur elle-même, la cavité vésicale persistait et l'air venait y remplacer le liquide que la pesanteur entraînait par la sonde à l'extérieur.

Ce sont là des conditions mauvaises qui, je crois, doivent être prises en considération avant de pratiquer la taille hypogastrique.

La taille périnéale, en agissant surtout sur la lèvre inférieure du col vésical, si, dans certains cas, elle est suivie de stagnation d'urine, peut, dans d'autres, permettre au malade d'uriner plus abondamment. Ainsi que je l'ai observé dernièrement sur un malade qui était obligé de se sonder pour uriner. Je lui fis la taille périnéale, avec incision médiane sur le col pour retirer une pierre. Après guérison, il urinait seul une centaine de grammes d'urine; mais, ne vidant pas sa vessie, il dût suivre l'hygiène dont nous allons nous occuper. A ces quelques faits, je pourrais en ajouter bien d'autres.

Messieurs, il vous arrivera sûrement de rencontrer des vieillards qui, sans avoir présenté tous les signes des périodes actives de la stagnation ou de la rétention, sans même avoir subi, à une époque quelconque de leur vie, le cathétérisme, qui sont pris brusquement d'envies fréquentes d'uriner, même avec douleur; leur vessie se vide presque complètement; mais leurs urines sont altérées, de couleur rouge jaune foncée, chargées de mucosités jaunes filantes, et troubles avant leur repos dans le vase. En même temps, l'état général est mauvais, il y a phénomènes gastriques bilieux, avec inappétence; mais il y a surtout tous les signes cérébraux du début du ramollissement.

J'ai soigné pendant seize mois un vieillard de soixante-treize ans, présentant tous ces phénomènes. Je suis appelé pour le sonder en raison des envies fréquentes pour uriner, et de la douleur en urinant. Le malade était assoupi; il fallait fortement attirer son attention pour qu'il réponde aux questions. Déjà il y avait déviation de la face, et paralysie du côté droit. J'étais convaincu que nous avions affaire à un foyer de ramollissement cérébrale. Je passe une sonde en gomme coudée sans rencontrer le moindre obstacle. Il ne s'écoule qu'une centaine de grammes d'urines d'aspect bouillon gras, contenant des mucosités jaunes assez longues, et je lave la vessie avec de l'eau boriquée à 40 p. 1000.

Immédiatement l'intestin est vidé et maintenu vide par le grand lavement donné avec la grande canule en gomme, et le malade est mis au lait.

Le lendemain, nous sommes étonnés de trouver le malade beaucoup mieux; il n'y a plus de déviation de la face, le malade remue très bien son bras droit.

Je continue à laver la vessie cinq jours de suite, les urines deviennent bonnes, la vessie se dilate jusqu'à 300 centimètres cubes, et se vide presque complètement; il reste à peine 50 grammes d'urine dans la vessie après la miction.

Quinze jours après, je suis rappelé; le malade est encore dans le même état général menaçant; la déviation de la face est moins prononcée que la première fois, le bras droit n'est pas paralysé. Les urines sont encore mauvaises, les envies sont fréquentes, la miction est douloureuse. Je refais le lavage de la vessie plusieurs jours de suite et nous obtenons le même résultat.

Alors, tous les quatre jours, je fais le lavage de la vessie, et cela suffit pour maintenir le malade dans des conditions bonnes.

Toujours les garde-robes sont rendues faciles et abondantes par les grands lavements quotidiens, et un verre d'eau purgative est donné de temps en temps.

Nous maintenons le régime lacté.

Le malade arrive à pouvoir sortir au bras de son domestique, ce qu'il fait toutes les fois que le temps le permet.

De temps en temps il y a de l'agitation nocturne avec

douleur de tête, ce qui est calmé par deux grammes de bromure de potassium.

Le malade, se sentant mieux, quitte le régime lacté. En même temps je ne le sonde que tous les huit jours. Mais une troisième fois la menace d'hémiplégie, avec altération des urines et troubles de la miction, se reproduit. Nous voyons encore l'état général se remettre par les mêmes moyens. Quatre mois après cette rechute, je dus apprendre à son domestique à le sonder et à lui faire le lavage de la vessie, le malade voulant aller à la campagne. Un mois après son départ, je suis appelé; mais, à mon arrivée, l'insensibilité générale était complète, la respiration était stertoreuse, il n'y avait plus rien de possible.

Messieurs, ce fait m'a beaucoup frappé. Trois fois j'ai été convaincu que le lendemain le ramollissement sera un fait accompli, et trois fois le malade s'est relevé.

Dernièrement, j'ai observé un état cérébral analogue, quoique moins complet, qui a disparu aussi par les soins donnés à la vessie. Et là il s'agissait d'un malade que je soigne depuis douze ans, qui est un graveleux, ayant des coliques néphrétiques depuis trente ans. Comme toujours les graviers rendus ont été de plus en plus gros, et la vessie, ne se vidant pas en raison de l'âge, j'ai dû trois fois depuis douze ans faire la lithotritie pour extraire des petites pierres.

Ce malade a eu aussi, il y a six mois, des coliques hépatiques suivies de l'évacuation d'une grande quantité de graviers.

Après la première opération, faite en 1873, j'avais appris au malade à se sonder, et à se faire des injections de lavage dans la vessie. Ainsi, il évacuait les petits graviers et les poussières.

Inutile d'ajouter que ce malade a suivi tous les traitements antigraveleux possibles. Toutes les fois qu'il a voulu prendre des alcalins, même à très faible dose, il a vu de suite les cristaux ou les graviers d'acide urique être remplacés par des cristaux et des grains de phosphate. A une de ses lithotrities, c'est une pierre phosphatique que j'ai broyée.

Ce malade, dont l'histoire, au point de vue de la gravelle, est des plus intéressantes et sera publiée *in extenso*, est pris depuis quatre mois de somnolence; à peine est-il assis qu'il s'endort. Le moindre incident est pour lui une cause de chagrin et de larmes abondantes. Il ne répond plus immédiatement aux questions qu'on lui pose. Je ne peux aller chez lui sans qu'à mon arrivée et à mon départ il ne fonde en larmes. Ce malade, habitué à se sonder, à laver sa vessie, et très bien secondé par son entourage, fait ses lavages tous les deux jours, et n'en tire aucun bénéfice.

Appelé près de lui, je le trouve dans l'état cérébral que je viens de vous dire, mais sans troubles de motilité. Les envies d'uriner sont fréquentes, toutes les deux heures le jour, et la nuit toutes les heures. Les urines de la nuit sont deux fois plus abondantes que celles du jour. Elles contiennent toujours des cristaux d'acide urique et quelques mucosités.

Je le sonde et l'urine qui sort est louche, très chargée de mucosités blanc jaunâtre; la vessie ne se laisse dilater que jusqu'à cent centimètres cubes.

Je rétablis le traitement abandonné, les grands lavements matin et soir, le régime lacté, le petit purgatif salin tous les cinq jours, et je lave la vessie tous les jours avec de l'eau boriquée à 40 p. 1000, coupée par moitié avec de l'eau phéniquée au millième. Les premiers lavages entraînent des petits bourbillons muqueux. La vessie se dilate jusqu'à 450 centimètres cubes après quatre jours. A chaque sondage et lavage, il n'y a que les soixante grammes d'urine qui restent dans la vessie après la miction, qui sortent chargés de mucosités. L'eau du lavage revient tout à fait claire.

En même temps que l'état de la vessie s'améliorait, que les envies d'uriner devenaient moins fréquentes et sans douleur, que le malade n'urinait plus que deux fois dans la nuit, l'état général se modifiait, l'intelligence devenait de plus en plus vive : plus de somnolence, plus de pleurnicheries à propos de rien et de tout. La gaieté redevient complète et mon malade reprend volontiers ses habitudes en allant passer la soirée chez ses amis ou en les recevant chez lui.

Messieurs, ce second fait de disparition des troubles cérébraux coïncidant avec la disparition des troubles de miction, et de l'altération des urines, j'ai cru devoir le donner avec détails pour vous bien convaincre de l'utilité de l'examen des urines chez les vieillards, qui sont sous la menace immédiate du ramollissement. Actuellement ce malade se lave tous les jours la vessie. Mais il tient à ce que je fasse encore de temps en temps l'injection dans sa vessie, pour être bien certain que rien ne le menace de ce côté.

Les vieillards qui ont subi l'évolution complète de la stagnation d'urine jusqu'à la rétention, qui ont subi tous ces accidents aigus contre lequels vous aurez à lutter par les moyens que je vous ai décrits longuement, sont sujets plus que tout autres, aux altérations de l'urine capables de troubler leur santé générale. Aussi devez-vous insister pour qu'ils s'astreignent au soins les plus attentifs du côté de leur vessie.

Comme je vous l'ai dit, vous leur apprenez à se sonder, et vous devez leur apprendre à se faire des injections de lavages de la vessie. Ainsi armé, vous leur recommandez de faire dans la vessie des injections complètes, c'est-à-dire jusqu'à la première sensation du besoin d'uriner. *Dès qu'il y a des mucosités dans l'urine,* ces injections doivent être faites avec de l'eau boriquée tiède à 40 p. 1000. Si les mucosités ne disparaissent pas, alors entre deux injections d'eau boriquée tiède, faites faire une injection d'eau phéniquée au millième. Je vous ai dit bien souvent que cette dernière solution agit sur les mucosités en les crispant, en les détachant de la paroi vésicale. Ce que vous constaterez, à ce que la première injection d'eau boriquée ressort sans rien entraîner, l'eau phéniquée au contraire, entraînant des mucosités et ces bourbillons muqueux qui stagnent entre les colonnes.

Vous maintiendrez le rectum vide par les moyens que vous connaissez, lavements et légers purgatifs salins.

Le régime pour ces malades, est certainement ce qu'il y a de plus difficile à faire accepter d'une façon continue. Ils mangent presque toujours trop, et ne se résignent pas facilement à ne prendre que les aliments qui leur conviennent.

Tout ce qui augmente dans les urines les principes solides agit facilement chez eux sur les reins, qui sont presque toujours atteints de néphrites parenchymateuses plus ou moins étendues ; en raison de la période de l'évolution de l'affection générale des voies urinaires qui résulte de la stagnation latente ou de la rétention, et des troubles organiques et fonctionnels qui suivent immédiatement le premier cathétérisme, c'est-à-dire du fait de vider la vessie. Enfin les conditions de mictions plus ou moins complètes, dans lesquelles restent les sujets, après tous ces différents actes de la stagnation d'urine prostatique, tout cela fait que les reins sont toujours plus ou moins atteints, que la néphrite rend les reins insuffisants. Ne voit-on pas, aux autopsies des sujets morts après avoir subi tous les accidents de la stagnation d'urines, les reins présentant constamment une quantité plus ou moins grande de leur tissu propre envahi par les éléments conjonctifs à l'état scléreux. Aussi, chez ces sujets, dès qu'on demande à leurs reins l'élimination de matériaux solides de l'urine en quantité un peu plus forte, même en quantité égale à celle éliminée normalement par le sujet dont les reins sont sains, on voit de suite se produire les accidents qui dénotent l'insuffisance rénale.

Messieurs, cette insuffisance rénale vous la rencontrerez souvent chez nos malades. Et vous devez chercher non seulement à la reconnaître, quand elle existe réellement, mais vous devez rechercher si le sujet que vous avez devant vous n'est pas susceptible d'insuffisance rénale, à la première fois que la nature des aliments ingérés exigera de ces reins l'élimination de matériaux solides. Rappelez-vous, Messieurs, ce que je vous ai dit des accidents généraux chez les malades dont nous nous occupons (page 300). Rappelez vous l'histoire de ce malade que j'ai fait vivre pendant plusieurs années en le maintenant au régime lacté. Rappelez-vous les accidents cérébraux, dyspnéiques, qui se produisaient quand il reprenait malgré nous les aliments azotés. Rappelez-vous aussi les hémorrhagies brusque qui lui ont été si salutaires. Depuis ce cas typique ayant réuni à lui seul toutes les manifestations symptômatiques de ce que j'appelle volontiers reins insuffisants, jusqu'au sujet qui a des reins sains, qui est en santé, il y a tous les dégrés intermédiaires, et c'est à la distinction exacte de ces dégrés intermédiaires, de ces nuances pathologiques que la pratique médicale doit vous conduire.

Avons-nous des moyens certains de reconnaître le dégré d'insuffisance fonctionnelle des reins? Pour déterminer le régime que nous pouvons conseiller, il y a deux faits que vous devez constamment reconnaître.

1° la quantité d'urine rendue par vingt-quatre heures, la quantité des liquides ingérés étant ordinaire de 1200 à 1800 grammes.

2° La quantité d'urée éliminée par vingt-quatre heures tout en tenant compte de la nature des aliments ingérés.

Les malades dont l'expérience personnelle est faite, qui, à plusieurs reprises, ont constaté qu'ils sont plus malades lorsqu'ils urinent peu dans les vingt-quatre heures, vérifient volontiers leur quantité d'urine. Et, pour eux, l'éprouvette d'un litre à division par centimètres cubes fonctionne très exactement. De même ils tiennent volontiers registre de la quantité d'urine rendue chaque jour. Ce sont là des tableaux instructifs qui démontrent toujours les faits dont je viens de vous parler. Et que de fois le malade m'a dit en me montrant un chiffre faible d'urine. « La veille j'ai dîné en ville » ou « j'ai voulu manger comme tout le monde, etc. » La diminution de l'urée chez ces malades coïncide ainsi avec l'alimentation plus azotée. Presque toujours, avec peu d'urine il y a aussi une plus faible quantité d'urée. Mais cela n'est pas absolu, car avec beaucoup d'urine il y a souvent très peu d'urée dans les vingt-quatre heures et les accidents dus à la rétention des principes solides de l'urine dans l'organisme ne s'en produisent pas moins.

Voilà, Messieurs, les deux faits : 1° quantité d'urine, 2° quantité d'urée par vingt-quatre heures, qui doivent vous guider dans le régime. Lorsque il y a diminution dans la quantité d'urée, ou lorsque tout, urée et urine, est au-dessous de la normale, soyez absolus : imposez le *régime lacté*. C'est jusqu'à présent le seul moyen réellement actif contre l'insuffisance rénale.

Vous voyez, Messieurs, combien j'avais raison de vous affirmer l'importance du régime lacté dans les affections des voies urinaires. Par lui, vous voyez la quantité d'urine revenir à la normale et même la dépasser selon la quantité de lait absorbé, vous voyez l'urée revenir à la quantité normale. Et souvent les malades, sous l'influence du lait, urinent avec beaucoup plus de facilité, et moins fréquemment, rendant à chaque émission une quantité beaucoup plus considérable d'urine. Vous savez que l'état d'irritation des reins a pour conséquence immédiate l'excitation de la vessie qui se dilate moins ; de là des envies plus fréquentes d'uriner, qui, toutes choses égales d'ailleurs, sont dues aux reins. Sous l'influence du régime lacté tout s'améliorant du côté des reins, la vessie se dilate beaucoup plus. C'est ce qui me fait rassurer les malades qui ne peuvent uriner que par la sonde, et qui me disent, quand je leur impose le lait : « Mais, docteur, je vais être obligé d'avoir constamment la sonde à la main pour pisser tout ce lait que vous me faites boire. » Très vite ils s'aperçoivent qu'ils se sondent moins souvent, qu'il retirent de la vessie une plus grande quantité d'urine à chaque sondage.

Le calme de la vessie, est un excellent signe de l'amélioration des reins. Lorsqu'il dure sans le moindre incident depuis assez longtemps, que les autres conditions, quantité d'urine, quantité d'urée, sont restées normales, et que l'état général des malades, n'a pas faibli, alors seulement, lorsque tout cela existe simultanément depuis longtemps, au moins un mois, vous permettrez le régime lacté avec quelques aliments azotés. Et cette permission, vous ne la donnerez pas sans surveiller tous les jours le pouvoir d'élimination des reins.

Ainsi : *Régime lacté absolu, lorsque les reins manifestent leur insuffisance.* — Dans les cas de moins en moins graves, vous arriverez successivement avec de moins en moins de lait jusqu'au régime habituel de ces malades, c'est-à-dire les viandes rôties, les légumes verts non acides, les boissons aqueuses, un peu de vin, du lait, et vous défendrez les acides organiques, les sauces, tous les farineux, les asperges, l'alcool, le café, le thé.

Vous le voyez, il faut la nourriture la moins excitante possible, et toujours donner assez d'eau pour que l'élimination rénale se fasse facilement.

Messieurs, il y a des faits où la diminution dans la quantité d'urée par vingt-quatre heures ne coïncide pas avec la diminution dans la quantité d'urine. L'urine est abondante, dépasse même la moyenne de 1500 centimètres cubes. Mais elle est aqueuse et plus ou moins chargée de mucosités. Les phénomènes urémiques ne s'en produisent pas moins. J'aurai toujours présent à l'esprit un jeune homme de trente ans, qui venait de Saint-Brieuc à Paris pour se débarrasser d'un rétrécissement de l'urèthre avec suppuration vésicale. Je le soignai avec le Dr Chauvel.

Les urines aqueuses, chargées de pus, ayant une odeur fortement ammoniacale, atteignaient toujours 1500 centimètres cubes, et dans toute cette quantité, aux trois analyses faites à quelques jours d'intervalle, on n'a jamais trouvé plus de 4 grammes d'urée par vingt-quatre heures. Ce malade, avait un tic de la face, et depuis trois ans il avait eu à plusieurs reprises des attaques de nerfs, disait-il. Son entourage, pendant que nous lui donnions nos soins, constata de véritables attaques d'éclampsie.

D'un commun accord avec le Dr Chauvel nous mîmes le malade au régime lacté absolu, mais nous ne vîmes pas la quantitée d'urée par vingt-quatre heures augmenter. Nous essayons plusieurs fois de donner des aliments azotés, de suite les douleurs de tête, appa raissaient et l'urée n'augmentait pas. Le rétrécissement était peu étroit, je pouvais passer le n° 8, mais le n° 9 provoquait un frisson.

Nous espérions que le régime lacté, continué longtemps, aurait mis le malade dans des conditions générales suffisantes pour faire l'uréthrotomie interne ; mais il fut pris d'accès éclamptiques dans le jardin de la maison de santé, où il était, et pendant qu'on le remontait chez lui avec toutes les précautions voulues, il est mort.

Ainsi, il y a des cas où les reins laissent passer l'eau, sans qu'il y ait élimination des matériaux solides.

Dans le cas des prostatiques, le fait du maintien de la quantité normale d'urine avec la diminution d'urée est relativement rare, je ne l'ai observé que deux fois.

Dans ces deux cas le régime lacté absolu a été, comme dans les cas de diminution dans la quantité d'urine, d'une grande utilité.

Messieurs, dans cette description clinique des accidents dus à l'insuffisance des reins, chez les sujets qui ont subi l'évolution de la stagnation d'urine prostatique, ou qui ont leurs voies urinaires dans les mêmes conditions pathologiques, je ne vous ai pas parlé de toutes les théories ou expériences ayant pour but de démontrer la véritable cause des accidents urémiques. Vous savez du reste que cette question est loin d'être vidée, que la nature réelle du poison qui reste dans le sang, quand les reins sont insuffisants, n'est pas encore absolument déterminée. Mais nous savons bien, au point de vue clinique, que, lorsque les urines ne contiennent pas la moyenne normale de ces matériaux azotés, tout en tenant compte de la nourriture du sujet, on est exposé aux accidents généraux que je vous ai décrits, et que ces accidents diminuent d'intensité et cessent lorsque l'élimination de ces matériaux azotés de l'urine redevient normale. J'aurai pu me servir de la plus ou moins grande quantité de matières extractives contenues dans l'urine, comme point de repères indiquant la suffisance, ou l'insuffisance rénale, je me serai rapproché ainsi des théories qui paraissent être le plus en honneur pour l'urémie. Mais leur dosage est moins facile, plus long, moins clinique.

Comme toutes les fois que j'ai eu à constater les accidents généraux dont je vous ai parlé, j'ai toujours trouvé une diminution notable dans la quantité d'urée par vingt-quatre heures, et que, *vice-versa*, toutes les fois que l'urée a été constatée en quantité très inférieure à la normale dans les urines, j'ai constaté les même troubles généraux, j'ai pensé que la recherche de l'urée, si facile maintenant, pouvait suffire et devait permettre à tous le diagnostic exact.

Vous avez dû remarquer, Messieurs, que je ne vous ai pas parlé de la présence de l'albumine dans les urines. C'est en effet un signe qui manque chez nos malades; l'albumine est en rapport avec le pus, mais n'indique pas le degré de la lésion rénale.

Messieurs, il y a encore un point clinique sur lequel je désire insister devant vous. Nos malades sont avant tout des urinaires. Chez tous ceux dont nous nous occupons actuellement, l'envahissement des tissus du rein, dans la grande majorité des cas, s'est fait de la cavité des voies urinaires vers le parenchyme. Chez tous, les urines sont plus ou moins altérées, contiennent, sinon constamment, du moins souvent, du pus, et la muqueuse des voies urinaires est enflammée, au moins dans les cavités latérales de la vessie et des uretères. Ainsi ces malades sont sous l'influence de deux causes pathogéniques; l'une l'insuffisance rénale qui provoque les accidents urémiques, l'autre qui détermine l'intoxication urineuse maladie infectieuse. Chez nos malades ces deux causes simultanées entraînent la simultanéité des accidents. De là un cortège symptomatique, qui d'un côté se rapproche de l'urémie vraie observée chez les brightiques, malades dont les voies urinaires sont intacts, qui d'un autre côté s'éloigne de l'urémie ou plutôt la complique par les manifestations générales de l'infection urineuse.

Dans ce fait (page 300), où nous voyons les accidents cérébraux cesser dès que les hémorrhagies spontanées apparaissent, c'est là le rapprochement le plus net qu'il y ait avec l'urémie brightique, que j'ai observé. — En se basant sur un fait semblable, il nous serait parfaitement permis d'arriver à vous conseiller les émissions sanguines, phlébotomie, ou ventouses scarifiées, chez nos malades, ainsi que le conseille, avec très juste raison, M. Landouzy[1] chez ses malades, brightiques purs, arrivés à la période urémique. Mais n'oublions pas, Messieurs, que nous avons affaire à des malades urinaires infectés, dont les tissus ont leur vitalité plus ou moins atteinte; que chez eux les suppurations des plaies sont très faciles, souvent difficiles à tarir. Malgré tout cela cependant, si la dominante clinique est réellement du côté de l'insuffisance rénale, pour faire cesser les troubles généraux graves, céphaliques, pulmonaires, de l'urémie, je n'hésiterai pas à recourir à l'émission sanguine; en donnant la préférence aux ventouses scarifiées; respectant les veines chez ces malades qui font trop facilement du pus.

Parmi les moyens conseillés chez les brightiques purs il y a aussi les inhalations d'oxygène; je les ai employées plusieurs fois chez nos malades, et cela sans en retirer beaucoup de bien.

Messieurs, j'arrive à vous parler des malades chez

1. Landouzy. *Leçons faites à l'hôpital de la Charité.*

qui il persiste, du côté de la prostate, une cause d'excitation incessante pour uriner, qui provoque des troubles de la miction intenses avec douleurs très vives et incessantes, et de ceux chez qui il y a rétention avec difficulté très grande ou même impossibilité pour le malade de se passer lui-même une sonde quelconque.

Ce dont j'ai à vous parler trouverait absolument sa place à propos du traitement des affections prostatiques proprement dites. Mais, je vous l'ai dit souvent, ces maladies de la prostate, se manifestent surtout par les troubles de mictions qu'elles provoquent. Pour satisfaire à l'indication thérapeutique qui se présente dans ces cas, on en arrive à faire des opérations toujours sérieuses.

Tous les moyens dont je vous ai parlé sont restés sans action. La belladone donnée à dose progressive par pilules d'un centigramme, en s'arrêtant juste avant les accidents toxiques, c'est-à-dire avant que le médicament devienne excitant, est restée sans action. Tous les calmants donnés en lavement ou autrement restent sans effet. Chez les malades qui urinent encore seuls, ou qui se sondent, mais cela à des intervalles très rapprochés, les injections de morphine sont évidemment utiles, quand elles n'amènent pas de diminution notable dans la quantité d'urine produite. Mais c'est là un moyen sans issue. En raison de l'accoutumance, il faudra dans la très grande majorité des cas, augmenter sans cesse la dose de morphine des vingt-quatre heures, et on arrive trop souvent au morphinisme.

Jamais ces malheureux ne pourront cesser la morphine jusqu'à leur dernier souffle. Ils seront sous le coup de la réapparition des douleurs terribles et incessantes de la miction, s'ils diminuent la quantité de morphine qu'ils sont arrivés à absorber chaque vingt-quatre heure.

On comprend, qu'à toutes les époques, on ait cherché par des opérations à donner à ces malheureux prostatiques une existence à l'abri de la douleur en urinant, et cela, même en les mettant dans la situation peu enviable de fistuleux urinaires.

Mercier, après avoir étudié ce qu'il a appelé la barrière prostatique, c'est-à-dire la saillie de la lèvre inférieure du col vésical due à l'hypertrophie du lobe moyen de la prostate, et avoir découvert sa valvule musculaire, c'est à dire la saillie transversale de la lèvre inférieure du col vésical, le lobe moyen de la prostate n'étant pas développé, a proposé des opérations dirigées contre ces saillies de la lèvre inférieure du col vésical. Son but était de faire cesser ces saillies. Pour cela il fit deux instruments.

Le premier, c'est un brise-pierre dont les mors, en entrant l'un dans l'autre, le mâle dans la femelle, font emporte-pièce. En prenant la barrière prostatique entre ces deux mors, on en enlève un segment dont les dimensions sont égales à la fenêtre de l'emporte-pièce. Dans le cas de barrière prostatique, les tissus sont toujours indurés, on agit sur le tissu même de la prostate hypertrophiée, et une simple incision serait sans action, ses lèvres ne s'écartant pas l'une de l'autre, pour faire le passage.

Dans mon traité des *Opérations des voies urinaires*, où vous trouverez la description de cette opération, j'en ai déjà discuté les indications. Mon opinion n'a point changé, les faits que j'ai observé depuis ne l'ont pas modifiée. Après avoir ainsi frayé une échancrure dans la lèvre inférieure du col vésical, on n'est pas certain de voir le malade uriner plus complètement qu'avant; le plus souvent il n'y gagne presque rien, soit comme quantité d'urine évacuée spontanément, soit même comme diminution des douleurs de mictions. Cet abaissement du col vésical, limité à l'échancrure résultat de l'opération, est insuffisante; la vessie, en se contractant, n'y fait pas pénétrer une plus grande quantité d'urine, et la sonde est toujours nécessaire.

Mais, comme vous le savez, Messieurs, cette lèvre inférieure du col vésical, dans ce cas de barrière prostatique, est aussi saillante du côté de l'urèthre au-dessus du plancher prostatique. La sonde tombe facilement dans ce cul-de-sac antérieur, qui est immédiatement en avant contre cette saillie du lobe moyen de la prostate, et c'est là un des obstacles au cathétérisme qui a constamment préoccupé les chirurgiens. C'est pour éviter ce cul-de-sac, c'est pour faire franchir facilement à la sonde cette lèvre inférieure du col vésical que Mercier à fait ses sondes coudées (à béquille) et bicoudées.

Mercier donnait au bec terminal, au delà du coude, des sondes en gomme, une longueur de plus de deux centimètres. Dès le début de ma pratique j'ai reconnu que ces long becs passaient moins facilement sur la barrière prostatique que les becs plus courts. Et j'ai reconnu aussi qu'il fallait avoir des petits becs courts plus ou moins inclinés sur l'axe de la sonde. C'est encore pour franchir cette barrière prostatique que j'ai fait un excellent instrument, la sonde à grande courbure en gomme, ayant le petit bec coudé de la sonde à béquille.

Voilà les instruments dont il faut apprendre au malade à se servir, lorsqu'ils sont porteurs de la barrière prostatique avec stagnation ou rétention d'urine. Dans le cas de rétention complète, il y a urgence absolue, il faut que le malade sache se sonder, et qu'il n'ait même pas la crainte de ne pas pouvoir se sonder.

Messieurs, il y a des cas où l'élévation du col vésical due à la saillie du lobe moyen de la prostate, ou à la formation sur ce lobe moyen de productions anormales, comme des corps fibreux, est telle, que le malade est dans l'impossibilité absolue de se sonder.

C'est là, Messieurs, l'indication formelle de l'opération de Mercier avec son emporte-pièce. L'échancrure que vous créez dans cette barrière prostatique, si élevée du côté de l'urèthre, permettra au malade de se sonder facilement. Dans mon traité des *Opérations des voies urinaires*, page 458, vous trouverez une observation de ce genre; chez ce malade la miction ne s'est pas rétablie, mais il a pu se sonder.

Lorsqu'il s'agit de la valvule musculaire de Mercier, l'opération ne consiste que dans la section par incision de la lèvre inférieure du col vésical. En raison de la nature des tissus de cette valvule l'incision est suivie de l'écartement des lèvres de la plaie, ce qui fait échancrure. J'ai observé plusieurs cas de valvules de Mercier; un seul de ces malades était absolument indemne de toute manifestation du côté de la moelle épinière. Comme je vous l'ai dit, j'ai vu plusieurs ataxiques présentant la disposition valvulaire de Mercier au col vésical; chez aucun je n'ai cru l'opération utile, d'autant que l'intensité des difficultés de miction variait beaucoup d'un moment à l'autre chez ces malades. Celui qui ne présentait pas traces d'affection des centres nerveux était un médecin américain. Lorsque je l'examinai, il fut tout étonné de me voir entrer facilement dans sa vessie avec la sonde coudée exploratrice de Mercier; il me dit que « personne n'était arrivé à ce résultat ». Et alors il me montra une sonde à bec assez court mais à courbure arrondie, présentant de chaque côté deux longues fentes près du bec. Pour uriner il conduisait le bec de cette sonde jusque sur la face antérieure de son col vésical; avec le bec il déprimait le col vésical et l'urine pénétrait dans la sonde par les fentes latérales. Il ne pouvait pas, disait-il, aller plus loin et engager le bec de sa sonde dans la vessie. Après la dépression du col que je fis au moment de l'examen, il y eut un moment de mieux, le malade fut étonné d'uriner une partie du liquide que j'avais laissé dans la vessie. En raison de cette très grande difficulté de miction et de cathétérisme, je lui conseillai l'opération de Mercier. Mais le malade retourna dans son pays, et depuis je n'en ai plus entendu parler. Le Dr Gouley, de New-york, a eu plusieurs fois l'occasion de faire dans ces dernières années, l'opération de Mercier.

Nous arrivons à ces cas réellement terribles où les malades souffrent violemment à chaque miction et après la miction. De là, en raison de la fréquence des envies d'uriner, un état douloureux continu qui finit par faire dire au malade : « Faites-moi l'opération que vous voudrez, pourvu que mes douleurs cessent. » Les causes de ces douleurs sont toutes celles qui excitent le col vésical. L'affection prostatique proprement dite, son état d'inflammation chronique, et la nature des urines qui sont toujours chargées de pus et de matières prosphatiques à tous les degrés de formation. Quelquefois les urines sont normales, il n'y a que l'état de la prostate.

En France, chez ces malades, on cherche à combattre la douleur par les injections de morphine, et volontiers on ne fait pas les opérations dont j'ai à vous parler. On juge peut-être celles-ci trop graves, ou comme donnant un résultat trop incomplet. Cependant les faits que les chirurgiens américains ont publiés en faveur de la boutonnière périnéale, et ceux de Little, de Vienne, en faveur de la fistule ou boutonnière hypogastrique, doivent sérieusement attirer notre attention. Les Américains font l'opération de la taille périnéale médiane. Ils mettent dans ce nouveau trajet une sonde, et cherchent à organiser le trajet. Par ce nouveau conduit (fistuleux) périnéo-uréthro-vésical, le malade urine, ou par lui on passe la sonde au moment du besoin d'uriner. Par cette voie nouvelle l'urine s'échappe seule ou par la sonde, et cela sans que les anciennes douleurs de miction se produisent.

Little, de Vienne, fait au lieu d'élection, au-dessus du pubis, une incision de la peau, puis il ponctionne avec un volumineux trocart, et substitue au trocart un tube en caoutchouc assez gros pour remplir tout le trajet de ponction. Lorsque le malade veut uriner on débouche l'orifice externe de ce tube en caoutchouc, et l'urine s'écoule, puis on rebouche ce tube.

Vous le voyez, Messieurs, la situation de ces malades, soit qu'ils aient la fistule périnéale, soit qu'ils aient cette sorte de robinet en caoutchouc à l'hypogastre, n'est pas très enviable, et cependant ils la préfèrent certainement à celle qu'ils avaient avant, ne souffrant plus.

Ce sont là des moyens tout à fait extrêmes, que je devais vous signaler. Il ne faudrait pas les employer, sans être bien certains que les moyens que je vous indique pour calmer les douleurs et diminuer l'élévation du col vésical, sont restés absolument sans effet. Vous vous assurerez aussi de l'état général des malades, vous tiendrez compte, dans votre détermination, des conditions de fonction des reins.

FIN

TABLE DES MATIÈRES

Pages

FIN DE LA TABLE DES MATIÈRES.

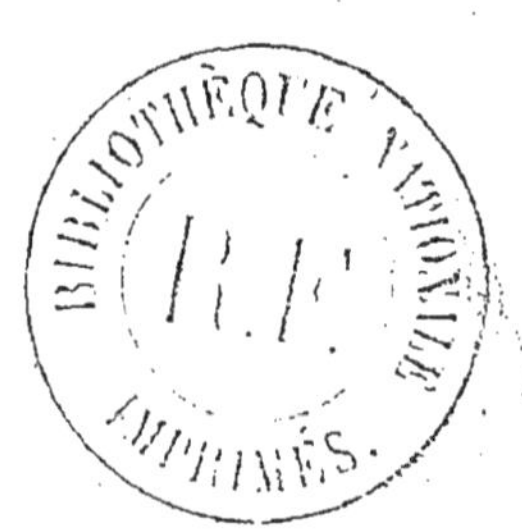

BOURLOTON. — Imprimeries réunies, B.